AF343378

EXPOSITION

ANATOMIQUE

DE LA STRUCTURE

DU CORPS HUMAIN,

PAR M. *WINSLOW*, *Docteur-Régent de la Faculté de Médecine de Paris, de l'Académie Royale des Sciences, interprète de la Langue Teutonique à la Bibliotheque du Roi, Ancien professeur d'Anatomie & de Chirurgie au Jardin Royal, de l'Académie Royale des Sciences & Belles Lettres de Berlin.*

NOUVELLE EDITION, faite sur un exemplaire corrigé & augmenté par l'Auteur, à laquelle on a joint de nouvelles Figures & Tables qui en facilitent l'usage, & la Vie de l'Auteur.

TOME TROISIEME.

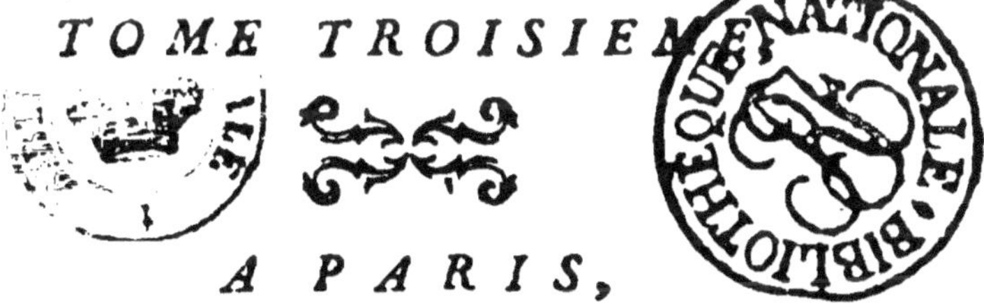

A PARIS,

Chez
{
La Veuve SAVOYE, rue Saint Jacques.
D'HOURY, Imprimeur-Libr. de Mgr le Duc D'ORLÉANS, rue de la Vieille-Bouclerie.
VINCENT, Imp. Libr. de MONSIEUR, rue des Mathurins.
P. F. DIDOT le jeune, Libraire, Quai des Augustins.
}

M. DCC. LXVXI.

Avec Approbation & Privilége du Roi.

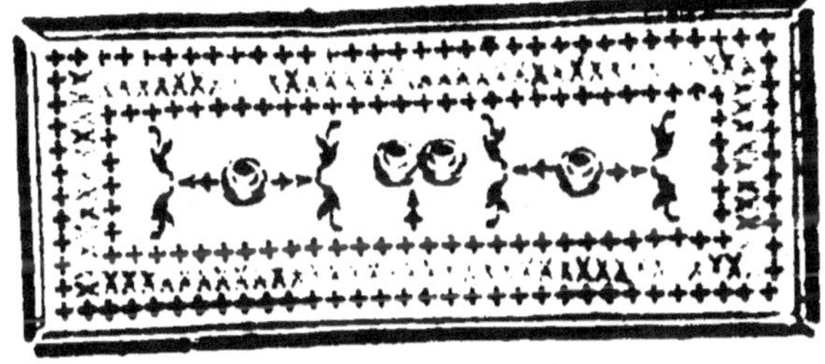

TABLE

DES TRAITÉS,

DES TITRES,

Et des principales matieres contenues dans le troisieme volume.

(*NOTA. Les chiffres marquent les numéros, & non les pages.*)

TRAITÉ

DES ARTERES.

Tome III.

TRAITÉ

DES VEINES;

LA VEINE CAVE,
& fa divifion en général, *num.* 8.

TRAITÉ

DES NERFS.

LES NERFS VERTÉBRAUX
en général, 165.

a iij

TRAITÉ SOMMAIRE

TRAITÉ

DES TÉGUMENS.

TRAITÉ

DU BAS-VENTRE.

Fin de la Table des Titres du troisieme
volume.

EXPOSITION

EXPOSITION

ANATOMIQUE,

De la structure du corps humain.

SECTION IV.

TRAITÉ DES ARTERES.

1. LE cœur pouffe le fang dans les deux Arteres générales, dont l'une eft appelée Aorte, ou grande Artere, & l'autre Artere pulmonaire. ^{Intro-duction.}

2. L'AORTE diftribue le fang à toutes les parties du corps pour la nutrition de ces parties, & pour la fecrétion de différentes liqueurs particulieres.

3. L'ARTERE PULMONAIRE ne fait que conduire le fang veneux par toutes les

Tome III. A

filieres des vaisseaux capillaires du poumon.

4. L'une & l'autre de ces deux Arteres
générales sont divisées en plusieurs branches
& en quantité de ramifications. Je renvoye
la distribution de l'Artere pulmonaire à
l'histoire particuliere du poumon ; & je
suivrai ici celle de l'aorte.

De
l'aorte.

5. La base du cœur étant fort inclinée
vers le côté droit, & un peu tournée en
arriere, l'aorte en sort d'abord directement, environ vis-à-vis la quatrieme vertebre du dos. Elle en sort directement par
rapport au cœur ; mais par rapport à tout
le corps de l'homme, elle monte obliquement de gauche à droite, & de devant en
arriere.

6. Aussi-tôt après elle se courbe obliquement de droite à gauche, & de devant en
arriere, jusqu'à la hauteur de la deuxieme
vertebre du dos plus ou moins, d'où elle
redescend dans le même sens en faisant une
arcade oblique. Le milieu de cette arcade
se trouve environ vis-à-vis le bord ou côté
droit de la portion supérieure du *sternum*,
& comme vis-à-vis l'intervalle des extrémités cartilagineuses ou articulations ster-
nales des deux premieres côtes.

7. Ensuite elle va directement en bas
tout le long & un peu vers le côté gauche
de la partie antérieure des vertebres jusqu'à

l'os *sacrum*. Ici l'aorte se termine par une bifurcation ou division de son tronc général en deux troncs subalternes ou collatéraux appelés Arteres iliaques.

8. L'Aorte est communément divisée par les anatomistes en aorte ascendante & en aorte descendante, quoique ce ne soit qu'un même tronc. On lui donne le nom d'aorte ascendante depuis sa sortie de la base du cœur, jusqu'à la fin de sa grande courbure ou arcade. Le reste du même tronc depuis cette arcade jusqu'à l'os *sacrum*, ou jusqu'à sa bifurcation dont je viens de parler, est appelée Aorte descendante.

9. On fait encore une subdivision de l'aorte descendante en portion supérieure, & en portion inférieure; en nommant portion supérieure de l'aorte descendante, ce qui s'en trouve au-dessus du diaphagme, & portion inférieure ce qui s'ensuit depuis le diaphragme jusqu'à la bifurcation.

10. L'aorte ascendante se distribue principalement à une partie du thorax, à la tête & aux extrémités supérieures. La portion supérieure de l'aorte descendante, fournit au reste du thorax. La portion inférieure se disperse principalement au bas-ventre & aux extrémités inférieures.

11. Tout le tronc général de l'aorte produit immédiatement de toute sa longueur

plufieurs branches ou Arteres, qui enfuite fe ramifient différemment. Ces branches peuvent être regardées comme les troncs particuliers d'autres différentes ramifications. Et plufieurs de ces ramifications peuvent de même être confiderées comme de petits troncs d'autres ramifications plus petites.

12. Les branches qui fortent immédiatement de tout le tronc de l'aorte, peuvent être appelées primitives ou capitales , dont quelques-unes font plus ou moins groffes, & les autres font petites ou menues.

13. Les groffes branches capitales de l'aorte font celles-ci : deux Arteres fou-clavieres , deux Arteres carotides , une Artere cœliaque , une Artere méfentérique fupérieure , deux Arteres renales , an·ciennement dites Arteres émulgentes, une Artere méféntérique inférieure , & deux Arteres iliaques.

14. Les petits font principalement les Arteres coronaires du cœur , les Arteres bronchiales , les Arteres œfophagiennes , les Arteres intercoftales , les Arteres dia-phragmatiques inférieures , les Arteres fpermatiques , les Arteres lombaires , & les Arteres facrées.

15. Ces Arteres ou branches capitales font pour la plupart paires. Il n'y a pour l'ordinaire que l'Artere cœliaque , les deux

Arteres méfentériques, quelques Arteres œfophagiennes, l'Artere bronchiale, & quelquefois l'Artere facrée, qui font impaires.

16. Les ramifications de chaque branche capitale font impaires par rapport à leur tronc particulier ; mais elles font paires avec les ramifications des pareilles branches capitales de l'autre côté. Parmi les branches impaires, il n'y a que l'Artere facrée, quand elle eſt folitaire, & les Arteres œfophagiennes, dont on trouve quelquefois des ramifications paires.

17. Avant que d'entrer dans le détail de toutes ces Arteres particulieres, dont plufieurs ont des noms propres, il eſt fort à propos, & même très-néceffaire de donner un abrégé de l'arrangement & de la diftribution des principales branches artérielles, afin qu'on ait un plan général, auquel on puiffe rapporter toutes les particularités de leur diftribution ; car j'ai trouvé que la méthode ordinaire de détailler la route de toutes les ramifications de ces vaiffeaux, fans avoir auparavant donné une idée générale des principales branches, a fait beaucoup de peine aux commençans.

18. L'aorte donne dès fa naiffance deux petites Arteres qui vont au cœur & à fes oreillettes. On les appelle Arteres coro-

naires du cœur. L'une se distribue antérieurement , & l'autre postérieurement
quelquefois il y en a trois.

19. L'aorte produit de la partie supérieure de son arcade ou courbure pour
l'ordinaire trois, quelquefois quatre grosses
branches capitales qui se suivent de fort
près. Quand il y en a quatre , les deux
mitoyennes s'appellent Arteres carotides, l'une droite & l'autre gauche; & les
deux éloignées sont nommées Arteres
souclavieres , l'une droite , & l'autre
gauche.

20. Quand il n'y a que trois branches,
comme il arrive le plus souvent, la premiere est un tronc commun très-court de
l'Artere souclaviere droite , & de l'Artere
carotide droite ; la seconde est la carotide gauche , & la troisieme l'Artere souclaviere gauche. Rarement y a-t-il deux
troncs communs de ces quatre Arteres.

21. La naissance de la souclaviere gauche
termine l'aorte ascendante. J'ai vu quatre
branches, dont les trois premieres étoient
les ordinaires, & la quatrieme étoit un
tronc particulier de l'Artere vertébrale
gauche.

22. Il faut observer que ces grosses
branches , qui montent de l'arcade, ou
courbure de l'aorte sont arrangées obli-

quement, de sorte que la premiere, qui est à droite, est plus en devant que les autres, & la derniere, qui est à gauche, est plus en arriere. La premiere & la seconde, ou moyenne, sont ordinairement sur le milieu de l'arcade, & la derniere est la plus basse des trois. C'est quelquefois la premiere qui sort du milieu de la courbure. Cet arrangement dépend de l'obliquité de l'arcade.

23. Les Arteres carotides montent droit vers la tête, & chacune avant que d'y arriver, se divise en deux; l'une externe, & l'autre interne. L'externe va principalement aux parties externes de la tête, & à la dure-mere ou premiere enveloppe du cerveau. L'interne entre dans le crâne par le canal osseux de l'os pierreux, & se distribue par un grand nombre de ramifications dans le cerveau.

24. Les Arteres souclavieres s'écartent latéralement & presque transversalement, chacune de son côté, derriere & sous les clavicules; c'est ce qui leur a donné le nom de souclavieres. La gauche paroît plus courte, & va plus obliquement que la droite.

25. L'Artere souclaviere de chaque côté se termine sur le bord supérieur de la premiere côte, entre les attaches inférieures du premier muscle scalene, où elle

prend le nom d'Artere axillaire en fortant de la poitrine.

26. Dans tout ce trajet de l'Artere fou-claviere, en comprenant le tronc commun de celle du côté droit, naiffent la mammaire interne, la médiaftine, la péricardine, la petite diaphragmatique, ou diaphragmatique fupérieure, la thymique, & la trachéale.

27. La thymique & la trachéale de l'un & de l'autre côté, ne font dans quelques fujets que des branches d'un petit tronc commun, qui naît du tronc commun de la fouclaviere droite & de la carotide droite.

28. Ce font pour la plupart de petites Arteres, qui viennent tantôt féparément, tantôt en partie féparément, en partie conjointement.

29. L'Artere fouclaviere donne encore la mammaire interne, la vertébrale, les cervicales, & quelquefois des intercoftales fupérieures.

30. L'Artere axillaire, qui n'eft que la continuation de la fouclaviere depuis fa fortie jufqu'à l'aiffelle, jette principalement la mammaire externe, ou thorachique fupérieure, la thorachique inférieure, les fcapulaires externes, la fcapulaire interne, & l'humérale ou mufculaire, &c. Enfuite elle va fe continuer

par différentes ramifications, & fous différens noms, fur tout le bras jufqu'au bout
des doigts.

31. La portion fupérieure de l'aorte defcendante donne les Arteres bronchiales,
qui naiffent ou par un petit tronc commun, ou féparément, & quelquefois ne
viennent pas immédiatement de l'aorte ;
enfuite elle produit les œfophagiennes,
qui peuvent être regardées comme des
médiaftines poftérieures ; & enfin elle
donne poftérieurement les intercoftales,
quelquefois toutes, quelquefois les inférieures au nombre de huit ou neuf.

32. Les petites artérioles antérieures,
que je viens de nommer, font pour l'ordinaire d'abord fimples & impaires ; mais
auffi-tôt après leur naiffance, elle fe divifent
à droite & à gauche.

33. La portion inférieure de l'aorte defcendante, en traverfant le diaphragme,
donne les Arteres diaphragmatiques inférieures ou phréniques, qui quelquefois
ne viennent pas immédiatement du diaphragme. Enfuite elle jette plufieurs branches antérieurement, poftérieurement &
latéralement.

34. Les branches antérieures font l'Artere cœliaque, qui fournit à l'eftomac,
au foie, à la rate, au pancréas, &c. La
méfentérique fupérieure, qui va princi-

palement au méfentere, à prefque tous les inteftins grêles, & à la portion des gros inteftins qui eft dans le côté droit; la méfentérique inférieure, qui donne aux gros inteftins du côté gauche, & produit l'Artere hémorrhoïdale interne ; & enfin les Arteres fpermatiques, l'une à droite, & l'autre à gauche.

35. Les branches poftérieures font les Arteres lombaires, dont il y a plufieurs paires, & les facrées ; celles-ci ne viennent pas toujours du tronc de l'aorte.

36. Les branches latérales font les Arteres capfulaires & les adipeufes, dont la naiffance varie fouvent ; les Arteres renales, autrefois nommées Arteres émulgentes ; & enfin les Arteres iliaques, qui terminent le tronc de l'aorte, & font la bifurcation.

37. L'Artere iliaque de chaque côté eft communément divifée en externe ou antérieure, & interne ou poftérieure.

38. L'iliaque interne eft encore appelée Artere hypogaftrique. Elle diftribue fes ramifications aux vifceres contenus dans le baffin, & aux parties voifines, tant internes qu'externes.

39. L'iliaque externe, qui eft la vraie continuation du tronc iliaque, & mérite feule ce nom, va gagner l'aîne pour fortir du bas-ventre fous le ligament tendineux

de Fallope. Elle donne auparavant l'Artere épigaſtrique, qui va au muſcle droit du bas-ventre. Etant ſortie elle prend le nom d'Artere fémorale, deſcend ſur la cuiſſe & ſe diſtribue par pluſieurs branches & ramifications à toute l'extrémité inférieure juſqu'au bout du pied.

40. Après cet abrégé je vais reprendre toutes les branches capitales ou primitives de l'aorte, depuis leur naiſſance juſqu'à leur entrée, & l'entrée de leurs ramifications dans toutes les parties du corps & dans les différens viſceres & organes.

41. Les Arteres coronaires du cœur, qu'on peut auſſi appeler Arteres cardiaques, naiſſent de l'aorte immédiatement après ſa ſortie du cœur. Elle ſont deux, dont l'une eſt plus ſupérieure qu'antérieure, & l'autre plus inférieure que poſtérieure, ſelon la ſituation naturelle du cœur dans l'homme.

Les coro-
naires.

42. Elles ſortent vers les deux côtés du tronc de l'Artere pulmonaire qu'elles 'embraſſent d'abord; & après avoir enſuite rampé autour de la baſe du cœur comme une eſpece de couronne, d'où on les nomme coronaires, chacune d'elles s'avance ſur les traces ſuperficielles de l'union des ventricules du cœur, depuis ſa baſe juſqu'à ſa pointe.

43. Elles ſe donnent mutuellement des

A vj

branches de communication, qui fe plongent enfuite dans la fubftance du cœur,
comme on peut voir plus amplement dans
la defcription particuliere de cet organe.

44. On en trouve quelquefois une troifieme, qui naît plus en arriere du tronc
de l'aorte, & qui fe diftribue fur la face
poftérieure ou inférieure du cœur.

Les Arteres caroti-des. 45. Les Arteres çarotides ne font ordinairement démontrées qu'après les fou-
clavieres.. J'en fais exprès la defcription
d'abord, pour ne pas trop interrompre
celle des Arteres de la poitrine, qui naiffent
en partie des fouclavieres, & en partie
de l'aorte defcendante.

46. Elles font au nombre de deux, dont
l'une eft appelée carotide droite, l'autre
carotide gauche. Elles naiffent l'une auprès
de l'autre de la courbure ou arcade de
l'aorte; la gauche immédiatement, & la
droite pour l'ordinaire du tronc de la fouclaviere du même côté, comme il eft déjà
dit ci-deffus.

47. L'une & l'autre montent à côté de
la trachée artere, entr'elle & la veine jugulaire interne, environ jufqu'à la hauteur
du larynx, fans aucune ramification. Jufques-là on les peut nommer les troncs des
carotides, ou carotides générales, communes primitives. Enfuite chacun de ces
troncs fe ramifie de la maniere fuivante.

48. La carotide commune étant arrivée environ à la hauteur du larynx, se divise en deux grosses branches ou en deux carotides particulieres, dont on appelle l'une Carotide externe, l'autre Carotide interne, parceque la premiere va principalement aux parties externes de la tête, & l'autre entre dans le crâne, où elle se distribue au cerveau.

49. La tige de la carotide externe est antérieure, & celle de l'interne, est postérieure. L'externe est même plus en dedans & plus proche du larynx que l'interne, qui en est plus écartée & plus en-dehors. Cela n'empêche pas leur nom ordinaire, qui se rapporte à leur distribution.

50. La carotide externe est la moins grosse, & néanmoins paroît par sa direction comme la continuation du tronc des carotides. Elle se porte insensiblement en dehors, entre l'angle externe de la mâchoire inférieure & la glande parotide, à laquelle elle fournit en passant. Ensuite elle monte devant l'oreille, & se termine sur la tempe.

51. Dans ce trajet elle donne plusieurs branches, que l'on peut assez commodément diviser en antérieures ou internes, & en postérieures ou externes. Les principales de ces branches de la carotide, sont celles-ci.

52. La premiere branche antérieure ou interne fort de la naiffance même de cette carotide, du côté interne. Elle fait d'abord un petit contour, & après avoir donné des rameaux aux glandes jugulaires voifines, à la graiffe & à la peau, elle fe porte tranfverfalement, & fe diftribue aux glandes thyroïdiennes, aux mufcles & aux parties du larynx. Je l'appelle Artere laryngée ou gutturale fupérieure. Elle donne auffi quelques rameaux au pharynx & aux mufcles hyoïdiens.

53. La feconde branche antérieure ou interne paffe fur la corne voifine de l'os hyoïde, va aux mufcles hyoïdiens & gloffiens, aux glandes fublinguales, paffe enfuite devant la corne de l'os hyoïde, & fe plonge dans la langue, d'où elle reçoit le nom d'Artere fublinguale. On l'appelle auffi Artere ranine.

54. La troifieme branche ou Artere maxillaire inférieure va à la glande maxillaire, aux mufcles ftyloïdiens, au mufcle maftoïdien, à la glande parotide, & même aux glandes fublinguales, aux mufcles du pharynx & aux petits fléchiffeurs de la tête.

55. La quatrieme branche interne, que j'appelle Artere maxillaire externe, paffe antérieurement fur le mufcle maffeter & fur le milieu de la mâchoire inférieure à

côté du menton, ce qui lui fait donner
le nom d'Artere mentonniere. Enfuite elle
fe glitfe fous la pointe du Mufcle triangulaire des levres, & lui fournit, auffi-
bien qu'au mufcle buccinateur & au mufcle
carré du menton.

56. Elle produit un rameau particulier
fort tortueux, qui fe divife à la commiffure
angulaire des deux levres, en ferpentant
le long de la portion fupérieure & de la
portion inférieure du mufcle orbiculaire,
& en communiquant en deffus & en deffous
avec la pareille artere de l'autre côté, d'où
il réfulte une efpece d'Artere coronaire
des levres.

57. Enfuite elle monte à côté des narines, où elle fe diftribue aux mufcles,
aux cartilages, & aux autres parties du
nez, d'où elle envoye encore en bas quelques rameaux qui communiquent avec l'artere coronaire des levres. Elle va enfin
gagner le grand angle de l'œil, & fe ramifie au mufcle orbiculaire des paupieres,
au mufcle furcilier & au mufcle frontal,
où elle fe perd. On l'appelle dans ce trajet
Artere angulaire.

58. La cinquieme branche naît vis-à-
vis le condyle de la mâchoire inférieure.
Elle eft très-confidérable. Je l'appelle artere maxillaire interne. Elle paffe derriere
le condyle, & après avoir envoyé un ra-

meau particulier entre les muſcles ptérygoïdiens, elle ſe partage principalement
en trois rameaux plus étendus.

59. Le premier de ces trois rameaux
va par la fente orbitaire inférieure, ou
fente ſpheno-maxillaire à l'orbite, après
avoir fourni aux Muſcles périſtaphilins &
à la membrane glanduleuſe des narines
poſtérieures par le trou ſpheno-palatin.
J'appelle ce rameau Artere ſpheno-maxillaire.

60. Ce rameau ſe diſtribue inférieurement & latéralement aux parties connues
dans l'orbite, & renvoye un petit rameau
ſubalterne par l'extrémité de la fente orbitaire ſupérieure ou fente ſphénoïdale,
lequel entre dans le crâne, ſe diſtribue
à la dure-mere, & y communique
avec l'autré Artere de la dure-mere, qui
entre par le trou épineux de l'os ſphé-
noïde.

61. Il jette encore un autre rameau
ſubalterne qui paſſe par l'embouchure poſtérieure du canal orbitaire, & après avoir
fourni au ſinus maxillaire & aux dents,
ſort par le trou orbitaire inférieur, &
communique ſur la joue avec l'Artere angulaire.

62. Le ſecond rameau de la cinquieme
branche ſe gliſſe dans le canal de la mâchoire inférieure, & ſe diſtribue aux al-

véoles & aux dents. Il en fort par le trou mentonnier, & fe perd dans les mufcles voifins, en communiquant avec les rameaux de l'Artere maxillaire externe.

63. Le troifieme rameau de la maxillaire interne monte entre la carotide externe & la carotide interne, paffe par le trou épineux de l'os fphénoïde, & fe diftribue à la dure-mere par plufieurs ramifications qui vont en devant, en haut & en arriere, & dont les fupérieures communiquent avec celles de l'autre côté pardeffus le finus longitudinal de la dure-mere.

64. Cette Artere de la dure-mere, que l'on peut appeler Artere fphéno-épineufe, pour la diftinguer de celles qui viennent d'autre part à la dure-mere, naît quelquefois de la tige de la carotide externe derriere l'origine de l'Artere laryngée ou gutturale fupérieure ; & quelquefois elle vient du premier des trois rameaux de la maxillaire interne, immédiatement avant qu'il paffe dans la fente fphéno-maxillaire.

65. La fixieme branche antérieure ou interne eft petite, & va dans le mufcle maffeter.

66. La premiere des branches externes ou poftérieures eft nommée Artere occi-

pitale. Elle paſſe obliquement devant la veine jugulaire interne, & ayant donné au muſcle ſtylo-hyoïdien, au ſtylo-gloſſe & au digaſtrique, elle ſe gliſſe entre l'apophyſe ſtyloïde & l'apophyſe maſtoïde, le long de la rainure maſtoïdienne, & va aux muſcles & aux tégumens, qui couvrent l'occiput, en montant en arriere par pluſieurs tours ondoyans.

67. Elle communique par un rameau deſcendant avec l'Artere vertébrale & avec la cervicale, comme il eſt déjà dit. Elle communique auſſi vers le ſommet de la tête avec les branches poſtérieures de l'Artere temporale. Elle donne un rameau au trou maſtoïdien.

68. La ſeconde branche externe ſe répand d'abord ſur l'oreille externe par beaucoup de petits rameaux de côté & d'autre, dont pluſieurs percent au-dedans, & fourniſſent aux cartilages, au conduit, à la peau du tambour, & à l'oreille interne.

69. La tige de la carotide externe monte enſuite par-deſſus le zygoma, en paſſant entre l'angle de la mâchoire inférieure & la glande parotide, & va former l'Artere temporale, laquelle ſe diviſe en rameaux antérieur, moyen & poſtérieur.

70. Le rameau antérieur de l'Artere

temporale va au mufcle frontal voifin, communique avec l'artere angulaire, & donne quelquefois une artériole qui perce l'apophyfe interne de l'os de la pomette jufques dans l'orbite. Le rameau moyen va en partie au mufcle frontal, en partie au mufcle occipital. Le poftérieur va à l'occiput, & communique avec l'Artere occipitale. Ces rameaux donnent auffi aux tégumens.

71. La carotide interne en fortant du tronc de la carotide générale ou com- La ca-rotide interne mune, fait d'abord une petite courbure, comme fi elle feule étoit la branche de ce tronc, ou un rameau de la tige de la carotide externe. Elle fait quelquefois la courbure un peu en dehors, fe recourbe enfuite plus ou moins en dedans, & paffe derriere la carotide externe voi-fine.

72. Elle eft fituée un peu plus en arriere que cette même carotide externe, & monte fans aucune ramification ordinaire jufqu'à l'orifice inférieure du grand canal de l'apophyfe pierreufe de l'os des tempes. Elle y entre d'abord directement de bas en haut, & s'y coude auffi-tôt fuivant la conformation du canal, dont elle tra-verfe le refte horizontalement, y étant revêtue d'une production de la dure-mere.

73. Au bout de ce canal elle se coude derechef de bas en haut , en montant pour entrer dans le crâne par une échancrure de l'os sphénoïde : & y étant entrée, elle se courbe de derriere en devant, & fait un troisieme coude à côté de la selle sphénoïde , & se recourbe aussi-tôt après par un quatrieme coude sous l'apophyse clinoïde antérieure de la selle sphénoïde.

74. En quittant le canal osseux pour entrer dans le crâne, elle envoye d'abord un rameau par la fente sphénoïdale à l'orbite & à l'œil. Elle en envoye encore un autre un peu après par le trou optique ; & par-là elle communique avec la carotide externe.

75. A la fin la carotide interne va sous la base du cerveau gagner le côté de l'entonnoir, à peu de distance de la pareille carotide interne du côté opposé ; & là elle se divise pour l'ordinaire en deux grandes branches principales , une antérieure & une postérieure.

76. La branche antérieure se porte vers le devant sous le cerveau, en s'éloignant d'abord un peu de celle de l'autre côté ; elle s'en approche aussi-tôt après en s'y unissant par une anastomose ou communication , dans l'interstice des nerfs olfactifs. Ensuite ayant donné quelques ar-

térioles qui accompagnent ces nerfs, elle quitte sa pareille, & se partage en deux ou trois rameaux.

77. Le premier de ces rameaux va au lobe antérieur du cerveau : l'autre qui est quelquefois double, se renverse sur le corps calleux, qui en reçoit les ramifications, de même que la faux de la dure-même & le lobe moyen du cerveau. Le troisieme, qui dans les uns est un rameau particulier, & dans les autres n'est que le jumeau du second, s'étend au lobe postérieur du cerveau. On pourroit le regarder comme une troisieme branche principale, & qui alors feroit la moyeune des trois principales.

78. La branche postérieure communique d'abord avec l'Artere vertébrale du même côté, & ensuite se partageant en plusieurs rameaux, qui se glissent entre les circonvolutions superficielles du cerveau, se ramifient en divers sens sur ces circonvolutions, & entre elles, jusqu'au fond de tous les sillons.

79. Ces ramifications font toutes revêtus de la pie-mere, entre la duplicature de laquelle elles se distribuent & forment quantité de réseaux capillaires ; après quoi elles s'insinuent, &, pour ainsi dire, se perdent dans la substance interne du cerveau. La branche principale anté-

rieure, de même que la moyenne, produisent aussi de pareilles ramifications; & cette branche antérieure jette en particulier un rameau sur le corps calleux.

Les fouclavieres.

80. Les Arteres fouclavieres font ainsi dites, parce qu'elles font derriere les clavicules, & en fuivent à peu près la direction tranfverfale. Il y en a deux, l'une droite, l'autre gauche, & elles naiffent de l'arcade ou courbure de l'aorte à chaque côté de la carotide gauche, qui eft au milieu d'elles pour l'ordinaire; car les deux carotides fortent quelquefois féparément de cette courbure, & alors la fouclaviere droite naît à côté de la carotide droite, & la fouclaviere gauche à côté de la carotide gauche. Elles fe terminent, ou plutôt elles changent de nom au-deffus du milieu de l'une & de l'autre premiere vraie côte, entre les attaches antérieures du mufcle fcalene.

81. La fouclaviere droite eft plus groffe dans fon origine que la gauche, quand elle produit la carotide droite, & elle eft toujours plus antérieure & plus fupérieure dans fa naiffance que la gauche, à caufe de l'obliquité de l'arcade de l'aorte; ce qui fait auffi que la fouclaviere gauche eft plus courte que la droite, & qu'elle va plus obliquement. Au refte elles fe diftribuent toutes deux à peu près d'une même

maniere, & la description de l'une est semblable à celle de l'autre.

82. La souclaviere droite, qui est la plus longue des deux, presente d'abord de petites Arteres, pour le médiastin, pour le thymus, pour le péricarde, & pour la trachée-artere, &c. sous les noms d'Arteres médiastines, thymiques, péricardines, & trachéales. Ces petites Arteres sortent souvent de la souclaviere même, & cela tantôt séparément, tantôt par de petits troncs communs. Quelquefois elles font des rameaux de la mammaire interne, principalement la médiastine.

83. Ensuite la souclaviere droite, à environ un bon travers de doigt de distance de sa naissance, produit souvent la carotide commune du même côté. Après quoi a environ un petit travers de doigt de distance de cette carotide, elle donne ordinairement quatre branches plus considérables, qui font l'Artere mammaire interne, l'Artere cervicale, l'Artere vertébrale; & quelquefois elle produit encore séparément une Artere intercostale aux premieres vraies côtes, laquelle on nomme Artere intercostale supérieure.

84. L'Artere thymique communique La thymique. avec la mammaire interne, & on la voit quelquefois naître de la partie antérieure moyenne du tronc commun de la sou-

claviere & la carotide. Le thymus reçoit aussi des rameaux de la mammaire interne & de l'intercostale supérieure. Ce qui se remarque aussi à l'égard de la médiastine & de la péricardine.

La péricardine. 85. L'Artere péricardine naît à peu près comme la thymique, & descend sur le péricarde jusqu'au diaphragme, qui en reçoit même de petites ramifications.

La médiastine. 86. L'Artere médiastine naît quelquefois immédiatement après la thymique, & se distribue principalement au médiastin.

La trachéale. 87. L'Artere trachéale, qu'on peut aussi appeler gutturale inférieure, monte de la souclaviere, en serpentant le long de la trachée-artere jusqu'aux glandes thyroïdiennes & au larynx. Elle jette des artérioles de côté & d'autre, dont une va gagner le dessus de l'omoplate.

La mammaire interne. 88. L'Artere mammaire interne vient antérieurement & un peu inférieurement de la souclaviere, auprès de la partie moyenne de la clavicule, & descend à côté du *sternum*, a environ un travers de doigt de distance de cet os, derriere les extrémités des portions cartilagineuses des vraies côtes.

89. Elle donne des rameaux en passant au *thymus*, au médiastin, au péricarde,

à la

à la plevre, & aux muscles intercostaux.
Elle envoye au travers de ces muscles,
entre les cartilages des côtes, au grand
pectoral, aux portions musculaires voisines, à la mamelle, à la graisse ou corps
graisseux, & à la peau.

90. Elle communique ou s'anastomose
par plusieurs de ces rameaux avec la mammaire externe & d'autres Arteres thorachiques, sur-tout dans l'épaisseur du grand
pectoral, & même avec les Arteres intercostales. Enfin elle sort de la poitrine
à côté de l'épiphyse xiphoïde, & se perd
dans le muscle droit du Bas-ventre, un
peu au-dessous de la partie supérieure
de ce muscle. Elle communique très-réel-
lement en cet endroit par plusieurs petites ramifications avec l'Artere épigastrique. Elle donne des rameaux en passant
au péritoine, & aux parties antérieures
des muscles obliques & des transverses
du bas-ventre.

91. L'Artere cervicale naît supérieure- ^{La cer-}
ment de la souclaviere, & se divise d'a- ^{vicale.}
bord en deux, lesquelles viennent quel-
quefois séparément, quelquefois par un
petit tronc commun. L'une de ces Arteres est antérieure, & elle est la plus grande
des deux. L'autre est postérieure.

92. La cervicale antérieure se glisse derriere la carotide du même côté, & se

diftribue aux mufcles coraco-hyoïdien, maftoïdien, peaucier, fterno-hyoïdien, fterno-thyroïdien, au glandes jugulaires, à la trachée-artere, aux mufcles du pharynx, aux bronches, à l'œfophage, & aux autres mufcles antérieurs de ceux qui meuvent le cou & la tête. On l'a vu auffi donner l'intercoftale fupérieure.

93. La cervicale poftérieure naît quelquefois un peu après la vertébrale, & quelquefois de la vertébrale même. Elle paffe fous l'apophyfe tranfverfe de la derniere vertebre du cou. Et quelquefois par un trou particulier de cette apophyfe. Elle monte en arriere fur les mufcles vertébraux du cou par plufieurs contours ferpentans, & revient par de pareils contours.

94. Elle communique avec un rameau defcendant de l'Artere occipitale, & avec un autre du contour de l'Artere vertébrale au-deffus de la feconde vertébre. Elle fe diftribue aux mufcles fcalenes, au mufcle angulaire de l'omoplate, au trapeze, aux glandes jugulaires, & aux tégumens.

La ver-
tébrale.

95. L'Artere vertébrale fort poftérieurement & un peu fupérieurement de la fouclaviere, prefque à l'oppofite de la mammaire interne & de la cervicale. Elle monte en perçant tous les trous

tranſverſaires des vertebres du cou, & jette dans ce trajet de petits rameaux par les échancrures latérales des mêmes vertebres à la moelle de l'épine & à ſes enveloppes : elle en donne auſſi aux muſcles vertébraux & à d'autres muſcles voiſins.

96. En traverſant le trou tranſverſaire de la ſeconde vertebre, elle fait pour l'ordinaire une courbure, conformément à l'obliquité particuliere de ce trou, dont il eſt parlé dans le Traité des Os ſecs, n°. 479. Ayant traverſé ce trou, & avant que de paſſer par le trou tranſverſaire de la premiere vertebre, elle fait encore une courbure plus grande & à contre-ſens de la premiere. Enfin après avoir traverſé le trou tranſverſaire de la premiere vertebre, elle fait une troiſieme courbure, qui eſt un contour conſidérable de devant en arriere, en paſſant par l'échancrure ſupérieure & poſtérieure de cette premiere vertebre.

97. Elle donne de ce dernier contour une petite branche qui ſe ramifie ſur les parties externes poſtérieures de l'occiput, & communique avec l'Artere cervicale & avec l'Artere occipitale. Etant arrivée au grand trou occipital, elle entre dans le crâne en perçant la dure-mere. On la peut appeler Artere occipitale poſté-

rieure, pour la diftinguer de l'autre qui eft latérale.

98. A fon entrée dans le crâne elle donne à la partie poftérieure de la moelle allongée, aux corps olivaires, & aux corps pyramidaux plufieurs petites ramifications, qui diftribuent auffi fur les côtés poftérieurs du quatrieme ventricule du cerveau, & produifent le lacis choroïde du cervelet.

99. Enfuite elle s'avance fur l'apophyfe bafilaire de l'os occipital, & fe tourne peu à peu vers la vertébrale de l'autre côté, jufqu'à l'extrémité de cette apophyfe, où les Arteres vertébrales s'abouchent par un tronc commun, qu'on peut appeler Artere bafilaire, ou le tronc uni des deux vertébrales.

La bafi-laire.   100. L'Artere bafilaire fe gliffe en avant fous la groffe protubérance tranfverfale de la moelle allongée, en donnant des ramifications à cette protubérance, & aux parties voifines de la moelle allongée. Elle fe divife quelquefois de nouveau vers l'extrémité de l'apophyfe bafilaire en deux branches latérales, dont chacune communique avec la branche poftérieure de la carotide interne voifine, & fe perd dans le lobe poftérieur du cerveau.

Les fpi-nales.   101. Les Arteres fpinales font deux,

l'une antérieure, l'autre poftérieure, &
toutes deux produites par les deux vertébrales, dont chacune auffi-tôt après fon
entrée dans le crâne, jette un petit rameau. Les deux petits rameaux fe rencontrent, & par leur union forment l'Artere fpinale poftérieure. Les mêmes vertébrales en s'avançant fous l'apophyfe
bafilaire ou l'allongement de l'os occipital, renvoyent en arriere encore un petit rameau. Ces deux autres petits rameaux fe rencontrent auffi, & produifent
par leur union l'Artere fpinale antérieure.
Les deux Arteres fpinales defcendent le
long de la partie antérieure & de la partie poftérieure de la moelle de l'épine,
& par de petites ramifications tranfverfales communiquent avec celles que les
Arteres intercoftales & les lombaires y
envoyent.

102. L'Artere auditive interne part de
chaque côté de ce tronc réuni, que l'on
peut appeler Artere bafilaire. Elle va à
l'organe de l'ouie, & accompagne le
nerf auditif, apres avoir fourni plufieurs
petits rameaux à la membrane arachnoïde.

103. L'Artere méningée poftérieure en
naît encore qui va à la dure-mere en arriere fur l'os occipital & fur l'os pier-

reux. Elle donne aussi aux lobes voisins du cerveau.

L'Intercostale supérieure.

104. Quand l'Artere intercostale supérieure ne vient pas du tronc de l'aorte descendante, elle naît pour l'ordinaire inférieurement de la souclaviere, & descend sur la face interne des deux, trois ou quatre supérieures des vraies côtes, proche de leurs têtes, & jette sous chacune des côtes une branche qui se glisse tout le long de leur bord inférieur, & arrose les muscles intercostaux & la partie voisine de la plévre.

105. Ces branches, ou Arteres intercostales particulieres communiquent entre-elles d'espace en espace par de petits rameaux qui montent & descendent de l'une à l'autre sur les muscles intercostaux.

106. Ces mêmes Arteres intercostales donnent encore des rameaux au muscle sterno-hyoïdien, au souclavier, au sternal, aux muscles vertébraux & aux corps des vertebres. Elles envoyent aussi des rameaux aux grand & petit pectoral, &c. en perçant les muscles intercostaux, & enfin elles fournissent, par les échancrures des quatre premieres vertebres, à la moelle épiniere & à ses enveloppes.

107. Quelquefois l'Artere intercostale supérieure commune, au lieu de partir im-

médiatement de la fouclaviere, vient de
la cervicale. Quelquefois elle part de
l'aorte defcendante, tantôt par artérioles féparées, tantôt par un petit tronc
commun, qui fe divife en montant obliquement fur les côtes. Enfin ces Arteres
intercoftales fupérieures, naiffent quelquefois de l'Artere bronchiale voifine, &
quelquefois de plufieurs Arteres bronchiales.

108. Le canal artériel ne fe trouve pour
l'ordinaire que dans le *fœtus* & dans les
petits enfans, & naît de l'aorte defcendante immédiatement après la fouclaviere
gauche. Il eft ordinairement fort retréci,
& tout-à-fait bouché dans les adultes,
& ne paroît que comme une efpece de
ligament fort court, qui tient par un bout
à l'aorte & par l'autre à l'Artere pulmonaire ; de forte qu'il ne mérite que le nom
de ligament artériel.

109. Les Arteres bronchiales viennent
quelquefois de la partie antérieure de
l'aorte defcendante fupérieure, quelquefois de la premiere Artere intercoftale,
& quelquefois d'une Artere œfophagienne.
Elle viennent quelquefois féparément de
côté & d'autre pour chaque poumon ; quel-
fois elles naiffent folitairement, ou par
un petit tronc commun, qui fe partage
à droite & à gauche vers la bifurcation

de la trachée-artere pour aller suivre les ramifications des bronches.

110. L'Artere bronchiale du côté gauche vient affez souvent de l'aorte, pendant que celle du côté droit naît de l'intercoftale fupérieure du même côté, à caufe de la fituation de l'aorte. Il s'en trouve auffi une qui fort poftérieurement de l'aorte proche de l'Artere intercoftale fupérieure, & plus haut que la bronchiale antérieure.

111. L'an 1719, j'ai vu une communication très manifefte entre des rameaux de la veine pulmonaire gauche & des rameaux d'une Artere œfophagienne qui venoit de la premiere Artere intercoftale gauche, conjointement avec une bronchiale du même côté.

112. La bronchiale jette fur l'oreillette voifine du cœur, une petite branche qui communique avec l'Artere coronaire.

113. J'ai trouvé l'an 1719 ou 1720, une communication de l'Artere bronchiale gauche avec la veine azygos. J'ai encore vu l'an 1721, au mois d'Avril un rameau de l'Artere bronchiale gauche s'anaftomofer dans le corps de cette veine.

Les œfopha-giennes. 114. Les Arteres œfophagiennes font ordinairement au nombre de 2 ou 3, & quelquefois on n'en trouve qu'une. Elles viennent antérieurement de l'aorte descendante, & se distribuent sur l'œsophage, &c. Quelquefois la supérieure de ces Arteres produit une des Arteres bronchiales.

115. Les Arteres intercostales inférieures sont ordinairement sept ou huit de chaque côté. Quelquefois elles passent ce nombre jusqu'à dix de chaque côté ; ce qui arrive quand les supérieures naissent aussi de l'aorte descendante, & pour lors les supérieures montent obliquement en haut, comme je viens de dire à l'occasion des intercostales supérieures.

Les intercostales.

116. Elles naissent le long de la partie postérieure de l'aorte descendante par paires jusqu'au diaphragme, & se portent de côté & d'autre transversalement sur le corps des vertebres. Celles du côté droit passent derriere la veine appelée Azygos. Les unes & les autres vont ensuite aux muscles intercostaux, tout le long du bord inférieur des côtes, jusques vers le *sternum*.

117. Elles jettent des rameaux à la plévre, aux muscles vertébraux, à ceux qui couvrent extérieurement les côtes & aux portions supérieures des muscles du bas-ventre. Elles communiquent avec les Arteres épigastriques, & avec les lombaires.

118. Quelquefois, au lieu de partir immédiatement de l'aorte par paires, il en sort de petits troncs communs, qui ensuite se divisent ou se bifurquent pour donner chacun des intercostales aux côtes voisines.

119. Avant que d'aller le long des côtes, elles jettent chacune entre les apophyses transverses de côté & d'autre un rameau aux muscles vertébraux, & un autre qui va dans le canal de l'épine du dos. Chaque rameau qui y entre se divise pour le moins en deux artérioles, dont l'une côtoye transversalement la concavité de la partie antérieure du canal, & l'autre celle de la partie postérieure. L'une & l'autre s'abouchent & s'anastomosent avec les pareilles artérioles du côté opposé, de sorte qu'il en résulte comme des anneaux artériels, qui communiquent encore ensemble par d'autres petites ramifications. Les Arteres lombaires sont à peu près la même chose.

120. Ensuite chaque Artere intercostale particuliere étant arrivée vers le milieu de la côte ou plus avant, se divise en deux branches principales, dont l'une est interne, & l'autre perce en dehors. Celles qui accompagnent les fausses côtes s'en détournent un peu après, en se courbant en bas l'une après l'autre comme par degrés,

& se répandent sur les muscles du bas-
ventre. Elles se distribuent encore à d'autres
muscles voisins, même à ceux du diaphragme, à peu près comme les phréniques ordinaires. Elles communiquent
aussi avec les lombaires, & quelquefois
avec des rameaux des hypogastriques.

121. L'Artere souclaviere étant sortie
de la poitrine immédiatement au-dessus
de la premiere côte par l'écartement du
muscle scalene, reçoit le nom d'axillaire,
à raison de son passage sous l'aisselle.

Les axillaires.

122. Dans ce passage elle donne d'a-
bord de sa partie interne une petite branche à la face interne de la premiere côte.
Ensuite elle jette quatre ou cinq branches
principales ; savoir , la thorachique supérieure, ou mammaire externe, la thorachique inférieure, la musculaire ou la
scapulaire externe, la scapulaire interne
& l'humérale.

123. L'Artere thorachique supérieure,
ou mammaire externe descend sur les
parties latérales du thorax , en serpentant
& se croisant avec les côtes. Elle donne
des rameaux aux deux muscles pectoraux
& à la mammelle, au muscle souclavier,
au grand dentelé , au grand dorsal, aux
portions supérieures du coraco-brachial &
du *biceps.*

Les thorachiques.

124. Ces rameaux viennent quelque-

fois en partie féparément ; & il y en a un qui defcend entre le mufcle deltoïde & le grand pectoral avec la veine céphalique, à laquelle il eft comme collée, & même s'infinue par fon extrémité dans la tunique de cette veine, comme s'il y avoit une anaftomofe entre-eux. Quelquefois il y en a un qui defcend entre le mufcle brachial & l'anconé interne, & qui fe joint à une branche de l'Artere radiale.

125. L'Artere thorachique inférieure va le long de la côte inférieure de l'omoplate gagner le mufcle fous-fcapulaire, le grand rond, le petit rond, le fous-épineux, le grand dorfal, le grand dentelé, & les intercoftaux voifins. Elle communique avec les fcapulaires.

Les fca-
pulaires. 126. L'Artere fcapulaire externe paffe par l'échancrure de la côte fupérieure de l'omoplate pour aller aux mufcles fus-épineux & fous-épineux, au grand & au petit rond, & à l'articulation de l'omoplate avec l'os du bras.

127. L'Artere fcapulaire interne naît de l'axillaire vers l'aiffelle, & fe jette en arriere pour fe diftribuer au mufcle fous-fcapulaire, en donnant des rameaux, au grand dentelé, aux glandes axillaires & au grand rond, fur lefquelles elle fe ramifie diverfement. Elle donne auffi au

fous-épineux & aux portions fupérieures des mufcles anconés.

128. L'Artere humérale naît d'abord *Les hu-mérales.* inférieurement & un peu antérieurement du tronc de l'axillaire. Elle fe jette de devant en arriere entre la tête de l'os du bras, ou *humerus*, & le grand rond, pour embraffer l'articulation, & gagner la partie poftérieure du mufcle deltoïde, auquel elle fe diftribue.

129. Dans ce contour elle donne plufieurs rameaux aux portions fupérieures des mufcles anconés, au ligament qui environne l'articulation de la tête de l'*humerus*, & à l'os même par plufieurs trous immédiatement au-deffous de la grande tubérofité de cette tête. Elle communique avec l'Artere fcapulaire.

130. Vis-à-vis la naiffance de cette Artere humérale, l'axillaire en jette une autre petite qui va en fens contraire, & fe gliffe entre la tête de l'os & la fommité commune du *biceps* & du coraco-brachial. Elle donne en paffant des rameaux à la gaîne & à la goutiere du *biceps*, au périofte, & va fe rencontrer avec la précédente ou grande humérale.

131. Après ces branches l'Artere axillaire paffe immédiatement derriere le tendon du grand pectoral. Là on en change le nom, & on lui donne celui d'Artere

brachiale. Elle defcend le long de la partie interne du bras fur les mufcles coraco-brachial & anconé interne, le long du bord interne du *biceps*, derriere la veine bafilique, donnant de petits rameaux de côté & d'autre aux mufcles voifins, au périofte & à l'os.

132. Elle n'eft couverte que de la graiffe & de la peau, depuis l'aiffelle, jufqu'au milieu du bras; après quoi elle fe cache fous le mufcle *biceps*, & s'avance fur le devant, à mefure qu'elle defcend, en s'éloignant un peu du condyle interne, fans néanmoins aller jufqu'au milieu du pli du bras.

133. En defcendant depuis l'aiffelle jufques-là, elle jette plufieurs rameaux au mufcle fous-épineux, au grand rond, au petit rond, au fous-fcapulaire, au grand dorfal & au grand dentelé, aux mufcles voifins, aux tégumens, & même aux Nerfs. Au-deffous de ce pli du coude ou intervalle des deux condyles, elle fe divife en deux branches principales, dont l'une eft appelée Artere cubitale, & l'autre Artere radiale.

134. De fa partie fupérieure interne elle produit un rameau particulier, qui defcend en tournant en arriere, & traverfe les mufcles anconés, pour revenir fur le devant vers le condyle externe, où elle com-

munique avec un rameau de l'Artere radiale.

135. Immédiatement au deſſous de l'attache du grand rond, elle donne un autre rameau qui ſe jette auſſi de dedans en dehors & de derriere en dedans, autour de l'os du bras, deſcend obliquement de derriere ſur le devant entre le muſcle brachial & l'anconé externe, auxquels il ſe diſtribue en paſſant, & enſuite va gagner le condyle externe, où il s'unit avec le rameau précédent, & communique auſſi avec un rameau des Arteres de l'avant-bras, de ſorte qu'il en réſulte une triple anaſtomoſe.

136. Environ un travers de doigt au-deſſous de ce ſecond rameau, l'Artere brachiale en jette un troiſieme, qui deſcend vers le condyle interne, & communique avec d'autres branches artérielles de l'avant-bras, comme on verra ci-après.

137. Sur le milieu du bras & même un peu plus bas, à l'endroit où l'Artere brachiale commence à s'enfoncer & à devenir couverte du *biceps*, elle jette un rameau qui ſe diſtribue au périoſte, & s'enfonce dans l'os du bras, entre le muſcle brachial & l'anconé interne.

138. Environ un pouce plus bas elle donne un rameau, qui après avoir fourni des ramifications au muſcle anconé inter-

ne, defcend fur le condyle interne, & communique auffi avec d'autres rameaux de l'avant-bras, dont il fera parlé dans la fuite.

139. L'Artere brachiale ayant paffé la partie moyenne du bras, jette encore un rameau particulier, qui va derriere le condyle interne, avec un nerf confidérable, & ayant traverfé les mufcles attachés à ce condyle, va communiquer avec un rameau de l'Artere cubitale qui embraffe le pli du bras.

140. Quelquefois elle produit un peu plus bas encore un rameau particulier, qui paffe au-devant de ce même condyle, & va auffi communiquer avec un rameau qui remonte de l'Artere cubitale. On donne à ces trois rameaux particuliers & à d'autres qui communiquent ainfi, le nom d'Arteres collatérales.

141. Le tronc commun de l'Artere brachiale étant parvenu au pli du bras, fe gliffe avec une veine & un nerf immédiatement fous l'aponévrofe du mufcle *biceps*, & paffe fous la veine médiane, en donnant des rameaux de côté & d'autre aux mufcles voifins.

142. Ayant fait environ un bon travers de doigt de chemin au-delà de ce pli, elle fe divife par une bifurcation en deux branches principales, dont l'une eft appelée Artere cubitale, & l'autre Artere

radiale, comme il est déjà dit. La cubitale est intérieure ou postérieure, & la radiale est externe ou antérieure.

143. De cette bifurcation la brachiale jette de côté & d'autre des rameaux au muscle supinateur long, au pronateur rond, à la graisse & à la peau. Il arrive rarement qu'au lieu de cette bifurcation l'Artere brachiale se divise dès sa naissance en deux grosses branches, qui descendent le long du bras, & par leur continuation sur l'avant-bras, forment la cubitale & la radiale.

144. L'Artere cubitale s'enfonce entre l'os du coude & les parties supérieures des muscles pronateur rond, sublime, palmaire & radial interne. Ensuite elle quitte l'os & se glisse tout le long entre le muscle sublime & le muscle cubital interne jusqu'au poignet, pour aller gagner le ligament transversal interne, ou gros ligament du carpe. Dans ce trajet elle fait plusieurs contours en serpentant, & donne plusieurs branches.

145. Elle en produit d'abord une petite qui se jette en dedans pour aller gagner le condyle interne, où elle remonte, comme une espece de recurrente, pour communiquer par plusieurs petits rameaux avec les Arteres collatérales du bras, dont il est parlé ci-dessus, principalement avec la

troisieme de ces collatérales. Un peu plus bas elle en jette une autre petite qui ré-monte un peu, & ayant presque envi-ronné l'articulation, communique avec la seconde des mêmes collatérales, entre l'o-lécrane & le condyle interne.

146. Ensuite l'Artere cubitale va entre les têtes de l'os du coude & de l'os du rayon gagner le ligament intérosseux, où elle donne deux branches principales, que j'appelle Arteres interosseuses de l'avant-bras, l'une interne & l'autre externe.

147. L'Artere interosseuse externe perce d'abord le ligament interosseux environ trois travers de doigt au-dessous de l'ar-ticulation. Elle jette aussi-tôt après un ra-meau qui remonte, comme un récurrent, vers le condyle externe du bras sous le muscle cubital externe & le petit anconé, en s'y distribuant, & au court supinateur. Ce rameau va communiquer avec les Ar-teres collatérales du bras du même côté.

148. Après cela l'Artere interosseuse ex-terne descend le long de la face externe du ligament, & se distribue au muscle cubital externe, à l'extenseur commun des doigts & aux extenseurs propres du pouce, de l'index, & du doigt annulaire. Dans ce trajet elle communique avec quelques rameaux internes de l'interosseuse interne.

149. Enfin étant parvenue à l'extrémité inférieure de l'os du coude, elle s'unit à une branche de l'interosseuse interne, qui dans cet endroit s'est glissée de dedans en dehors, & avec elle se distribue sur la convexité du carpe & sur le dos de la main, en communiquant avec l'Artere radiale & avec des rameaux d'une branche interne de l'Artere cubitale, dont il sera parlé ci-après.

150. Par ces communications l'Artere interosseuse externe forme une espece d'arcade irréguliere, dont il part des rameaux pour les muscles interosseux externes, & pour les parties latérales externes des doigts.

151. L'Artere interosseuse interne descend collée sur le ligament interosseux jusqu'au-dessous du muscle pronateur rond, entre lequel & le pronateur carré, elle perce le ligament, & gagne la partie externe ou convexe du poignet & le dos de la main, où elle communique avec l'interosseuse externe, la radiale, & les branches internes de la cubitale, comme je viens de dire.

152. Après la naissance des interosseuses, l'Artere cubitale descend entre les muscles sublime, profond & cubital interne le long du *cubitus*, en se ramifiant sur les parties voisines. Elle jette quelque-

fois au-deſſous de l'interoſſeuſe interne un rameau, qui deſcend entre le muſcle fléchiſſeur du pouce, le muſcle radial interne & le ſublime, en s'y diſtribuant juſqu'au poignet, où elle ſe gliſſe ſous le gros ligament annulaire, ou ligament tranſverſal interne, & va dans la main communiquer avec des rameaux de l'Artere radiale.

153. L'Artere cubitale paſſe enſuite par-deſſus le ligament trnſverſal interne du poignet, à côté de l'os piſiforme, donne à la peau, au muſcle palmaire, au muſcle métacarpien, & enfin ſe gliſſe ſous l'aponévroſe palmaire. Elle donne en cet endroit un rameau à l'hypothénar du petit doigt, & un autre qui s'avance vers le pouce entre les tendons des fléchiſſeurs des doigts & les baſes des os du métacarpe.

154. Elle produit encore un rameau qui ſe gliſſe entre le troiſieme & quatrieme os du métarcarpe, & perce juſqu'au dos de la main, où il communique avec l'Artere interoſſeuſe externe ; & enfin après avoir fourni aux muſcles interoſſeux, il communique avec la radiale, & fait avec elle une arcade artérielle dans le creux de la main, & cela de la maniere ſuivante.

155. La cubitale ayant paſſé environ

deux petits travers de doigt au-delà du ligament transverse interne du poignet, forme une arcade, dont la convexité regarde les doigts. Cette arcade palmaire jette ordinairement de sa convexité trois ou quatre rameaux. Le premier va à la partie latérale interne postérieure du petit doigt, jusqu'à son extrémité. Ce rameau est quelquefois la continuation ou une branche de celui qui va à l'hypothénar.

156. Les trois autres rameaux de l'arcade palmaire, vont vers les interstices des quatre os du métacarpe ; vers les têtes desquelles chacun se fend en deux rameaux qui passent tout le long des deux parties latérales internes de chaque doigt, depuis le côté antérieur du petit doigt jusqu'au côté postérieur de l'*index* inclusivement. Ces Arteres digitales se communiquent par leur rencontre ou union aux bouts des doigts.

157. Quelquefois l'arcade palmaire de l'Artere cubitale se termine par un rameau antérieur au grand doigt ; & pour lors elle fait une communication particuliere avec la radiale qui supplée à ce défaut.

158. Cette arcade donne aussi de sa partie concave, vers la seconde phalange du pouce, un rameau pour la partie la-

térale interne de ce même doigt ; & ensuite elle se termine vers la tête du premier os du métacarpe, en communiquant avec l'Artere radiale, aprés avoir
donné un rameau au côté antérieur de
l'*index*, & un au côté voisin du pouce ; lesquels rameaux communiquent aux
bouts de ces doigts avec les pareils rameaux voisins, comme ceux des autres
doigts.

159. L'arcade palmaire donne encore
en passant de petits rameaux aux muscles interosseux, aux lumbricaux, au palmaire, aux parties voisines, & aux tégumens.

*La ra-
diale.*

160. L'Artere radiale jette d'abord un
petit rameau qui remonte en maniere de
récurrent vers le pli du bras, & se tourne
autour du condyle externe en arriere, où
il communique avec des rameaux voisins
du tronc de l'Artere brachiale, principalement avec la premiere collatérale de ce
côté.

161. Elle descend le long de la partie
interne du rayon, & glisse entre le supinateur long & le pronateur rond &
les tégumens, en donnant des rameaux
à ces muscles, au muscle sublime, au
profond & au supinateur court. De-là
elle se glisse vers l'extrémité du rayon
en serpentant, & donne aussi aux flé-

chiffeurs du pouce & au pronateur carré.

162. Elle va après cela à l'extrémité même du rayon où elle s'approche de la peau, principalement vers le bord antérieur de l'os, & fait l'Artere que l'on tâte ordinairement en examinant le pouls.

163. A l'extrémité du rayon elle jette un rameau qui va au mufcle thénar, & après avoir communiqué avec l'arcade palmaire de l'Artere cubitale, & produit quelques rameaux cutanés au creux de la main, elle en jette un tout le long de la partie latérale interne du pouce.

164. Après avoir donné ce rameau, la radiale fe gliffe entre la premiere phalange du pouce & les tendons du même doigt, pour gagner l'interftice des bafes de la premiere phalange du pouce & du premier os du métacarpe, où il fe contourne vers le creux de la main.

165. De ce contour elle donne d'abord une branche à la partie latérale externe du pouce, laquelle étant parvenue jufqu'à l'extrémité du pouce, y communique par une petite arcade de rencontre avec la branche qui va à la partie latérale interne du même doigt.

166. Elle jette en paffant des branches en dehors, qui fe gliffent plus ou moins tranfverfalement entre les deux premiers os du métacarpe & les deux tendons

du muscle radial externe, & communique avec une branche oppofée de la cubitale, en fournissant avec elle aux mufcles interosseux externes, aux tégumens
de la convexité de la main & à ceux du
poignet.

167. Enfin la radiale fe termine en
traverfant le muscle demi-interosseux de
l'*index* vers la bafe du premier os du métacarpe, & en fe gliffant fous les tendons
des fléchiffeurs des doigts, où elle s'abouche
ou s'anaftomofe avec l'Arcade palmaire
de la cubitale.

168. Elle donne une autre branche qui
coule le long de la partie antérieure du
premier os du métacarpe, & gagne la
convexité de l'*index*, où elle fe perd dans
les tégumens.

169. Elle donne en ce trajet un rameau à la partie latérale interne de l'*index*, qui, au bout du même doigt fe
rencontre avec le rameau oppofé pro-
venant de l'arcade. Elle en donne encore un petit qui fe croife avec les mufcles interosseux internes, & forme quelquefois une efpece de petite arcade irréguliere, qui jette des artérioles de
communication à la grande arcade palmaire.

170. Il arrive que l'arcade palmaire
de la cubitale aboutit au grand doigt;
alors

alors la radiale se termine en se glissant le long de la partie interne, ou concave du premier os du métacarpe ; & étant parvenue jusqu'à la tête de cet os, elle se divise en deux rameaux.

171. L'un de ces rameaux coule le long de la partie latérale interne antérieure de l'index. L'autre se glisse entre les tendons fléchisseurs de ce doigt & l'os du métacarpe, & ayant communiqué avec le rameau cubital du grand doigt, passe le long de la partie latérale postérieure de l'*index*, & à son extrémité se rencontre & s'unit avec le premier rameau.

172. L'Artere diaphragmatique gauche vient ordinairement du tronc de l'aorte descendante, dans son trajet entre les jambes du petit muscle ou muscle inférieur du diaphragme. La diaphragmatique droite vient quelquefois de l'Artere lombaire voisine, mais le plus souvent de l'Artere cœliaque. Quelquefois & la droite & la gauche partent toutes deux d'un petit tronc commun qui naît de l'aorte. On appelle aussi ces Arteres phréniques.

173. Elles paroissent presque toujours par plusieurs ramifications à la concavité ou face inférieure du diaphragme, & rarement à la convexité, ou face supérieure. Elles donnent de petits rameaux aux glandes sur-renales, communément ap-

pelées Capsules atrabilaires ; lesquels rameaux s'anastomosent quelquefois avec les Arteres capsulaires qui viennent d'ailleurs.

174. Elles donnent aussi de petits rameaux à la graisse qui couvre les reins, & qu'on appelle membrane adipeuse ; c'est pourquoi on nomme ces petits rameaux Arteres adipeuses. Les adipeuses viennent aussi immédiatement du tronc de l'aorte à côté de l'Artere mésentérique supérieure.

175. Outre ces diaphragmatiques primitives ou capitales, il y en a de secondaires qui viennent des intercostales, des mammaires internes, des médiastines, des péricardines & de la cœliaque, comme on voit dans l'exposition des Arteres que je viens de nommer.

La cœ-
liaque.

176. L'Artere cœliaque vient antérieurement & un peu à gauche de l'aorte descendante, immédiatement après son trajet par le petit muscle, ou muscle inférieur du diaphragme, environ vis-à-vis le cartilage qui est entre la derniere du dos & la premiere des lombes. Le tronc de la cœliaque est fort court. Elle produit d'abord après sa naissance du côté droit deux petites Arteres diaphragmatiques, dont il n'y en a quelquefois qu'une qui se trouve à droite, & se dif-

tribue enſuite vers les deux côtés. Elles communiquent avec les autres diaphrag-matiques qui viennent des mammaires & des intercoſtales. La gauche donne des rameaux à l'orifice ſupérieur de l'eſto-mac & à la capſule, ou glande ſur-re-nale voiſine. Celle qui eſt à droite four-nit à la capſule de ſon côté & au py-lore.

177. Auſſi-tôt après elle donne une branche médiocre qu'on appelle com-munément Artere ſtomachique coronaire, Artere gaſtrique, ou Artere gaſtrique ſupérieure; & incontinent après elle ſe diviſe en deux groſſes branches, l'une à droite, nommée Artere hépatique, & l'autre à gauche, appelée Artere ſplé-nique, qui en paroît la plus conſidé-rable.

178. Quelquefois la cœliaque ſe di-viſe tout-à-coup à très peu de diſtance de ſon origine en ces trois branches, à peu près en maniere de trépied. Le tronc de la cœliaque ſort preſque directement de l'Aorte, & ces trois branches dès leur naiſſance s'écartent fort angulairement ſur ce tronc court, comme trois rayons ſur un pivot. C'eſt ce qui a donné lieu d'ap-peler ce tronc court le pivot de la cœ-liaque.

179. L'Artere ſtomachique coronaire va   La ſte-

machique. d'abord à la portion gauche de l'estomac, un peu au-delà de son orifice supérieur, & jette des rameaux autour de cet orifice & de tous côtés sur l'estomac ; lesquels rameaux vont communiquer avec ceux qui viennent tout le long du fond de l'Estomac, jusques vers le pylore.

180. Ensuite elle va au côté droit du même orifice, passe le long de la petite courbure de l'estomac presque vers le pylore, où elle communique avec l'Artere pylorique, & se contourne vers le lobule du foie, en lui donnant quelques petits rameaux.

181. Après cela elle s'avance sous le canal ou ligament veineux, & va gagner le lobe gauche du foie, où elle se plonge près le commencement dudit canal. Elle donne en passant quelques petits rameaux aux parties voisines du diaphragme & de l'epiploon.

L'hépatique. 182. Dès sa sortie de la cœliaque, l'Artere hépatique va à la partie supérieure interne du pylore accompagner la veine-porte, en jettant deux rameaux particuliers, un petit appelé Artere pylorique, & un grand nommé Artere gastrique droite, ou grande gastrique.

183. L'Artere pylorique se ramifie sur le pylore, ce qui lui a fait donner le nom de pylorique. Ses rameaux se distribuent

sur les parties voisines de l'estomac, &
communiquent avec ceux de la gastrique
droite. La pylorique se termine en s'abouchant sur le pylore avec la coronaire
stomachique.

184. L'Artere gastrique droite ayant passé
au-delà & derriere le pylore, jette d'abord
un rameau considérable appelé Artere
duodénale, ou Artere intestinale, dont
il sera parlé ci-après, & qui quelquefois
vient du tronc même de l'hépatique. La
gastrique droite rampe le long de la portion droite de la grande courbure de l'estomac, en jetant des rameaux aux deux
côtés de la portion voisine de l'estomac.

185. Ces rameaux communiquent avec
ceux de la pylorique, avec ceux de la coronaire stomachique, & avec d'autres qui
se répandent sur la portion voisine de l'e-
piploon, appelés Arteres gastro-epiploi-
ques droites, lesquelles communiquent
avec l'Artere méfentérique supérieure.
Après quoi la gastrique droite aboutit à
la gastrique gauche, qui est une branche
de l'Artere splénique.

186. L'Artere duodénale ou interstinale
va le long du *duodenum* du côté du pancréas, en fournissant à l'un & à l'autre
des rameaux, de même qu'à la portion
voisine de l'estomac. Quelquefois cette
gastrique sort de l'Artere méfentérique

ſupérieure, & quelquefois elle eſt double.

187. L'Artere hépatique ayant fourni la pylorique & la gaſtrique droite, s'avance derriere le conduit hépatique vers la véſicule du fiel, & lui donne principalement deux rameaux appelés Arteres cyſtiques, & un autre appelé Artere biliaire, qui ſe plonge dans le grand lobe du foie.

188. Enfin l'Artere hépatique entre dans la ſciſſure du foie, & s'aſſocie à la veine porte. Elle s'inſinue avec cette veine dans une gaîne membraneuſe, appelée capſule de Gliſſon, & l'accompagne par tout dans le foie par autant de ramifications, leſquelles on peut appeler Arteres hépatiques propres.

189. Avant ſon entrée dans le foie elle donne de petits rameaux à la membrane externe de ce viſcere, & à la capſule même. Les Arteres gaſtriques auſſi bien que les hépatiques propres viennent quelquefois de l'Artere méſentérique ſupérieure, au défaut de ramifications ordinaires.

La ſplénique. 190. Auſſi-tôt que l'Artere ſplénique naît de la cœliaque, elle ſe porte à gauche ſous l'eſtomac & ſous le pancréas, & va gagner la rate. Elle eſt collée le long du pancréas à la partie poſterieure de la face inférieure de cette glande, & lui donne

plusieurs rameaux nommés Arteres pancréatiques.

191. Vers l'extrémité du pancréas, fous
la portion gauche de l'eſtomac, l'Artere
ſplénique jette une branche principale
appelée Artere gaſtrique gauche ou petite
gaſtrique. Cette gaſtrique rampe de gauche à droite le long de la portion gauche de la grande courbure de l'eſtomac,
en jetant ſur les deux côtés de cette
portion de l'eſtomac des rameaux qui
communiquent avec ceux de la coronaire
ſtomachique.

192. La même gaſtrique jette encore à
l'extrémité du pancréas, un rameau pour
le moins, qui communique avec les
autres Arteres pancréatiques. Elle en donne
auſſi à l'épiploon ſous le nom d'Arteres
gaſtro-épiploïques gauches. Enſuite elle
s'abouche & communique avec la gaſtrique droite, & ces deux gaſtriques produiſent par leur rencontre les gaſtro-épiploïques moyennes.

193. On voit par tout ceci que l'Artere
coronaire ſtomachique, la pylorique,
l'inteſtinale, les deux gaſtriques, les gaſtro-épiploïques, les épiploïques, & par
conſéquent l'hépatique & la ſplénique, &
même la méſentérique, communiquent
toutes enſemble.

194. L'Artere ſplénique s'avance après

cela vers la rate, en faifant un contour tortueux, tantôt plus, tantôt moins; & avant que d'y arriver, donne à la groffe extrémité, ou au grand cul de-fac de l'eftomac deux ou trois rameaux, que l'on appelle communément Vaiffeaux courts, *vafa brevia*, & un à l'épiploon, appelé Epiploïque.

195. La fplénique étant arrivée à la rate, fe divife en quatre ou cinq rameaux qui fe plongent dans ce vifcere, après en avoir donné quelques petits aux parties voifines de l'eftomac & de l'épiploon.

L'Art. méfen-térique fupé-rieure.

196. L'Artere méfentérique fupérieure naît antérieurement de l'aorte defcendante inférieure, très-peu au-deffous de la cœliaque. Elle en vient un peu à droite, & fe recourbe auffi-tôt à gauche.

197. Elle donne dès fa naiffance une petite branche, qui fe diftribue par une petite bifurcation à la face inférieure de la tête du pancréas & à la partie voifine de l'inteftin *duodenum*, en communiquant avec l'Artere *duodenale* par de petites arcades & aréoles, ou mailles.

198. Elle paffe après par-deffus le *duodenum*, entre cet inteftin & la grande veine méfaraïque, fe gliffe entre les deux lames du méfentere, & en fe courbant par un trajet oblique de gauche à droite &

de haut en bas, peu à peu & par degrés, elle s'avance vers l'extrémité de l'inteſtin *Ileum*. Par cette courbure elle forme plus ou moins une eſpéce d'arc aſſez long, qui produit quantité de rameaux de ſa convexité ou grande courbure ; cela varie dans différens ſujets.

199. Les branches de la convexité de cette courbure de l'Artere méſentérique ſont au nombre de ſeize ou dix-huit, plus ou moins, & elles ſont preſque toutes employées aux inteſtins grêles depuis le dernier tiers du *duodenum*. Les premieres branches ſont très-courtes, & la longueur des autres augmente de plus en plus & à proportion juſqu'à celles du milieu de l'arc. Les branches qui ſont après ce milieu diminuent de longueur peu à peu, juſqu'aux dernieres.

200. Toutes ces branches en s'approchant des inteſtins ſe communiquent d'abord par des arcades réciproques, & enſuite par des lozanges, aréoles, ou mailles de toutes ſortes de figures, d'où il part une infinité de petits rameaux qui embraſſent le canal inteſtinal par tout, comme un réſeau annulaire.

201. Ces arcades & ces lozanges, ou mailles ſe multiplient à meſure que les branches deviennent longues, & elles diminuent en grandeur ou étendue, à me-

fure qu'elles approchent du canal inteftinal.

202. Les premieres branches de la convexité de l'arc font très-courtes. Elles fourniffent au pancréas & au méfocolon, &
communiquent avec la duodenale. La derniere de toutes donne à l'appendice vermiforme, & jette une portion d'arcade à
la tête du colon.

203. Les branches de la concavité de
l'arc ne font fouvent que deux ou trois
confidérables, rarement plus. Avant ces
branches il en part d'abord un petit rameau qui va au *duodenum*, & jette quelques artérioles au pancréas.

204. La premiere branche principale de
la concavité de l'arc fe porte dans le méfocolon vers la portion droite du colon.
Avant d'y arriver elle fe partage en deux
rameaux, dont le plus grand monte tout
le long de la partie fupérieure du colon,
où il forme la fameufe communication
avec la méfentérique inférieure. On pourroit nommer ce rameau Artere colique
fupérieure. L'autre rameau de cette premiere branche defcend le long de la portion droite du colon.

205. La feconde branche principale de
la concavité de l'arc ayant fait quelque
chemin par le méfentere, fe divife en
trois rameaux, dont le premier va à la

partie inférieure de la portion droite du colon, où elle communique avec le second rameau de la premiere branche. Le second rameau va au commencement du colon, où il communique avec le précedent, & à la tête de cet inteftin appelé *cæcum*.

106. Le troifieme rameau de la feconde branche principale après avoir communiqué avec le rameau précédent, en donne auffi un petit au *cæcum*, à l'appendice vermiforme & à l'extrémité de l'*ileum*. Il communique enfuite avec l'extrémité de l'arc ou du tronc courbé de l'Artere méfentérique fupérieure.

107. Toutes ces communications fe font par arcades & par mailles, comme dans la diftribution des branches de la convexité de l'arc. En général le tronc & toutes les branches de l'Artere méfenterique fupérieure fe rangent felon les plis du méfentere & felon les circonvolutions des inteftins, & donnent en paffant des rameaux aux lames du méfentere, à fa fubftance cellulaire, & aux glande méfentériques.

208. L'Artere méfenterique inférieure fort antérieurement de l'aorte defcendante inférieure, environ un travers de doigt ou plus au-deffus de fa bifurcation & au-deffous des Arteres fpermatiques.

L'Art. méfenterique inférieure,

C vj

Ayant fait environ deux travers de doigt de chemin ou plus, elle se divise en trois & quelquefois en quatre branches, qui s'écartent très-considérablemenr à mesure qu'elles avancent.

209. La branche supérieure, ou première, après avoir fait environ un pouce de chemin fans fe ramifier, fe divife en deux rameaux principaux, dont le premier monte le long de la portion gauche du colon, & forme la communication des deux Arteres méfentériques, dont il eft parlé ci-deffus. On peut nommer ce rameau Artere colique gauche. Le fecond rameau après avoir communiqué avec le premier, defcend fur la même portion du colon.

210. La branche moyenne ne fait pas moins de chemin toute unie, & fe partage enfuite en deux rameaux. L'un remonte fur l'extrémité du colon, en communiquant par arcades avec le fecond rameau de la branche fupérieure, & l'autre defcend fur la même extrémité de cet inteftin.

211. Quand il y a encore une autre branche moyenne, elle va au premier contour de la double courbure du colon par une diftribution pareille, & une pareille communication de haut en bas.

212. La branche inférieure va au fecond contour du colon, ou à tous les
deux contours au défaut d'une des branches moyennes, & jette auffi un rameau
en haut qui communique avec le précédent.

213. Elle jette un autre rameau en bas
qui eft très-confidérable, appelé Artere
hémorhoïdale interne, qui defcend derriere l'inteftin *rectum*, s'y diftribue par
plufieurs ramifications, & communique
avec les Arteres hypogaftriques.

214. Les Arteres renales, appelées
communément Arteres émulgentes, font
pour l'ordinaire deux, & fortent latéralement de l'aorte defcendante inférieure,
immédiatement au-deffous de l'Artere
méfentérique fupérieure, l'une à droite,
& l'autre à gauche. Celle du côté droit
eft plus en arriere & plus longue que celle
du côté gauche, à caufe de la veine cave
qui fe trouve à droite entre l'aorte & le
rein.

215. Elles vont ordinairement toutes
unies, & par un chemin prefque hori-
zontal, gagner les reins, dans lefquels
elles fe plongent par plufieurs rameaux,
qui étant entrés par les enfoncemens des
reins font des arcades dans la fubftance
interne des reins.

216. Il fort de ces arcades quantité

d'autres petits rameaux vers la circonférence, ou surface externe des reins. Quelquefois il y en a plus d'une à chaque côté; quelquefois cette augmentation n'est que d'un côté. Ces rameaux surnuméraires viennent souvent immédiatement de l'aorte, & entrent dans la partie supérieure ou inférieure du rein.

217. Ordinairement l'Artere renale droite passe derriere la veine cave & la veine renale de l'autre côté. L'Artere gauche passe d'abord derriere la veine associée, & ensuite par devant. Quelquefois elles jettent des rameaux aux capsules renales & à la graisse des reins & même au diaphragme.

Les capsulaires. 218. Les Arteres des capsules sur-renales, qu'on peut appeler Arteres capsulaires, naissent quelquefois de l'aorte au-dessus des Arteres renales, & fournissent les Arteres adipeuses, qui vont à la graisse des reins. Quelquefois elles naissent du tronc de la cœliaque. Celle du côté droit vient le plus souvent de l'Artere renale du même côté, assez près de sa naissance. La gauche part ordinairement de l'aorte même au-dessus de la renale.

Les spermatiques. 219. Les Arteres spermatiques sont ordinairement au nombre de deux, quelquefois plus. Elles sont fort déliées, &

sortent antérieurement de l'aorte descendante inférieure, l'une près de l'autre, environ un travers de doigt au-dessous des Arteres renales, tantôt plus haut, tantôt plus bas, entre les deux méfenteriques ; en un mot, entre les renales & les méfenteriques inférieures. Quelquefois l'une est plus haut, ou plus latéralement que l'autre.

220. Elles jettent d'abord à la membrane commune des reins de petits rameaux nommés Arteres adipeufes. Enfuite elles defcendent fur les mufcles *pfoas* pardevant les ureteres, entre les deux lames ou feuillets du péritoine.

221. Elles donnent plufieurs rameaux affez confidérables de côté & d'autre au péritoine, principalement aux parties voifines du méfentere ; & elles communiquent avec les Arteres méfentériques, de même qu'avec les adipeufes. Elles donnent auffi des artérioles aux ureteres.

222. Enfuite elles paffent dans les hommes par les ouvertures aponévrotiques des mufcles du bas-ventre dans la gaîne du péritoine, & vont fe diftribuer aux tefticules & aux épididymes, où elles communiquent avec un rameau de l'Artere iliaque externe.

223. Dans le fexe elles ne fortent pas hors du bas-ventre, mais elles s'y dif-

tribuent aux ovaires & à l'*uterus*, & communiquent avec des rameaux de l'Artere hypogaftrique vers les extrémités frangées des trompes de Fallope.

Les lombaires. 124. Les Arteres lombaires fortent poftérieurement de l'aorte defcendante inférieure, au nombre de cinq ou fix paires & plus, à peu près comme les intercoftales.

125. On les peut diftinguer en fupérieures, & en inférieures. Les fupérieures donnent de petits rameaux aux parties voifines du diaphragme & des mufcles intercoftaux, & mêmes tiennent lieu de demi-intercoftales Quelquefois les paires viennent d'un petit tronc commun, & non pas féparément.

126. Elles fe diftribuent de côté & d'autre aux mufcles *pfoas*, aux carrés ou triangulaires, aux tranfverfes & aux obliques du bas-ventre. Elles percent ces dernieres & deviennent hypogaftriques externes. Elles vont aux mufcles vertébraux, au corps des vertebres, & entrent dans le canal de l'épine par les échancrures latérales des vertebres pour les membranes, &c. Et y forment des anneaux à peu-près comme les intercoftales. Elles donnent auffi des artérioles aux nerfs.

Les Art. facrées. 227. Les Arteres facrées viennent ordinairement de la partie poftérieure de l'extrémité de l'aorte defcendante inférieure, ou plutôt de fa bifurcation. Souvent elles en fortent plus haut, ou des lombaires; quelquefois plus bas, ou des iliaques. Elles font au nombre de deux, trois ou quatre; quelquefois il n'y en a qu'une. Elles fe ramifient fur l'os *facrum*, & aux parties voifines du péritoine, de l'inteftin *rectum*, de la graiffe, &c. & entrent par les trous antérieurs de l'os *facrum* dans le canal de cet os, ou elles fe diftribuent de côté & d'autre. Elles donnent auffi des artérioles aux gros cordons des nerfs qui y font renfermés, & qui en fortent par les mêmes trous. Elles s'infinuent auffi dans le tiffu intérieur de l'os *facrum*.

228. L'aorte defcendante inférieure fe Les iliaques. termine vis à-vis la derniere vertebre des lombes, & quelquefois plus haut, où elle fait une bifurcation, & fe divife latéralement en deux groffes branches, l'une à droite, l'autre à gauche, appelées Arteres iliaques. Elles font chacune les troncs communs de deux autres Arteres de même nom. Cette bifurcation eft placée au-devant & à gauche d'une pareille bifurcation de la veine cave.

229. Les Arteres iliaques communes ou primitives s'écartent à mefure qu'elles defcendent, & elles s'avancent oblique-

ment vers la partie antérieure inférieure des os des îles, fans aucune ramification confidérable dans l'efpace d'environ trois travers de doigt, excepté quelques artérioles qui vont à l'os *facrum*, & dont quelques-unes entrent par les trous fupérieurs de cet os, & s'y diftribuent comme les fa-crées; d'autres traverfent même & fortent par les trous poftérieurs aux mufcles voifins, &c. Elles donnent encore en paffant de petites Artérioles au péritoine, aux tuniques des veines, à la graiffe, aux ureteres, derriere lefquels ces iliaques communes paffent.

230. L'iliaque primitive droite paffe d'abord pardevant la naiffance de la veine iliaque gauche pour accompagner la veine iliaque droite, pardevant laquelle elle defcend jufques vers la fortie du bas-ventre, où cette Artere devient plus interne. L'iliaque primitive gauche defcend pardevant la veine du même nom, & fe place auffi vers le côté interne de cette veine en fortant du bas-ventre.

231. Chacune de ces Iliaques primitives à trois travers de doigt, ou environ de fon origine, fe divife en deux fecondaires; l'une externe & antérieure, l'autre interne & poftérieure. On appelle la premiere l'Artere iliaque externe. L'externe n'a point de nom particulier. L'interne eft

auſſi appelée hypogaſtrique, laquelle ſouvent ne paroît qu'une branche de l'autre
dans les adultes & après la jeuneſſe; car
dans les petits enfans, & ſur-tout dans le
fœtus, l'hypogaſtrique paroît le tronc, &
l'autre comme ſi c'en étoit une branche.

232. L'iliaque particuliere externe de
l'un & de l'autre côté, deſcend obliquement ſur le muſcle iliaque juſqu'au ligament tendineux de Fallope, ſous lequel
elle ſort du bas-ventre. Elles ne donnent
en chemin qu'un petit nombre d'artérioles
juſques vers ſa ſortie du bas-ventre, ſçavoir au péritoine & aux parties les plus
voiſines. En allant ſous le ligament tendineux, & étant ſur le point de ſortir du
bas-ventre, chacune d'elles jette deux
rameaux conſidérables, l'un interne, &
l'autre externe.

233. Le rameau interne eſt appelé Artere épigaſtrique. Il ſort antérieurement de
l'extrémité de l'iliaque externe, immédiatement avant ſon paſſage ſous le ligament
tendineux. De-là il remonte obliquement
à travers l'aponévroſe du muſcle tranſ-
verſe, vers la partie poſtérieure du muſcle
droit du bas-ventre, qu'il gagne environ
deux ou trois travers de doigt au-deſſus de
l'os *pubis*

234. L'Artere épigaſtrique monte enſuite en haut le long de la face poſtérieure

ou interne de ce muscle, en se ramifiant
sur les aponévroses des muscles voisins,
&c. Et à la fin se perd en s'anastomosant
réellement par plusieurs petites ramifications avec la mammaire interne. Elle communique aussi avec les intercostales inférieures, qui se répandent sur les muscles
du bas-ventre.

235. Cette Artere épigastrique donne
aussi quelquefois deux rameaux particuliers, dont l'un passe par le trou ovalaire
du bassin avec un nerf particulier, & va aux
muscles *triceps*, &c. L'autre rameau descend avec l'Artere spermatique jusqu'aux
testicules, où il s'anastomose avec elle.

236. Le rameau externe de l'iliaque
externe sort latéralement du côté externe
de cette Artere sous le ligament de Fallope, va à la levre interne de l'os des
îles, où il se partage communément en
deux, & se ramifie pour le muscle transverse & sur l'oblique du bas-ventre, &
communique avec l'Artere lombaire voisine.

237. Outre ces deux rameaux, l'iliaque
externe en donne encore du côté interne
sous le ligament tendineux un petit qui
va gagner la gaîne du cordon des vaisseaux
spermatiques; & quelquefois il en jette
un autre petit du côté externe, qui se
porte à l'os des îles.

238. L'Artere iliaque interne, ou hypogaſtrique ayant fait environ un grand travers de doigt de chemin, en dedans & en arriere, ſe recourbe peu à peu obliquement de derriere en devant, & un peu vers le côté externe. Après quoi elle ſe retrécit & ſe termine ſous le nom d'Artere ombilicale, que l'on peut regarder comme la vraie continuation du tronc de l'Artere hypogaſtrique.

239. L'Artere ombilicale remonte à côté de la veſſie; & après lui avoir donné, de même qu'aux parties voiſines du péritoine, &c. de petits rameaux, elle ſe retrécit & ſe trouve tout-à-fait bouchée dans les adultes au-deſſus de la partie moyenne de la veſſie, à laquelle elle donne des rameaux en paſſant. Elle en donne à la matrice & aux parties voiſines de l'un & de l'autre ſexe. De-là elle monte comme une eſpece de ligament juſqu'au nombril, où elle ſe joint à l'Artere ombilicale de l'autre côté. Ce nom lui vient de ſon uſage dans le fœtus.

240. La courbure de l'Artere hypogaſtrique produit ordinairement de ſa convexité quatre ou cinq branches principales, aſſez près les unes des autres. Quelquefois elles en naiſſent ſéparément; quelquefois il y en a qui en viennent par un petit tronc commun ; & quelquefois celle

qui en eſt la premiere dans un ſujet, en eſt dans un autre le rameau d'une branche principale ; tant le nombre, l'arrangement, l'origine & la diſtribution de ces branches renferment de variétés dans les différens ſujets. C'eſt pourquoi je les diſtingue par des noms particuliers, en petite iliaque, en feſſiere, en ſciatique, en honteuſe commune, ou honteuſe hypogaſtrique, & en obturatrice.

241. La petite iliaque ou la plus poſtérieure de ces branches, qui n'eſt ſouvent qu'un rameau de la branche feſſiere, paſſe entre les deux derniers nerfs lombaires & ſe diviſe en deux rameaux, dont l'un entre dans le canal de l'os *ſacrum* par les derniers de ſes grands trous internes ou antérieurs; l'autre rameau paſſe derriere le muſcle *pſoas*, auquel il donne des rameaux, & derriere le nerf crural, & va ſe diſtribuer dans le muſcle iliaque & ſur la partie interne moyenne de l'os des îles, où il entre dans l'os même par un trou particulier; & quelquefois par pluſieurs.

242. L'Artere feſſiere eſt pour l'ordinaire très-conſidérable, & quelquefois la plus groſſe des branches hypogaſtriques. Elle produit quelquefois dès ſon commencement la petite iliaque, & quelquefois le petit rameau qui en part pour l'os *ſacrum* & pour les parties attachées à cet

os. Après cela le tronc de l'Artere feffiere fort du baffin avec le nerf fciatique par la partie fupérieure de la grande échancrure de l'os innominé, au-deffous du mufcle pyriforme, pour fe diftribuer en maniere de rayons au mufcle grand feffier & au moyen.

243. En paffant elle donne quelques rameaux à l'os *facrum*, au coccyx, au mufcle pyriforme, aux mufcles de l'*anus*, aux parties voifines de l'inteftin *rectum*, en formant une hemorrhoïdale interne particuliere. Elle donne même à la veffie & aux parties voifines, & enfin un affez long rameau qui accompagne le nerf fciatique en bas.

244. L'Artere fciatique donne d'abord des rameaux au mufcle pyriforme, aux quadrijumeaux, à l'os *facrum*, &c. Et même à la face interne & au tiffu interne de l'os ifchion. Elle jette encore fous le mufcle carré un rameau qui va à l'articulation du *femur*.

245. Elle traverfe obliquement le nerf fciatique, paffe avec lui par la grande échancrure poftérieure de l'os des îles, en lui donnant des artérioles qui fe diftribuent au-dedans de ce nerf. Elle remonte enfin fur la face externe de l'os des îles, comme par rayons, & fe diftribue au tiffu interne de cet os, & aux

muſcles feſſiers, principalement au moyen & au petit.

246. L'honteuſe commune, ou Artere honteuſe hypogaſtrique, que l'on appelle vulgairement honteuſe interne, naît quelquefois par un tronc commun avec la feſſiere. Elle produit deux principaux rameaux. Le premier ſort avec la feſſiere & la ſciatique par la grande échancrure de l'os ilion, & ſe diviſe d'abord en deux autres rameaux ſubalternes.

247. Le premier rameau principal va derriere l'épine de l'iſchion, ſe gliſſe entre les deux ligamens qui ſont attachés à l'os iſchion & à l'os *ſacrum*, & paſſe par la face interne de la tubéroſité de l'os iſchion, juſqu'à la naiſſance du corps caverneux du même côté. Là il ſe diviſe en pluſieurs, dont un va au ſphincter de l'anus, & prend le nom d'Artere hémorrhoïdale externe.

248. Les autres petits rameaux arroſent les tégumens voiſins, la tête caverneuſe, ou bulbe de l'urethre & le corps caverneux. Le dernier ou plutôt l'extrémité du premier rameau paſſe de derriere en devant par deſſus le col du *femur* & communique avec une branche de l'Artere crurale.

249. Le ſecond rameau principal, appelé

pelé communément Artere honteufe externe, fe jette dans l'union de la veflie & du *rectum*, va dans l'homme aux véficules féminales, au col de la veflie, aux proftates & aux parties voifines du *rectum*.

250. Enfuite il paffe fous l'os *pubis*, à côté d'une veine confidérable qui eft directement fous la fymphyfe de cet os, & coule le long du penis entre cette veine & un nerf, en fe diftribuant en chemin aux corps caverneux, & en communiquant avec la petite honteufe qui vient de l'Artere crurale.

251. Ce fecond rameau de la grande honteufe fort quelquefois féparément de l'hypogaftrique, principalement dans le fexe, où elle fe diftribue par plufieurs ramifications aux côtés de l'uterus, & communique avec les Arteres fpermatiques vers les franges de la trompe de Fallope, & aux parties voifines du vagin, &c.

252. L'Artere obturatrice perce les mufcles obturateurs, ce qui lui a fait donner ce nom, & fort du baffin par la partie fupérieure du ligament qui occupe le grand trou ovalaire de l'os innominé. Avant que de fortir elle jette un petit rameau qui paffe par-deffus la fymphyfe de l'os des îles avec l'os *pubis*, pour aller aux glandes inguinales & aux tégumens.

253. En paffant par les mufcles elle fe

divise & se distribue au muscle pectiné & au *triceps*. Elle jette encore un rameau qui communique avec le rameau de l'Artere sciatique qui va à l'articulation du *femur*, & jette des artérioles dans les trous du col de cet os.

254. Ensuite l'Artere hypogastrique se termine par l'Artere ombilicale, comme il est dit ci-devant.

255. L'iliaque sort du bas-ventre entre le ligament tendineux de Fallope & le tendon du muscle psoas sur l'union de l'os des îles avec l'os *pubis*, où elle change de nom & prend celui d'Artere crurale.

256. Elle donne d'abord trois petits rameaux. Le premier qui est appelé petite honteuse externe, va sur la veine crurale à la peau & au ligament du penis, aux glandes inguinales, & communique avec la honteuse interne. Le second va au muscle pectiné. Le troisieme va à la partie supérieure du muscle couturier. Ces rameaux donnent aussi aux tégumens antérieurs voisins.

257. Ensuite l'Artere crurale descend sur la tête du *femur*, fait un contour sur la veine crurale, & se place au côté interne de cette veine, à environ trois travers de doigt de sortie du bas-ventre. Depuis son origine jusqu'ici elle est seu-

lement couverte de la graiffe & de la peau, y étant couchée fur le mufcle pectiné & fur la premiere portion du *triceps*.

258. A l'endroit de fon déplacement, ou contour, elle jette & produit trois branches confidérables, une externe, une moyenne, & une interne. Ces trois branches viennent plus ou moins poftérieurement ; quelquefois d'une feule origine, c'eft-à-dire, d'un tronc commun fort court, quelquefois de deux, &c.

259. La branche externe va extérieurement, ou fupérieurement aux mufcles crural, vafte externe, grêle antérieur, à celui du *fafcia lata*, & au moyen feffier. Elle jette un rameau en haut vers la pointe du grand trochanter, lequel rameau communique avec le premier rameau principal de la grande honteufe & de la fciatique, comme il eft déjà dit.

260. La branche moyenne defcend fur la partie interne de la cuiffe entre les mufcles du *triceps*, en leur donnant des rameaux, dont un perce le fecond de ces mufcles, & fe diftribue à la partie inférieure du mufcle grand feffier, aux mufcles demi-nerveux, demi-membraneux, au *biceps*, aux tégumens voifins.

261. La branche interne va en arriere fur les quadrijumeaux, vers le grand trochanter, & après avoir donné un rameau

qui entre dans l'articulation du *femur* elle
descend & jette aux muscles qui couvrent
cet os en arriere, plusieurs rameaux, dont
l'une entre dans l'os même à côté de la
ligne âpre.

262. L'Artere crurale après avoir donné trois branches, descend entre le couturier, le vaste interne & le *triceps*, en
jetant des rameaux aux environs Elle est
couverte par le couturier jusqu'à la partie
inférieure de la cuisse, où elle se tourne
en arriere au bas & au travers du dernier
triceps, un peu au-dessus du condyle
voisin. Ensuite elle reçoit le nom d'Artere
poplitée, & descend le long du creux du
jarret, accompagnée de la veine du même
nom.

263. L'Artere poplitée n'est couverte
que des tégumens dans le creux du jarret.
Elle jette de part & d'autre des branches
qui remontent sur les condyles en communiquant ensemble avec les ramifications
inférieures de l'Artere crurale.

264. Elle donne à l'articulation du genou
des rameaux dont un au moins passe entre
les ligamens croisés. En descendant elle
jette des branches aux muscles grands
jumeaux ou gastrocnemiens & aux muscles
poplité. Etant parvenue derriere la tête
du *tibia*, elle jette deux rameaux un de
chaque côté.

265. Le premier, ou interne de ces rameaux defcend & embraffe la tête du *tibia* en devant, paffe entre le ligament latéral interne & l'os, & après plufieurs ramifications donne une petite branche, laquelle monte & communique avec les Arteres qui embraffent les condyles du *femur*.

266. Le fecond rameau ou l'externe paffe par-deffus la tête du péroné, & fe gliffe entre la tête du *tibia* & le ligament latéral externe du genou. Il embraffe l'articulation jufqu'aux ligamens de la rotule, en communiquant avec les branches qui embraffent les condyles du *femur*, & avec une branche du premier rameau ou rameau interne.

267. Immédiatement après la naiffance de ces deux rameaux, & avant que de fe terminer, la poplitée jette une artériole en bas fur la face poftérieure du ligament interoffeux, attenant le *tibia*, dans lequel elle s'infinue par un trou particulier un peu au-deffus de la partie moyenne de l'os.

268. La poplitée fe termine en fe divifant d'abord en deux branches principales, dont l'une fe jette entre les têtes du *tibia* & du péroné, paffe de derriere en devant, à travers, ou plutôt par-deffus le ligament interoffeux, & reçoit le nom

d'Artere tibiale antérieure. L'autre branche fe divife principalement en deux autres, l'une interne qui eft la plus grande, appelée Artere tibiale poftérieure, l'autre externe & la plus petite, nommée Artere péroniere poftérieure.

269. L'Artere tibiale antérieure, après avoir paffé entre la tête du *tibia* & la tête du péroné, jette de petites branches, en haut & aux côtés. Celles d'en-haut communiquent avec les latérales de la poplitée qui embraffent l'articulation. Celles des côtés vont aux parties voifines. Enfuite l'artere tibiale antérieure defcend le long de la face antérieure du ligament interoffeux vers le côté externe du *tibia*, entre le mufcle jambier antérieur & le mufcle extenfeur du pouce.

270. Ayant parcouru environ les deux tiers du côté du *tibia*, elle fe jette antérieurement fur le *tibia*, fous le ligament annulaire, commun, & fous le mufcle extenfeur du pouce, & va gagner l'articulation du pied. Elle donne en chemin à droite & à gauche des rameaux qui communiquent latéralement avec l'Artere tibiale poftérieure, & la péroniere poftérieure; de forte que ces deux os en font environnés.

271. Etant parvenue à l'articulation du pied, elle produit des branches qui

se glissent entre l'astragal & le *calcaneum*, & se distribuent à l'articulation du pied & aux os du tarse. Il se trouve tout autour d'ici des communications fréquentes en tous sens.

272. Ayant passé le pli du pied, elle a encore de part & d'autre des rameaux qui communiquent avec les branches latérales de la tibiale postérieure & avec la péroniere postérieure, de sorte que toutes ces ramifications font comme des cercles qui environnent le tarse.

273. Après cela l'Artere tibiale antérieure s'avance le long de la convexité du pied jusqu'à l'interstice du premier & du second os du métatarse, entre les têtes desquels elle jette un gros rameaux qui perce les muscles interosseux supérieurs en dessous, & va s'aboucher avec l'extremité de la tibiale postérieure, faisant avec elle sous la pointe du pied une arcade artériele nommée arcade plantaire.

274. Elle jette encore par-dessus les autres os du métatarse deux ou trois rameaux considérables, qui vont aux muscles interosseux & aux tégumens, &c. Ces rameaux communiquent mutuellement les uns avec les autres.

275. Enfin l'Artere tibiale antérieure se termine principalement par deux ra-

meaux, dont l'un donne au muscle thénar & au côté interne du pouce ; l'autre
se partage pour le côté externe du pouce,
& pour le côté interne du second orteil.

276. L'Artere tibiale postérieure, qu'on
nomme aussi Artere surale, descend entre
les muscles soléaires, le jambier postérieur, le long fléchisseur commun des
orteils, & le fléchisseur propre du pouce,
en donnant à ces muscles, au *tibia*, &
même à la moëlle de cet os par une
espece de canal osseux dans sa partie postérieure & presque supérieure.

277. Elle va ensuite derriere la malléole interne, en communiquant avec la
tibiale antérieure, embrassée par les veines voisines, & passe sous la plante du pied
entre la face concave du *calcaneum* & le
muscle thénar, où elle se divise en deux
rameaux, un grand ou externe, & un petit
ou interne.

278. Le grand rameau ou l'Artere plantaire externe passe par la face concave du
calcaneum obliquement sous la plante du
pied, jusqu'à la base du cinquieme os du
métatarse, & de là fait une espece d'arcade
jusques vers le pouce. Elle communique
ici avec la tibiale antérieure, qui a percé
les muscles interosseux supérieurs dans
l'interstice du premier & du second des os
du métatarse, comme il est dit.

279. La convexité de cette arcade fournit aux deux côtés de chacun des trois derniers orteils, & au côté externe du second orteil, en faisant de petites arcades de communication au bout & quelquefois sur le milieu de chaque doigt, comme dans la main. La concavité de l'arcade donne aux parties voisines.

280. Le petit rameau, ou l'Artere plantaire interne, étant parvenue par delà le milieu de la plante du pied, se divise encore en deux, dont l'un va au pouce, & communique avec le rameau de la tibiale antérieure, l'autre se distribue aux premieres phalanges des autres orteils suivans, & communique avec les ramifications que ces orteils reçoivent de l'arcade plantaire.

281. L'Artere péroniere descend le long de la face postérieure du péroné, entre le muscle soléaire & le muscle fléchisseur du pouce, auxquels elle donne des rameaux en chemin & aux portions voisines.

282. Etant parvenue au-delà des deux tiers du péroné, elle jette un rameau considérable, qui se plonge en bas entre le *tibia* & le péroné, passe entre leurs extrémités de derriere en devant, au travers, ou au dessous du ligament interosseux, & se distribue sur le tarse en donnant aux tégumens.

D v

283. Enfin l'Artere péroniere continue son chemin, & descend sur la partie postérieure du péroné jusqu'au *calcaneum*, où elle forme entre l'astragal & le tendon d'Achille une arcade de communication avec l'Artere tibiale postérieure.

284. Après cela elle se jette en dehors, & communique un peu au dessous de la malléole externe avec l'Artere tibiale antérieure par une arcade, dont il part plusieurs petites ramifications aux parties voisines.

NOTA.

285. Je ne parle pas ici des anastomoses cutanées qui se trouvent partout, & qui sont d'une grande beauté dans le fœtus. Je n'y fais pas non plus le détail de la communication très-fréquente & très-considérable d'artérioles autour du périoste, laquelle communication représente un réseau très-fin, & une espece de *reta mirabile*.

SECTION V.

TRAITÉ DES VEINES.

1. LE Sang qui a été diſtribué à toutes les parties du corps par deux ſortes d'ar-teres, ſçavoir l'aorte & l'artere pulmo-naire, en revient par trois ſortes de Veines, que les anatomiſtes ont nommées Veine-cave, Veine porte, & Veine-pul-monaire.

2 La Veine cave rapporte à l'oreillette droite du cœur le ſang qui revient de toutes les parties du corps par les détroits de l'aorte, excepté celui qui revient des arteres coronaires du cœur. Elle rapporte ce ſang de toutes les ramifications arté-rieles, en partie directement, & en partie indirectement.

3. La Veine-porte reçoit le ſang qui revient des viſceres flottans du bas-ventre par les détroits de l'artere cœliaque & des deux artéres méſentériques, & qui enſuite paſſe par les détroits de cette Veine aux Veines hépatiques, & d'elles à la Veine-cave.

4. La veine pulmonaire conduit au *ſinus* pulmonaire, appelé oreillette gauche

du cœur, le sang qui revient des poumons par les détroits de l'artere pulmonaire.

5. A ces trois Veines on en pourroit encore ajouter deux autres, sçavoir celles qui sont particulieres au cœur & à ses oreillettes, & les *sinus* de la dure-mere.

6. Il y a deux manieres de faire l'histoire de la route générale des Veines. On peut commencer par leurs extrémités dans les différentes parties du corps humain, & finir par leurs troncs jusqu'au cœur, en suivant le cours du sang. On peut aussi commencer par les gros troncs, & finir par les ramifications & les extrémités, suivant les divisions & les subdivisions de ces ramifications.

7. La derniere de ces deux manieres est la plus commode, & donne assez de facilité pour se servir de la premiere, quand on le trouvera à propos. C'est pourquoi je l'ai aussi choisie.

8. On parle assez ordinairement de la Veine cave en général, comme si elle étoit une dans son origine, ou comme si elle n'avoit qu'un seul tronc commun: cependant ce sont deux grosses Veines qui sortent de l'oreillette droite du cœur, comme deux troncs séparés, & posés à contre-sens, presque dans une même ligne perpendiculaire; l'un en haut, ap-

pelé Veine cave fuperieure , & l'autre
en bas , qu'on nomme Veine cave inférieure.

9. On pourroit dire que ces deux Veines
ont une efpece de continuité, ou une petite portion de tronc commun, attachée
aux bords de l'oreillette droite, à peu-
près comme fi l'on avoit emporté par une
grande échancrure les trois quarts de la
circonférence d'un gros tuyau droit, &
appliqué aux bords de cette échancrure
les bords d'une petite veffie ouverte.

10. On pourroit auffi regarder l'oreillette droite comme un tronc mufculeux
de ces deux groffes Veines, & l'appeler
finus de la Veine cave ; ce qui conviendroit encore plus à l'oreillette gauche ,
avec le nom de *finus* pulmonaire.

11. La Veine cave fupérieure fe diftribue principalement au thorax , à la
tête, & aux extrémités fupérieures, & très-
peu au-deffous du diaphragme.

12. La Veine cave inférieure fe difperfe principalement dans le bas-ventre
& aux extrémités inférieures, & très-peu
au-deffus du diaphragme.

13. Les anciens donnoient le nom de
Veine cave afcendante à la fupérieure ,
& celui de defcendante à l'inférieure ;
eu égard aux feuls tuyaux, & à leur divifion en troncs & en branches. Plu-

fieurs modernes ont retenu les mêmes noms, mais les appliquent à contre-fens; ayant voulu les accommoder au cours du fang, qui defcend par la Veine cave fupérieure & monte par l'inférieure.

14. Pour éviter ici l'équivoque dans l'expofé qee l'on fait des bleffures ou autres maladies, dans celui de l'ouverture des cadavres, & autres cas femblables, il faut s'en tenir à la diftinction en Veine cave fupérieure & en Veine cave inférieure.

15. Le tronc de chacune de ces deux Veines caves jette en général à peu-près comme les arteres, un certain nombre de branches principales, ou capitales qui fe ramifient enfuites en différentes manieres. Chaque tronc fe termine après par une bifurcation, c'eft-à-dire, une divifion en deux troncs fubalternes, dont chacun donne auffi des branches principales, ou capitales, qui fe divifent encore en quantité de petits troncs, de rameaux & de ramifications.

16. Ces Veines ont encore cela de commun avec les arteres, que la plupart des branches capitales font paires, & que les troncs fubalternes font auffi pairs. Les ramifications de chacun de ces troncs fubalternes en particulier font impaires; mais les branches d'un tronc fubalterne

font paires, avec celles du pareil tronc fubalterne. Il faut en excepter le tronc fubalterne nommé Veine azigos, & quelques autres petites Veines dont il fera
parlé dans la fuite.

17. Avant d'entrer dans le détail de
toutes ces Veines, dont plufieurs ont des
noms particuliers. je donnerai, comme
j'ai fait dans le Traité des Arteres, &
pour la même raifon, une idée générale
de leur diftribution, avec le dénombrement de leurs principales ramifications.
Je commence par la Veine cave fupérieure. Je ne parle pas ici des Veines coronaires du cœur; car elles ne tiennent pas
immédiatement à quelqu'autre Veine,
comme on le verra dans le traité de la
Poitrine.

18. La Veine cave fupérieure monte ^{La Vei-}
depuis l'oreillette droite du cœur, pref- ne cave
que directement environ deux travers de ^{fupé-}
doigt, étant renfermée jufques-là dans le ^{rieure.}
péricarde, où elle eft placée au côté droit
du tronc de l'aorte, mais un peu plus
antérieurement.

19. A fa fortie du péricarde, elle s'incline tant foit peu à gauche, & fait encore
environ un pouce de chemin en haut, jufqu'à ce qu'elle foit parvenue environ vis-
à-vis & derriere le cartilage de la premiere vraie côte; & un peu plus haut

que la courbure ou arcade de l'aorte. Elle ſe termine ici par une bifurcation, ou diviſion en deux groſſes branches, comme en deux troncs ſubalternes, dont l'un ſe porte à droite & l'autre à gauche.

20. Ces deux branches ſont appelées Veines ſouclavieres, parce qu'elles ſont derriere & comme ſous les clavicules, couchées toutes deux à peu près dans le même ſens. Elles ne ſont pas également longues, parce que le tronc même de la Veine cave ſupérieure n'eſt pas ſitué dans le milieu de la poitrine, mais dans le côté droit; ce qui fait que la Veine ſouclaviere gauche prend naiſſance dans le même côté que la ſouclaviere droite, & par conſéquent eſt plus longue que cette ſou-claviere.

21. Le tronc de la Veine cave ſupé-rieure depuis ſa ſortie du péricarde juſqu'à ſa bifurcation, jette antérieurement plu-ſieurs petites branches, qui dans quelques ſujets naiſſent ſéparément, dans d'autres par de petits troncs communs. Ces pe-tites branches ſont la médiaſtine, la péri-cardine, la diaphragmatique ſupérieure, la thymique, la mammaire interne, & la trachéale, dont les dernieres viennent ſouvent derriere la bifurcation.

22. Toutes ces petites branches du tronc de la Veine cave ſupérieure ſont

furnommées droites. Leurs pareilles qui font appelées gauches, ne viennent pas du tronc, à caufe de fa fituation latérale, mais de la fouclaviere gauche.

23. Poftérieurement un peu au-deffus du péricarde, le tronc de la Veine cave fupérieure jette une groffe branche capitale appelée Veine Azigos, c'eft-à-dire impaire, qui defcend le long du côté droit des corps des vertebres du dos jufqu'un peu au-deffous du diaphragme. La Veine azigos donne de côté & d'autre la plupart des Veines intercoftales & les Veines lombaires fupérieures.

24. Les deux Veines fouclavieres fe jettent latéralement de côté & d'autre, & fe terminent en fortant de la poitrine entre la premiere côte & la clavicule, immédiatement devant l'attache antérieure du mufcle fcalene.

25. La Veine fouclaviere droite, qui eft la plus courte des deux, donne pour l'ordinaire quatre branches capitales, fçavoir, la jugulaire externe, la jugulaire interne, la vertébrale & l'axillaire, laquelle eft plutôt la continuation qu'une branche de la fouclaviere droite.

26. La Veine fouclaviere gauche étant plus longue que la droite, pour la raifon marquée ci devant, donne premierement les petites Veines gauches pareilles à celles

du tronc de la veine cave fupérieure, fçavoir la médiaftine, la péricardine, la diaphragmatique fupérieure, la thymique, la mammaire interne & la trachéale.

27. Aprés toutes ces petites Véines furnommées gauches, elle donne une autre petite branche appelée Veine intercoftale fupérieure gauche, & quatre groffes pareilles à celles de la fouclaviere droite, fçavoir la jugulaire externe, la jugulaire interne, la vertébrale & l'axillaire, toutes furnommées gauches.

28. Les Veines jugulaires externes fe diftribuent principalement aux parties externes de la gorge, du cou, & de la tête, & même envoyent vers le bras une petite Veine nommée Veine céphalique, qui aide à en former une plus groffe du même nom.

29. Les Veines jugulaires internes vont aux parties internes du cou, & à celles de la tête, en s'abouchant avec les *finus* de la dure-mere. Elles communiquent en plufieurs endroits avec les externes.

30. Les Veines vertébrales traverfent les trous des apophyfes tranfverfes des vertebres du cou, en jetant des branches au cou & à l'occiput. Elles forment les *finus* veneux de ces vertebres, & communiquent avec les *finus* de la dure-mere.

31. Les Veines axillaires ne font que la continuation des Veines fouclavieres, depuis la fortie de la poitrine jufque fous l'aiffelle. Elles produifent les Veines mammaires externes, les thorachiques, les fcapulaires, ou humérales, & à chaque bras une branche, qui avec celle de la Veine jugulaire externe, forme la Veine céphalique du bras.

32. Enfin la Veine axillaire de chaque côté fe termine par la Veine principale du bras appelée Veine bafilique, qui avec la Veine céphalique fe diftribue par plufieurs ramifications à toutes les parties du bras, de l'avant-bras, & de la main.

33. La Veine cave inférieure n'a qu'une petite portion renfermée dans le péricarde : elle n'y a gueres qu'une ligne de hauteur en devant, & deux ou trois en arriere. Elle perce d'abord le diaphragme, auquel elle donne les Veines diaphragmatiques inférieures, ou Veines phréniques.

La V. cave inférieure

34. Elle paffe auffi-tôt derriere le foie par fa grande, échancrure, & fournit à ce vifcere plufieurs branches nommées Veines hépatiques.

35. Dans ce trajet elle biaife un peu, en fe contournant vers l'épine du dos & vers l'aorte inférieure, dont elle accompagne enfuite le tronc & les ramifications dans le bas-ventre jufqu'à l'os *fa-*

crum, excepté l'artere cœliaque & les deux arteres méfentériques.

36. Ainfi la Veine cave inférieure produit de côté & d'autre, conformément à la diftribution des arteres, les Veines adipeufes, les Veines rénales, les Veines fpermatiques, les Veines lombaires, les Veines facrées. Enfin le tronc étant parvenu vers l'os *facrum* perd le nom de Veine cave inférieure, & fe termine par une bifurcation comme l'aorte inférieure, en formant les deux Veines iliaques.

37. Les Veines iliaques après avoir donné les Veines hypogaftriques avec toutes leurs ramifications aux vifceres du baffin & à quelques parties voifines, tant externes qu'internes, fortent du basventre fous le ligament tendineux de Falloppe. En fortant elles changent de nom, & prennent celui de Veines crurales.

38. Les Veines crurales fe diftribuent chacune par un grand nombre de ramifications à toute l'extrémité inférieure du corps, après avoir donné dès fa naiffance une branche confidérable appelée Veine faphene, qui regne tout le long de cette extrémité avec plufieurs ramifications jufqu'au pied, comme on verra plus amplement dans la fuite.

La V.
azygos.

39. La Veine azygos, c'eft-à-dire,

Veine fans paire, eft une Veine confidérable, qui naît poftérieurement du tronc de la Veine cave fupérieure au-deffus & proche du péricarde.

40. Elle fe courbe d'abord en arriere par-deffus la naiffance du poumon droit, & forme une arcade qui embraffe les gros vaiffeaux pulmonaires du même côté, comme l'arcade de l'aorte embraffe ceux du côté gauche, avec cette exception que l'azygos fe courbe prefque directement en arriere, au lieu que la courbure de l'aorte eft oblique.

41. De-là elle defcend le long du côté droit des vertebres du dos, à côté de l'aorte & devant les arteres intercoftales. Enfuite elle fe gliffe derriere le diaphragme, & fe termine par une anaftomofe très-fenfible, tantôt avec la Veine rénale, ou émulgente, tantôt avec une Veine lombaire voifine, tantôt immédiatement avec le tronc de la Veine cave inférieure, & tantôt autrement.

42. Je l'ai vue extraordinairement groffe, & femblable à un gros tronc de Veine cave inférieure depuis le diaphragme jufqu'à la naiffance des Veines rénales ou émulgentes. La vraie Veine cave inférieure étoit dans tout ce trajet fort étroite, & ne paroiffoit que comme une azygos ordinaire.

43. La Veine azygos jette d'abord de la sommité de son arc deux ou trois petites Veines, dont l'une va à la trachée-artere, les autres vont en partie aux bronches, sous le nom de Veines bronchiales qui accompagnent les ramifications de l'artere bronchiale.

Les V. inter-costales. 44. Ensuite l'azygos jette de l'extrémité de son arc, pour l'ordinaire, un petit tronc commun de deux, ou trois petites Veines, appelées Veines intercostales supérieures droites, qui rapportent le sang des trois premiers rangs des muscles intercostaux & de la partie voisine de la plevre.

45. Ces Veines intercostales envoyent des rameaux à travers les muscles intercostaux, aux muscles dentelé postérieur supérieur, au grand dentelé, &c. Après quoi elles rampent le long des intervalles des côtes, & communiquent avec les Veines mammaires.

46. Elles poussent encore de petites branches en arriere aux muscles vertébraux & au canal de l'épine, où elles communiquent avec les cercles, ou sinus Veineux, qui rapportent le sang de la moëlle de l'épine.

47. En descendant l'azygos donne tout de suite les Veines intercostales inférieures droites, sçavoir une pour chaque rang des muscles intercostaux. Ces Veines vont

le long du bord inférieur des côtes, & à peu près comme les supérieures, envoyent à travers les muscles intercostaux des branches en arriere, & au côté externe de la poitrine.

48. Ces Veines intercostales inférieures communiquent avec les Veines thorachiques. Elles communiquent aussi pour la plupart avec la Veine mammaire interne. Et enfin toutes ces intercostales communiquent plus ou moins ensemble par des traverses perpendiculaires vers l'extrémité postérieure des côtes.

49. L'azygos donne encore les Veines intercostales gauches, rarement toutes; car les supérieures viennent souvent de la Veine souclaviere gauche, &c. comme on verra dans l'histoire de cette Veine. Les Veines intercostales inférieures du côté gauche, au nombre de six ou sept, plus ou moins, viennent assez fréquemment du tronc même de l'azygos, passent entre l'aorte & les vertebres, en donnant de petites Veines capillaires à la substance de ces vertebres, & font à peu-près les mêmes ramifications & communications que les Veines du côté droit en donnant aussi à l'œsophage.

50. Quelquefois ces Veines intercostales viennent d'un petit tronc commun qui part du tronc de l'azygos, & ayant passé

entre l'aorte & les vertebres, se courbe en bas, en descendant du côté gauche des vertebres jette latéralement des intercostales. Ce petit tronc commun dans quelques sujets se bifurque en haut & en bas, en jetant les intercostales. Dans d'autres il s'en trouve deux petits troncs communs.

51. Enfin il y a quelquefois du côté gauche une seconde azygos entiere, qui vient d'abord de l'arcade de l'azygos ordinaire, & se distribue à gauche comme l'autre à droite. Cela varie en plusieurs manieres.

52. L'azygos étant parvenue au-dessous de la derniere, ou douzieme côte, jette un gros rameau qui se courbe en dehors, perce les muscles du bas ventre, se ramifie entre leurs plans, & communique avec de pareilles ramifications de la derniere, ou des deux dernieres des Veines intercostales.

53. Quelquefois elle donne la Veine diaphragmatique inférieure, & jette en bas sur la premiere ou sur les deux premieres des apophyses transverses des vertebres lombaires une branche qui forme les premieres Veines lombaires droites.

54. Ces communications réciproques des dernieres Veines intercostales & des premieres lombaires se font très-irrégulierement, en zigzag, en aréoles, en réseaux, &c. Quelquefois l'azygos communique par son extrémité, soit immédiate

ment

ment, soit médiatement, avec la Veine adipeuse, & même avec la Veine spermatique.

55. Les Veines jugulaires externes sont de petites Veines qui se trouvent par paires à droite & à gauche derriere le *sternum* & aux environs, sçavoir les Veines diaphragmatiques supérieures, ou péricardio-diaphragmatiques, les Veines médiastines, les Veines mammaires internes, les Veines thymiques, les Veines péricardines, & enfin les Veines gutturales, ou trachéales.

56. On divise toutes ces petites Veines en droites, & en gauches. Les unes & les autres se distribuent respectivement à peu près d'une même maniere, mais la naissance ou origine des unes est différente de celle des autres : ce qui dépend de l'inégalité de la bifurcation de la Veine cave supérieure.

57. La Veine médiastine droite sort du tronc de la Veine cave supérieure antérieurement, & un peu au-dessus de la naissance de la Veine azygos; la médiastine gauche vient de la souclaviere.

58. La Veine diaphragmatique supérieure, ou péricardio - diaphragmatique droite vient antérieurement de la racine de la bifurcation, proche de la Veine médiastine. Elle distribue par plusieurs rameaux au péricarde en dessus, en devant

& en arriere, & communique avec ceux
que la diaphragmatique gauche y envoye.
Elle accompagne la diaphragmatique. La
gauche vient de la fouclaviere gauche au-
deſſous de la naiſſance de la mammaire.

59. La mammaire interne droite naît antérieurement du tronc de la Veine cave
ſupérieure au-deſſous & auprès de l'angle
de ſa bifurcation. Elle va le long du bord
voiſin interne, ou poſtérieur du *ſternum*, &
deſcend ſur les extrémités cartilagineuſes
des côtes droites avec l'artere du même
nom. Etant parvenue proche le diaphragme, elle lui donne une branche qui rampe
juſques vers ſon plan tendineux, & communique avec les diaphragmatiques ordinaires.

60. Après cela cette mammaire donne
de petites branches au médiaſtin, & jette
pluſieurs rameaux entre les côtes aux tégumens. De ces rameaux ceux qui paſſent entre & ſous les cartilages des dernieres vraies côtes, deſcendent ſur la face
interne ou poſtérieure des muſcles droits
du bas-ventre, ſe ramifient entre leurs
fibres charnues, & communiquent réellement avec les Veines épigaſtriques par
pluſieurs petites ramifications.

61. La Veine mammaire interne gauche
naît antérieurement de la Veine fouclaviere gauche, environ vis-à-vis le carti-

lage, ou l'extrémité antérieure de la premiere des vraies côtes.

62. La Veine thymique droite fort de la bifurcation même, quand elle naît féparément. Quand elle y manque, le *thymus* d'où elle tire fon nom eft pourvu par la Veine gutturale ou autre Veine voifine. Elle ne va fouvent qu'à la partie inférieure du *thymus*. La thymique gauche vient de la fouclaviere gauche, environ vis-à-vis le *fternum*.

63. La Veine péricardine droite paroît plutôt fortir de la naiffance de la Veine fouclaviere droite que du tronc de la Veine cave fupérieure. Cela varie beaucoup. Elle va à la partie fupérieure du péricarde & aux parties voifines. La gauche vient quelquefois de la fouclaviere voifine avant la mammaire, & quelquefois de la mammaire, ou de la diaphragmatique fupérieure du même côté.

64. La gutturale ou trachéale droite fort de la partie fupérieure de la bifurcation au deffus de la mammaire voifine, quelquefois plus en arriere, & quelquefois de la fouclaviere même. Elle fe diftribue aux glandes thyroïdes, à la trachée-artere, aux mufcles fterno-hyoïdiens, au *thymus* & aux glandes bronchiales. Elle communique par des branches latérales plus ou moins tortueufes avec la Veine ju-

gulaire interne, & quelquefois par un rameau avec une petite Veine que la jugulaire interne donne à la glande thyroïde. La gutturale gauche vient de la partie supérieure, ou postérieure de la souclaviere gauche près de sa naissance.

65. Les plus petites de toutes ces Veines pectorales internes ne viennent pas toujours séparément. Elles ont quelquefois un petit tronc commun, principalement celles du côté droit. La mammaire interne est de toutes ces petites Veines la plus considérable.

Les V. souclavieres.

66. La Veine souclaviere droite est fort courte, comme il est dit au commencement de ce traité, & sa traverse est fort oblique, de sorte qu'elle paroît monter plus haut que la gauche. Elle donne d'abord quatre grosses branches, comme il est dit ci-devant, sçavoir la Veine vertébrale, qui en est la premiere & la plus postérieure, la Veine jugulaire interne, la Veine jugulaire externe, & la Veine axillaire.

67. La Veine souclaviere gauche au contraire ne paroît presque pas monter depuis la bifurcation, parce qu'elle va plus transversalement & plus loin que la droite. Elle cache par ce trajet la naissance des trois grosses arteres qui montent de la courbure de l'aorte. Elle donne aussi quatre

grosses branches comme la droite, après avoir jeté les petites Veines pectorales, & elle reçoit outre cela le canal thorachique.

68. Elle donne encore avant sa grande division un petit tronc pour les Veines intercostales supérieures du côté gauche, quelquefois jusqu'à six, lesquelles communiquent avec les intercostales inférieures & avec un rameau de l'azygos. Ce petit tronc intercostal commun fournit aussi la Veine bronchiale gauche.

69. L'une & l'autre Veine souclavieres donne proche la partie moyenne de la clavicule une branche appelée Veine céphalique, qui descend superficiellement entre le muscle deltoïde & le grand pectoral, & gagne le bras, comme on verra dans la suite.

70. Les Veines jugulaires externes naissent chacune de la Veine souclaviere voisine, quelquefois de l'axillaire, & quelquefois de l'union de ces deux Veines. On les voit aussi provenir différemment à droite & à gauche ; par exemple, la droite part de la Veine souclaviere voisine, pendant que la gauche vient de la Veine jugulaire interne de son côté. Elles montent chacune entre le muscle peaussier qui la couvre, & le sterno-mastoïdien qu'elle croise.

71. Elles sont quelquefois doubles dès

leur naiſſance. Quand elles ſont ſimples, elles ſe partagent enſuite chacune en deux dont l'une eſt antérieure, & l'autre poſtérieure, ou plutôt ſupérieure. L'antérieure va à la gorge & au viſage, en montant vers l'angle de la mâchoire inférieure. La poſtérieure va à la tempe & à l'occiput.

La V. jugulaire externe antérieure.

72. La Veine jugulaire externe antérieure eſt ſouvent une branche de la Veine jugulaire interne. Quelquefois elle naît des communications réciproques de l'une & de l'autre jugulaires de ſorte qu'on ne peut pas l'attribuer plutôt à l'une qu'à l'autre. Elle vient rarement de la Veine axillaire.

73. Elle monte vers la partie latérale de la mâchoire inférieure, entre l'angle de cette mâchoire & le menton, comme une Veine maxillaire. Sur ſa route elle fournit pluſieurs branches en devant, en arriere, & en dedans, ou antérieurement, poſtérieurement, & intérieurement.

74. Poſtérieurement elle donne, 1°. à côté de la partie ſupérieure du larynx une groſſe branche de communication avec la jugulaire interne. Cette branche communique avec une groſſe branche fort courte de la Veine jugulaire externe poſtérieure, dont il ſera traité ci-deſſous. 2°. Une petite branche qui y communique auſſi, mais qui ne ſe trouve pas toujours. 3°. Une autre petite branche un peu au-deſſous de

la mâchoire inférieure, qui communique avec la Veine jugulaire externe postérieure.

75. Antérieurement elle donne plusieurs branches qui vont aux muscles du larynx, aux muscles sterno-hyoïdiens, aux thyro-hyoïdiens, & aux tégumens. Elle donne encore des branches de communication avec la Veine jugulaire externe antérieure de l'autre côté au-dessous du larynx.

76. Un peu plus haut, vis-à-vis le cartilage thyroïde, elle donne une branche transversale qui passe devant la partie inférieure des muscles sterno-mastoïdiens, & va communiquer avec la jugulaire de l'autre côté, quoique ce ne soit pas toujours avec une pareille branche de cette Veine.

77. Les branches transversales supérieures & inférieures communiquent ensemble de chaque côté par des branches plus ou moins perpendiculaires, & donnent un petit rameau au muscle carré du menton, au muscle peaussier & aux tégumens.

78. Enfin antérieurement proche la mâchoire elle envoye une grosse branche vers la symphyse de la mâchoire, laquelle branche après avoir donné aux glandes maxillaires, se distribue au muscle digastrique, au menton & à la levre inférieure.

79. Intérieurement au même endroit
elle donne une groſſe branche qui fournit
aux glandes ſublinguales, deſcend vers
les cornes de l'os hyoïde pour communiquer avec des branches de la jugulaire
interne, & envoye à la langue des rameaux que l'on nomme Veines ranines.
Elle donne auſſi une petite branche qui
monte ſur le muſcle triangulaire de la
levre, gagne la commiſſure des deux levres, & ſe diſtribue au voiſinage.

80. La même branche qui fournit les
Veines ranines, donne auſſi un rameau
qui va gagner les parties latérales de la
cloiſon du palais, pour ſe diſtribuer aux
amygdales & à la luette, & jette des ramifications en devant pour la membrane
qui tapiſſe la voûte du palais. Il en part encore un rameau qui va au muſcle ptérygoïdien interne, aux muſcles périſtaphy-
lins, & auſſi aux céphalo-pharyngiens.

81. Enſuite le tronc de la jugulaire
externe antérieure monte ſur le muſcle
triangulaire, où on lui donne le nom de
Veine angulaire, qui eſt tortueuſe, va
en ſerpentant depuis l'angle de la mâchoire inférieure juſqu'au grand angle, ou
angle interne de l'œil, & jette en chemin des branches de côté & d'autre aux
muſcles & aux tégumens.

82. Ces branches communiquent en-

tr'elles principalement une qui paſſe par
deſſous le zygoma derriere l'os de la pomette, & va gagner la fente orbitaire inférieure ou fente ſphéno-maxillaire ; &
un petit rameau qui va le long de la portion inférieure du muſcle orbitaire gagner le petit angle ou angle externe de
l'œil, où il communique avec les branches temporales & les frontales.

83. Il faut obſerver ici que ſous l'angle
de la mâchoire inférieure il y a une grande
variété de communication entre la Veine
jugulaire externe & l'interne, & une grande
variété dans le partage de ces Veines.

84. Preſque toutes les ramifications,
qui en cet endroit partent de la jugulaire
externe pour ſe diſtribuer ſur la partie ſupérieure de la gorge & ſur le viſage dans
quelques ſujets, prennent dans d'autres
leur naiſſance de la jugulaire interne. Quelquefois ce n'eſt qu'une partie de ces ramifications qui vient de la jugulaire externe,
& l'autre partie naît de l'interne.

85. Le tronc de la Veine angulaire étant
parvenue aux os du nez, jette une branche
qui traverſe les cartilages latéraux du nez,
& ſe diſtribue dans les narines. Il en
jette encore un autre qui deſcend en
ſerpentant ſur la levre ſupérieure.

86. Au grand angle, ou angle interne
de l'œil le même tronc fournit pluſieurs

branches , principalement les fuivantes.
La premiere fe jette fur la racine du nez,
& communique avec la pareille de l'autre
côté, d'où il paffe de petites venules par
les trous des os propres du nez.

87. La feconde branche monte fur le
front. Elle eft nommée Veine frontale,
& anciennement la préparate. Elle fe diftribue de côté & d'autre, & communique avec fa pareille du côté oppofé, lorf-
qu'elle y eft.

88. La troifieme branche va en ferpentant, fe jette dans l'orbite à côté de
la poulie cartilagineufe, & communique
avec les *finus* de la dure-mere par le *finus* orbitaire de l'œil.

89. La quatrieme branche va le long
du mufcle fourcilier, & le long de la partie fupérieure du mufcle orbiculaire, gagner le petit angle ou angle externe de
l'œil, pour communiquer avec la Veine
temporale & avec celle qui va le long
de la portion inférieure du mufcle orbiculaire de l'œil, avec laquelle Veine elle
fait par ce moyen comme un cercle.

90. La Veine jugulaire externe poftérieure, ou fupérieure monte vers la glande
parotide & la partie inférieure antérieure
de l'oreille. Dans ce trajet elle jette de
côté & d'autre plufieurs branches, dont
voici les plus confidérables.

91. Dès sa naissance elle jette postérieurement une branche principale, avec des ramifications aux muscles qui couvrent l'omoplate & l'article du bras ; on la nomme vulgairement Veine musculaire : elle pourroit être nommée Veine surhumérale.

92. Un peu plus haut elle donne la Veine cervicale qui va aux muscles vertébraux du cou. Ces deux Veines, sçavoir l'humérale & la cervicale, se communiquent par plusieurs aréoles, ou mailles veineuses, & se ramifient en différentes manieres.

La V. jugulaire externe postérieure, ou supérieure.

93. Ces ramifications & communications sont en partie couvertes par le muscle trapeze. Elles communiquent par quelques branches avec la Veine occipitale, & même avec un rameau de la Veine intercostale supérieure, qui perce le premier des muscles intercostaux.

94. Tout proche, mais plus en dehors, elle donne quelquefois la petite Veine céphalique, qui descend entre le muscle grand pectoral & le deltoïde, comme il est dit, n°. 69. & s'unit à la Veine céphalique du bras, dont il sera parlé dans la suite.

95. Elle jette en arriere la Veine occipitale, qui se distribue sur l'occiput, & vient quelquefois de la vertébrale, ou de l'axillaire, &c. Elle jette encore un pe-

E vj

tit rameau qui entre dans le crâne par le
trou maſtoïdien poſtérieur, & aboutit dans
un des *ſinus* latéraux de la dure-mere. Ce
rameau vient quelquefois d'ailleurs.

96. Etant parvenue juſques vis-à-vis la
glande parotide, elle forme des communications avec la jugulaire externe antérieure ſous l'angle de la mâchoire inférieure. Après quoi elle traverſe la glande
parotide entre l'angle de la mâchoire inférieure & le condyle, & donne auſſi-tôt
une groſſe & courte branche qui communique avec une branche commune de la
jugulaire interne & de la jugulaire externe
antérieure.

97. Quelquefois ce ſont pluſieurs branches, qui après une ligne ou deux de chemin, ſe réuniſſent & repréſentent la groſſe
courte branche, en faiſant des aréoles ou
mailles très étroites par où paſſent les nerfs.

98. Enſuite elle va devant l'oreille &
prend le nom de Veine temporale, qui ſe
diſtribue à la tempe & aux parties latérales de la tête, vers l'occiput & vers
le front. La Veine temporale paroît quelquefois avoir deux origines, dont la ſeconde vient de la jugulaire interne.

99. La Veine temporale d'un côté communique en haut avec la Veine temporale
de l'autre côté, en devant avec la Veine
frontale, & en arriere avec la Veine oc-

cipitale. Vis-à-vis l'oreille, elle jette une groffe branche dont un rameau va par-deffous le bord inférieur du zygoma, & revient communiquer avec un rameau parti de la même jugulaire, un peu au-deffous du condyle de la mâchoire, en faifant comme une ifle irréguliérement ronde.

100. Derriere le condyle de la mâchoire, elle jette des branches qui fe dif-tribuent au mufcle temporal, aux parties voifines de la mâchoire fupérieure & à l'intérieur de la mâchoire inférieure, à peu près de la même maniere que font les arteres.

101. Il y a une de ces branches qui paffe de dehors en dedans entre l'apophyfe condyloïde & l'apophyfe coronoïde, pour fe diftribuer auffi au mufcle temporal & aux mufcles ptérigoïdiens. Elle donne en paffant un rameau au mafféter.

102. La Veine jugulaire interne eft la plus groffe de toutes les Veines qui vont à la tête. Il faut pourtant obferver qu'elle n'eft pas fi groffe que les injections anatomiques la font paroître.

La V. jugulai-re interne.

103. Elle monte derriere le mufcle fterno-maftoïdien, & derriere le mufcle omo-hyoïdien avec lequel elle croife. Elle va le long de la partie latérale des ver-tébres du cou, en côtoyant le mufcle long

du cou, & gagne la fauſſette du trou déchiré de la baſe du crâne.

104. Elle jette d'abord des petites branches qui vont aux glandes thyroïdiennes.
Environ deux travers de doigt au-deſſus,
elle donne une branche médiocre qui va
latéralement vers le larynx, laquelle branche j'appelle gutturale.

105. Cette Veine gutturale ſe diviſe
principalement en trois rameaux, dont
l'inférieur va à la glande thyroïde & aux
muſcles voiſins, le moyen au larynx, aux
muſcles thyroïdiens, &c. & le troiſieme
monte en haut & communique avec la
groſſe communication des deux Veines jugulaires, dont il eſt déjà parlé. Cela varie
plus ou moins. J'ai vu la Veine gutturale
gauche venir de la Veine axillaire.

106. Environ à pareille diſtance au-deſſus, preſque vis-à-vis l'os hyoïde, la jugulaire interne donne encore une branche
qui envoye des rameaux aux muſcles hyoïdiens, & d'autres qui communiquent avec
la branche précédente. Cette autre branche monte vers la glande parotide & vers
l'angle de la mâchoire inférieure, en donnant à cet endroit des rameaux de communication en avant & en arriere aux
deux jugulaires externes.

107. C'eſt ici que la Veine jugulaire interne dans quelques ſujets produit la Veine

maxillaire interne & toutes fes ramifications, dont il eft parlé dans la defcription
de la Veine jugulaire externe antérieure.

108. La jugulaire interne jette encore
en arriere un rameau qui fe diftribue à
l'occiput, communique fur l'occiput avec
un rameau de la Veine vertébrale, &
communique encore par le trou maftoïdien poftérieur avec le finus latéral de la
dure-mere. Cette communication fe fait
quelquefois par une anaftomofe avec une
branche de la jugulaire externe ou de la
Veine cervicale qui y va.

109. Enfin la Veine jugulaire interne
va gagner le trou déchiré de la bafe du
crâne, en fe courbant un peu, & jetant
en chemin de petits rameaux au pharynx
& aux mufcles voifins.

110. La Veine vertébrale naît poftérieu- La Veine verté-
rement de la Veine fouclaviere, ou même brale.
de la Veine axillaire, quelquefois par
deux tiges, & quelquefois par une feule,
qui un peu après fe divife en deux.

111. La premiere tige & la principale
donne d'abord une branche appelée Veine
cervicale, qui fe diftribue aux mufcles
voifins, & enfuite monte par les trous
des apophyfes tranfverfes des vertébres du
cou. Cette branche cervicale naît quelquefois de l'axillaire.

112. L'autre tige de la Veine verté-

brale monte à côté des vertébres, & étant parvenue à la quatrieme vertébre, quelquefois plus haut, elle s'infinue entre l'apophyfe tranfverfe de cette vertébre & celle de la cinquieme; pour s'unir à la premiere tige comme au vrai tronc de la Veine vertébrale.

113. Ainfi la Veine vertébrale va quelquefois par un tronc, & quelquefois par plufieurs tiges accompagner l'artere vertébrale à travers tous les trous des apophyfes tranfverfes du cou jufqu'au grand trou occipital, en communiquant avec les Veines occipitales & avec les petits finus occipitaux de la dure-mere.

114. Elle donne chemin faifant un rameau qui paffe par le trou condyloïdien poftérieur de l'occiput, & communique avec le finus latéral de la dure-mere. On ne le trouve pas toujours.

115. Dans le trajet que ces Veines font en montant par les trous des apophyfes tranfverfes, elles donnent des branches en devant aux mufcles antérieurs du cou & aux petits mufcles antérieurs de la tête.

116. Les mêmes branches jettent extérieurement & poftérieurement aux mufcles tranfverfaires, & aux vertébraux du cou. Elles donnent auffi intérieurement des branches qui vont dans le grand canal de la moëlle de l'épine, où elles forment des fi-

nus qui communiquent avec les finus de l'autre côté.

117. Ces finus vertébraux font plufieurs les uns fur les autres jufqu'à l'occiput ; & les inférieurs communiquent avec les fupérieurs jufqu'au grand trou occipital, où il fe fait à la fin une communication entre eux & les finus occipitaux de la dure-mere.

118. La Veine fouclaviere, après avoir donné les branches marquées ci-deffus, fort de la cavité de la poitrine & paffe devant la portion antérieure du mufcle fcalene. Elle fe gliffe entre la premiere côte & la clavicule, & va gagner l'aiffelle. Depuis fa fortie de la poitrine jufqu'à l'aiffelle, elle prend le nom de Veine axillaire, & donne dans ce trajet plufieurs branches, principalement celles qu'on appelle Veines mufculaires, Veines thorachiques, & la Veine céphalique, qui eft quelquefois double.

119. La Veine axillaire jette d'abord les Veines mufculaires, qui fe diftribuent à la partie mitoyenne du mufcle trapeze, au mufcle angulaire de l'omoplate, au fous-épineux & au fous fcapulaire ; & comme les rameaux de cette diftribution vont à l'épaule, les uns extérieurement, les autres intérieurement, on les diftingue en Veines fcapulaires internes & en Veines fcapulaires externes.

120. L'axillaire après cela & un peu avant que d'arriver à l'aiſſelle, donne les Veines thorachiques, une ſupérieure & l'autre inférieure, dont la ſupérieure eſt auſſi appelée Veine mammaire externe. Elle jette auſſi des rameaux aux muſcles ſous-ſcapulaire, au grand rond, au petit rond, au ſous-épineux, au grand dorſal, au grand dentelé, au petit pectoral, au grand pectoral, & aux glandes de l'aiſ-ſelle. Elle jette quelquefois une branche de communication à la Veine baſilique.

121. L'axillaire étant parvenue à côté de la tête de l'*humerus*, jette une branche très-conſidérable qu'on appelle Veine cé-phalique, & enſuite elle ſe continue ſur le bras ſous le nom de Veine baſilique. Quelquefois la baſilique paroît ſeulement comme ſi elle étoit plutôt une branche que la continuation de l'axillaire; de ſorte qu'on pourroit prendre la Veine céphalique & la Veine baſilique pour deux branches principales de la Veine axillaire.

La V. cépha-lique.

122. La Veine céphalique, branche de l'axillaire, s'unit un peu après ſa naiſſance avec la petite céphalique, qui deſcend de la Veine ſouclaviere ou de la jugulaire exter-ne, & ſe gliſſe ſuperficiellement entre le muſcle deltoïde & le grand pectoral juſqu'à cet endroit. Quelquefois avant cette union les deux céphaliques communiquent en-core.

123. La grande céphalique passe entre
es tendons des deux muscles que je viens
le nommer, & descend tout le long du
bord externe de la portion externe du mufcle *biceps*. Dans ce trajet elle a plusieurs
communications avec la Veine basilique,
& donne des petits rameaux aux muscles
voisins, & de côté & d'autre à la graisse
& à la peau. Elle jette aussi de sa partie
supérieure des rameaux qui en bas se réunissent avec son tronc.

124. Un peu au-dessous du condyle externe de l'os du bras, elle jette un rameau
en arriere qui remonte entre le muscle brachial antérieur & la portion supérieure du
muscle Long supinateur, se contourne en
arriere l'os du bras, & le muscle anconé
externe, où elle va communiquer avec
quelques branches de la basilique.

125. Etant presque parvenue au pli du
bras, elle se divise principalement en deux
branches, une longue & une courte. La
longue est nommée Veine radiale externe.
La courte peut-être nommée Veine médiane céphalique, pour la distnguer d'a-
vec une pareille branche courte de la Veine basilique, & que j'appelle pour cela
Veine médiane basilique.

126. La Veine radiale externe coule le
long du rayon entre les muscles & les tégumens, en donnant des branches de côté &

d'autre, qui communiquent avec d'autres branches d'elle-même, & avec des branches de la Veine basilique, en faisant des aréoles à peu près comme la Veine saphene en fait sur l'extrémité inférieure.

127. La médiane céphalique descend obliquement vers le milieu du pli du bras, sous les tégumens & par-dessus le tendon du *biceps*, où elle se rencontre & s'unit à une pareille branche courte de la Veine basilique, laquelle branche je viens d'appeler Veine médiane basilique. Ces deux branches courtes ou médianes latérales, se rencontrent & s'unissent sur le pli du bras en maniere d'angle dont la pointe regarde en bas.

128. De cette union, ou anastomose angulaire il part une branche considérable, qui descend sur l'avant-bras, en se réunissant à la Veine céphalique d'un côté, & communique de l'autre côté avec la Veine basilique par plusieurs aréoles ou mailles irrégulieres. On donne le nom de Veine médiane à cette grosse branche de même qu'aux deux courtes qui la produisent par leur union. Pour ne les pas confondre, on peut appeler la grande médiane ou la médiane moyenne, celle qui part de l'union des deux médianes latérales auxquelles je viens de donner des noms particuliers.

129. De la même union, & quelque

ois de la naiſſance de la médiane moyen-
e, qui eſt la vraie médiane de Riolan,
art une branche qui deſcend ſur la par-
ie interne de l'avant-bras, vis-à-vis le
igament interoſſeux. On appelle cette
branche la Veine profonde de l'avant-
bras. Elle va aux muſcles voiſins, & communique avec les autres Veines de l'a-
vant-bras. La médiane céphalique jette
ſouvent en bas une branche longue appelée Veine radiale interne. Cette branche ou Veine eſt preſque parallelle à la
Veine radiale externe dont il eſt parlé
ci-deſſus.

130. Enſuite la Veine céphalique gagne l'extrémité du rayon, & ſe diſtribue
par beaucoup d'aréoles, en ſuivant à peu
près la route de l'artere radiale.

131. Il en part un rameau particulier
qui va plus ou moins ſuperficiellement
entre le pouce & le métacarpe ſous le
nom de céphalique du pouce. Ces aréoles
fourniſſent aux muſcles interoſſeux, aux
tégumens, & communiquent avec un
petit rameau ou rejeton de la Veine baſilique, auquel les anciens ont donné le
nom de ſalvatelle.

132. Les anciens nommoient la baſi-
lique du bras droit Veine du foie ou
Veine hépatique du bras; & celle du
bras gauche Veine de la rate ou Veine

fplénique du bras. Elle a quelquefois une double naiffance par une branche de communication avec le tronc de la Veine axillaire.

133. La Veine bafilique donne d'abord fous la tête de l'os du bras une branche affez groffe, qui paffe prefque tranfverfalement autour du col de cet os de dedans en arriere, & de derriere en dehors, en remontant fur l'omoplate où elle fe ramifie dans le mufcle deltoïde, & communique avec les Veines fcapulaires externes. On peut donner à cette branche le nom de la Veine fous-humérale ou Veine articulaire, comme à l'artere du même endroit, dont elle fuit à peu près la route.

134. La Veine fous-humérale ou articulaire jecte principalement deux rameaux en bas, dont l'un va le long de la partie interne de l'os, & donne de petites venules au périofte & à l'os même. L'autre rameau fe contourne antérieurement vers le milieu du bras entre l'os & le *biceps*, & s'anaftomofe avec la Veine céphalique.

135. Au-deffous du col de l'*humerus*, près du creux de l'aiffelle, derriere le tendon du grand pectoral, la bafilique donne d'abord une Veine confidérable qui defcend à côté de l'artere brachiale, &

fournit de côté & d'autre aux muscles voisins. On l'appelle la profonde du bras ou profonde supérieure.

136. La basilique donne aussi-tôt après deux ou trois petites veinules qui descendent très-étroitement liées avec l'artere brachiale, & l'embraffent d'espace en espace par de petites branches de communication entr'elles-mêmes. On pourroit les appeler Veines satellites de l'artere brachiale.

137. Ces petites Veines qui souvent naiffent de la profonde supérieure, communiquent auffi avec la basilique même & avec la céphalique; & l'orsqu'elles sont parvenues au pli du bras, elles se divisent comme l'artere, & suivent les divisions de cette artere par tout l'avant-bras, en accompagnant & en embraffant ses branches par tout.

138. Ensuite la basilique continue son chemin tout le long de la partie interne de l'os du bras, entre les tégumens & les muscles, faisant plusieurs communications avec la Veine profonde, avec les Veines satellites & avec la Veine céphalique, & donnant dans tout ce chemin aux muscles & aux tégumens.

139. La basilique étant parvenue au condyle interne, & après avoir jeté obliquement sur le pli du bras la médiane

basilique , comme il est dit ci-dessus, elle descend le long de l'os du coude , entre les tégumens & les muscles , un peu extérieurement , sous le nom de Veine cubitale externe, en communiquant toujours de côté & d'autre avec la céphalique , avec la profonde , & avec les satellites.

140. Elle jette encore après avoir donné la médiane basilique , une branche qui descend le long de la partie interne de l'avant-bras du côté du coude , & communique aussi avec la grande médiane , &c. On peut appeler cette branche Veine cubitale interne.

141. Etant enfin parvenue à l'extrémité de l'os du coude , elle jette sur la convexité du carpe plusieurs rameaux, dont un , sous le nom de salvatelle , va gagner le petit doigt du côté du doigt annulaire , après avoir communiqué avec la Veine céphalique par le moyen des aréoles veineuses qu'on voit sur le dos de la main. Elle suit à peu près la route de l'artere à l'égard des doigts.

142. En général les Veines externes ou superficielles de l'avant-bras sont plus grosses que les Veines internes ou profondes ; mais elles ne sont accompagnées que de petites arteres, au lieu que les Veines internes accompagnent des arteres plus grosses.

143. La

143. La Veine cave inférieure ayant La V. Cave in- férieure. fait deux ou trois lignes de chemin depuis la partie inférieure de l'oreillette droite dans le péricarde, comme il est déjà dit, perce aussi-tôt le péricarde & la portion tendineuse du diaphragme, qui sont étroitement collées ensemble.

144. Dans ce trajet elle donne les Veines diaphragmatiques, ou phréniques, lesquelles se distribuent dans le diaphragme, & se présentent principalement dans sa face inférieure, une à droite & une à gauche. La droite est plus en arriere & plus bas que la gauche, qui est plus haut & plus en devant. La gauche se distribue en partie au péricarde, & en partie au diaphragme. Elles donnent aussi quelquefois des rameaux aux capsules ou glandes sur-rénales, à peu-près comme les arteres du même nom.

145. La Veine cave inférieure ayant percé le diaphragme, passe par la partie postérieure de la grande scissure du foie, & en passant elle s'enfonce un peu dans la substance du foie, entre le grand lobe & le lobule de Spigel, cependant de maniere qu'elle est ordinairement très-peu couverte de cette substance en arriere jusqu'au-dessous du lobule.

146. Dans ce trajet elle donne le plus souvent trois grosses branches appelées

Veines hépatiques qui se ramifient dans le foie. Quelquefois il n'y en a que deux, & quelquefois il y en a quatre.

147. Outre ces grosses branches hépatiques, elle en jette encore de petites avant sa sortie, ou incontinent après. Il y en a qui croyent que ces petites branches répondent particulierement aux branches de l'artere hépatique, à peu près comme les grosses branches répondent à la Veine porte.

148. Dans le *fœtus* la Veine cave, en passant par le foie, donne le canal veineux qui communique avec le *sinus* de la Veine porte, & prend la forme d'un ligament presque plat dans l'adulte.

149. Après ce trajet par le foie, la Veine cave se détourne de devant en arriere & de droite à gauche, & va gagner l'épine du dos & s'associer avec l'aorte, se plaçant au côté droit de cette artere qu'elle accompagne ensuite en bas.

150. Lorsqu'elle est parvenue vis-à-vis les arteres rénales, elle donne les Veines du même nom, anciennement appelées Veines émulgentes, qui sont les plus grosses de toutes les Veines qui partent du tronc de la Veine cave inférieure, depuis le foie jusqu'à sa bifurcation.

151. La Veine rénale droite est la plus courte des deux & descend un peu obli-

quement, à cause de la situation du rein. La rénale gauche est plus longue, & passe transversalement pardevant le tronc de l'aorte, immédiatement au-dessous de l'artere méfentérique supérieure. Elles vont s'associer chacune avec l'artere rénale voisine.

152. Elles jettent en haut les Veines capsulaires qui vont aux glandes sur-rénales, & en bas les Veines nommées adipeuses qui vont à l'enveloppe graisseuse des reins. La Veine rénale gauche fournit aussi ordinairement la Veine spermatique gauche. Ensuite les Veines rénales vont gagner l'échancrure ou cavité des reins par plusieurs ramifications qui se distribuent dans leur substance.

153. Un peu au-dessous des Veines rénales la grosse Veine cave donne antérieurement vers le côté droit la Veine spermatique droite. Elle donne rarement la spermatique gauche, qui pour l'ordinaire vient de la Veine rénale gauche, comme il est déjà dit. L'une & l'autre Veine spermatique accompagnent les arteres du même nom, jusqu'aux parties dont il sera parlé dans la suite.

154. Dans ce trajet elles donnent plusieurs petites branches de côté & d'autre au péritoine & au méfentere, où elles paroissent s'anastomoser avec les Veines

méfaraïques, & par conféquent avec la
Veine porte.

155. Elles jettent quelquefois fur le
mufcle iliaque un rameau confidérable
qui fe divife en deux, dont un monte en
haut fur la membrane adipeufe des reins ;
l'autre defcend fur le mufcle iliaque.

156. La Veine cave, de fa partie poſtérieure, environ à la même hauteur de la
fpermatique droite, produit dans quelques
fujets une branche qui remonte, & communique avec la Veine azygos. Quelquefois ce rameau part des émulgentes ou
rénales, tantôt de la droite, tantôt de la
gauche. Il paroît comme la vraie continuation de l'extrémité de l'azygos.

157. La Veine cave inférieure donne
encore poſtérieurement les Veines lombaires, qui en fortent ordinairement deux
à deux, à peu près comme les arteres du
même nom fortent de l'aorte. On les peut
divifer en Veines lombaires fupérieures,
& en Veines lombaires inférieures.

158. Leur naiffance varie en différentes
manieres. Quelquefois la Veine cave donne
fous la premiere vertebre des lombes un
rameau à chaque côté, qui comme une
efpece de tronc, fournit les Veines lombaires. Ce même rameau communique
avec l'azygos.

159. Quelquefois de l'extrémité infé-

rieure de la Veine cave, proche la bifurcation, il part un rameau confidérable, principalement du côté droit, qui en remontant entre les corps des vertebres & les apophyfes tranfverfes, fournit des Veines lombaires & communique avec l'azygos.

160. Il arrive aussi qu'un pareil rameau vient du commencement de la Veine iliaque gauche, & monte de la même maniere de ce côté en donnant des lombaires; lequel rameau communique auffi avec l'azygos & avec le rameau lombaire fupérieur, ou defcendant.

161. Les Veines lombaires d'un côté communiquent par des branches tranfverfales avec celles de l'autre côté, & elles communiquent entr'elles-mêmes par des branches plus ou moins longitudinales. La premiere part fouvent de l'azygos, comme auffi la feconde, & par là elles communiquent avec les Veines intercoftales.

162. Les Veines lombaires jettent en paffant de petites Veines capillaires à la fubftance du corps des vertebres. Elles fe diftribuent aux mufcles du bas-Ventre, au mufcle carré des lombes, au pfoas, au mufcle iliaque, &c. Elles jettent des branches en arriere aux mufcles vertébraux voifins, au canal de l'épine, & communique avec fes *finus* veineux, à peu

près comme les Veines intercostales.

163. Le tronc de la Veine cave inférieure étant parvenu vis-à-vis la derniere vertebre des lombes, & vers la bifurcation de l'aorte inférieure se glisse derriere l'artere iliaque droite, & se divise là par une bifurcation en deux troncs subalternes & particuliers, nommés Veines iliaques, une à droite & l'autre à gauche.

164. L'extrémité du tronc de la Veine cave passe dans quelques sujets derriere la naissance de l'artere iliaque droite; dans d'autres c'est la Veine iliaque gauche, qui y passe, de sorte qu'elle croise avec l'artere iliaque droite. Ensuite la Veine iliaque gauche accompagne le côté interne de l'artere iliaque gauche jusqu'à la sortie du bas-Ventre. La Veine iliaque droite descend d'abord derriere l'artere iliaque droite, croise un peu après très-obliquement avec elle, & enfin accompagne le côté interne de la portion inférieure de la même artere. Ainsi les Veines iliaques sont là placées aux côtés internes des arteres iliaques.

165. De cette bifurcation de la Veine cave, & le plus souvent de la naissance de la Veine iliaque gauche, sort la Veine sacrée, qui suit la distribution de l'artere du même nom à l'os *sacrum*, aux nerfs qui y passent, & aux membranes

qui le tapissent, tant en dehors qu'en dedans.

166. Chacune des deux Veines ilia-Les V.
iliaques.
ques primitives ou communes se divise à
côté de l'os *sacrum*, à peu près comme
les arteres du même nom, en deux gros
troncs qui sont des Veines iliaques secondaires. Cette division ou bifurcation
subalterne se trouve environ à un travers
de doigt au-dessous de celle des arteres
iliaques.

167. On donne à l'un de ces troncs
subalternes le nom de Veine iliaque externe, ou antérieure, & à l'autre celui de
Veine iliaque interne, ou postérieure. On
nomme aussi l'externe simplement iliaque,
l'interne hypogastrique. La Veine iliaque
externe paroît être la vraie continuation
du tronc iliaque, & l'hypogastrique n'en
paroît être qu'une branche. Ceci se doit
entendre de l'adulte ; car dans le *fœtus* cela
est un peu différent.

168. Ces Veines suivent à peu près les
routes & la distribution des arteres du
même nom, excepté que la Veine hypogastrique ne donne point de Veine ombilicale comme l'artere hypogastrique. Les
Veines iliaques externes sont plus ou moins
au côté interne des arteres du même
nom, de la maniere que j'ai marqué ci-
dessus ; mais les Veines hypogastriques

F iv

étant placées dans le fond du baffin, vont
prefque derriere les arteres hypogaftriques
du même côté.

169. Du tronc commun des Veines
iliaques, & quelquefois de la naiffance
de la Veine iliaque externe, il fort une
Veine particuliere qui fe diftribue au
mufcle *pfoas*, au mufcle iliaque, au
mufcle carré des lombes, & après cela
donne un rameau qui paffe devant la derniere apophyfe tranfverfe des lombes, &
communique avec la derniere des Veines
lombaires.

169. * L'iliaque externe, un peu avant
que de fortir, & près du ligament tendineux de Fallope, ou bord inférieur des
mufcles larges du bas-ventre, étant couchée fur les mufcles *pfoas* & iliaque,
donne à peu près les mêmes branches en
général que l'artere iliaque externe, dont
elle fuit auffi en général la route. En voici
les principales.

170. Du côté externe elle donne un
peu avant fa fortie une petite branche qui
remonte tout le long de la crête de l'os
des îles, & fournit des rameaux de côté
& d'autre aux portions inférieures latérales & poftérieures des mufcles larges
du bas-ventre, & au mufcle iliaque,
&c.

171. Du côté interne elle donne immé-

t diatement avant fa fortie du bas-ventre
la Veine épigaftrique, laquelle ayant fourni quelques petits rameaux aux glandes
conglobées voifines, monte tout le long
de la face interne des mufcles droits,
& s'y ramifie de côté & d'autre, même
fur les mufcles larges, par d'autres petits rameaux qui percent de dedans en
dehors.

172. La Veine épigaftrique monte enfuite & rencontre les ramifications de la
Veine mammaire, avec lefquelles elle
communique par autant de petites ramifications, en accompagnant l'artere épigaftrique. Il part quelquefois du côté interne de la Veine épigaftrique un rameau
qui va gagner le mufcle obturateur interne, & là elle s'abouche avec un autre
rameau appelé Veine obturatrice.

173. La Veine iliaque, avant que de fortir de deffous le ligament tendineux de
Fallope, donne plufieurs petits rameaux
aux glandes lymphatiques voifines ; &
auffi-tôt après fa fortie elle perd le nom
d'iliaque & prend celui de Veine crurale.

174. La Veine hypogaftrique ou iliaque
interne paffe derriere l'artere du même
nom, comme il eft dit ci-deffus, & elle
fait à peu près de même qu'elle une efpece d'arcade légere, d'où elle envoye plufieurs branches en la maniere fuivante.

La V.
hypo-
gaftri-
que.

175. De la partie poſtérieure ou con-vexité de l'arcade, elle donne encore une branche à la partie latérale ſupérieure de l'os *ſacrum*, qui ſe diſtribue au muſcle ſacré & aux muſcles voiſins, & à la cavité de l'os *ſacrum*, où elle entre par le premier grand trou de cet os.

176. Un peu plus bas, du même côté, elle en jette encore une autre, qui ſe diſtribue à peu près comme la précédente, & va gagner le ſecond trou de l'os *ſacrum*.

177. De la partie externe latérale de cette même arcade & un peu antérieurement, elle donne une groſſe branche qui ſe jette en arriere de la grande échancrure iſchiatique, & ſe diſtribue aux muſcles feſſiers, au pyriforme, & aux jumeaux voiſins.

178. Plus bas la même partie latérale de la Veine hypogaſtrique jette encore une branche conſidérable, laquelle après très-peu de chemin jette pluſieurs rameaux, & va enſuite gagner le trou ovalaire de l'os innominé, perce les muſcles obturateurs, communique avec la Veine crurale, & ſe diſtribue au muſcle pectiné, au *triceps*, & aux parties voiſines. On l'appelle par rapport à ſon paſſage Veine obturatrice.

179. Entre les rameaux que la Veine obturatrice diſtribue avant que de percer

les mufcles obturateurs, il y en a un fitué extérieurement, qui va en dehors vers l'échancrure ifchiatique au mufcle iliaque, à la partie fupérieure du mufcle obturateur interne, & à l'os des îles du côté de la fymphyfe avec l'os ifchion.

180. Intérieurement la même Veine obturatrice jette un autre rameau, qui va fe diftribuer aux uretères, à la veffie & aux parties naturelles internes de l'un & de l'autre fexe. Cette Veine communique auffi avec les Veines fpermatiques, & elle eft plus confidérable dans les femmes que dans les hommes.

181. Enfin la Veine hypogaftrique va fe jeter en arriere, & fort du baffin au-deffus du ligament qui eft entre la partie inférieure & la latérale de l'os *facrum* & l'épine ifchiatique. En fortant elle fe ramifie principalement en haut & en bas.

182. En haut elle jette une groffe branche à la partie inférieure de l'os *facrum*. En bas elle en jette deux ou davantage, qui vont derriere le même ligament fe diftribuer aux feffes, à l'*anus*, à la portion voifine du mufcle pectiné, & aux parties naturelles externes, à peu près comme les arteres qui les accompagnent.

183. On appelle Veines hémorrhoïdales externes celles qui vont à l'*anus*, &

Veines honteuses internes celles qui vont
aux parties naturelles. Ces hémorrhoïdales
externes communiquent avec les hémorrhoïdales internes qui viennent de la petite Veine méfaraïque, une des branches
de la Veine porte, dont il fera parlé dans
la fuite.

La V.
crurale.

184. La Veine crurale fort par-deffous
le ligament tendineux de Fallope, & au
côté interne de l'artere crurale. En fortant
elle donne de petites branches aux glandes
inguinales, au mufcle peétiné, & aux parties naturelles. Ces dernieres font appelées
Veines honteufes externes, & communiquent évidemment avec les Veines honteufes internes.

185. La Veine crurale après avoir fait
environ un pouce de chemin depuis fa
fortie, jette en dedans & un peu fur le
devant une groffe branche qui defcend
antérieurement entre les tégumens & le
mufcle couturier. Elle fuit à peu près la
direction de ce mufcle environ jufqu'à la
partie interne du genou.

186. Enfuite cette branche paffe le condyle interne du *femur*, gliffe le long des tégumens, entre eux & l'angle interne du *tibia*, va enfin gagner la partie antérieure de
la malléole interne, & fe diftribue fur le
pied. Toute cette branche eft appelée en
général Veine faphene, ou la grande faphene.

187. Après la naiſſance de la Veine ſaphene, le tronc de la Veine crurale deſcend, ſe plonge entre les muſcles, & ſe
diſtribue aux parties internes ou profondes
de toute l'extrémité inférieure du corps,
en accompagnant l'artere crurale juſqu'au
bout du pied, toujours plus conſidérable que
cette artere en capacité & en ramifications, à la maniere ordinaire des Veines.

188. Pour faciliter l'attention du lec-
teur, je vais donner ici la deſcription de
la Veine ſaphene, à cauſe de ſon étendue,
& enſuite je reprendrai celle de la Veine
crurale.

189. La grande Veine ſaphene dans le
trajet depuis l'aîne juſqu'au pied, n'eſt La Vᵉ
couverte que de la peau & de la graiſſe ſaphene.
ou membrane adipeuſe. Dès ſa naiſſance
elle donne d'abord de petits rameaux aux
glandes inférieures de l'aîne, & enſuite
d'autres qui deſcendent plus en devant
ſous les tégumens, & communiquent enſemble par pluſieurs aréoles, ou mailles.
Quelquefois ces communications multipliées viennent des rameaux d'une ſeule
branche.

190. La ſaphene en deſcendant ſur la
cuiſſe, étant parvenue vers le milieu du
muſcle couturier, jette du même côté
encore pluſieurs branches qui communiquent entr'elles-mêmes & avec les bran-

ches fuperieures dont je viens de parler.
Ces branches inférieures en defcendant
communiquent de nouveau avec le tronc
de la faphene.

191. La rencontre de ces deux fortes
de communications en fournit encore
d'autres collatérales, & il en part mêmes
des branches particulieres qui communiquent auffi entr'elles d'efpace en efpace
jufqu'au genou.

192. Dans le trajet entre les branches
fupérieures & les inférieures dont il vient
d'être parlé, la faphene jette poftérieurement une branche particuliere, laquelle
après fa diftribution aux tégumens qui
couvrent le mufcle grêle interne & les
triceps, fe tournent en arriere & fe jette
un peu au-deffous du jarret entre les mufcles voifins, où elle communique avec
une autre branche, que l'on peut nommer petite faphene.

193. Le tronc de la grande faphene defcend enfuite le long de la partie interne
du *tibia*, toujours voifine de la peau.
Ayant gagné le haut du *tibia*, elle jette
des branches antérieurement, extérieurement, & poftérieurement.

194. Les branches antérieures vont aux
tégumens qui couvrent le haut du *tibia*.
Les poftérieures vont à ceux qui couvrent
les mufcles gaftrocnémiens, ou grands ju-

meaux, & communiquent avec la petite saphene La branche externe descend en se distribuant aussi à la graisse & aux tégumens ; & vers le milieu du *tibia* elle communique par un rameau avec le tronc de la grande saphene.

195. De cette communication il sort une branche antérieurement, qui coule le long des tégumens du *tibia* jusqu'à la malléole externe, aprés avoir aussi communiqué derechef dans cette route avec la grande saphene.

196. La saphene, en descendant ainsi sur la partie interne du *tibia*, jette environ au milieu du chemin une branche qui remonte derriere les tendons des muscles couturier, grêle interne & demi-nerveux, se glisse entre le *tibia* & l'extrémité supérieure du muscle soléaire, & s'anastomose avec la Veine crurale.

197. Elle jette aussi sur le devant du *tibia* quelques branches irregulierement transversales, qui après avoir donné au périofte & à l'os même, communiquent avec les autres branches dont il est parlé ci-dessus.

198. Au bas du *tibia* la saphene produit une branche considérable qui se jette obliquement en devant au-dessus du pli appelé communément le col du pied,

& fe tournant vers la malléole externe , elle donne fur ce pli plufieurs branches qui communiquent entr'elles & avec le tronc même de la faphene.

199. L'extrémité du tronc de la faphene defcend enfin & paffe devant la malléole interne, & s'étend irrégulierement fous la peau le long de l'interftice des deux premiers os du métatarfe vers le pouce où la faphene fe termine.

200. Auffi-tôt après avoir paffé devant la malléole interne, elle donne extérieurement fur le devant une branche qui fe gliffe fous l'artere tibiale antérieure & l'accompagne en quelque maniere. Elle donne auffi intérieurement à peu près au même endroit une autre branche, qui paffe fous le pied en communiquant avec la Veine tibiale externe par des arcades irrégulieres, lefquelles enfuite fourniffent aux orteils.

201. Enfin la faphene avant que de fe terminer fur le pied vers le gros orteil, jette fur le métatarfe une efpece d'arcade tranfverfale, qui communique par plufieurs branches avec celles du pli ou col du pied, & en diftribue d'autres aux orteils. Cette arcade donne encore une branche qui remonte derriere la malléole externe, & communique avec la Veine tibiale externe.

202. La Veine crurale ayant donné la saphene & les petits rameaux pour le mufcle pectiné, &c. comme il eſt dit, defcend le long de la cuiſſe derriere l'artere crurale. Vis-à-vis le petit trochanter elle produit deux groſſes branches courtes, ou une feule diviſée en deux autres, dont l'une eſt antérieure, & l'autre poſtérieure.

203. La branche antérieure va plus ou moins tranſverſalement en devant, fe diſtribuer au mufcle vaſte interne, à la partie inférieure du mufcle pectiné, à la partie inférieure de la feconde portion du *triceps*, & aux autres portions de ce même mufcle, fe gliſſant entre ces portions pour aller de l'une à l'autre.

204. La branche poſtérieure va plus ou moins tranſverſalement en arriere, & fournit aux mufcles feſſiers, au vaſte externe & au commencement du *biceps*.

205. Un peu au-deſſous de ces deux branches ; ſçavoir, un peu plus bas que le petit trochanter, & environ vis-à-vis la partie fupérieure du vaſte interne, la Veine crurale donne un rameau qui defcend à côté d'elle en couvrant, ou embraſſant l'artere crurale juſques un peu au-deſſus du jarret, où il s'anaſtomofe avec le tronc même de la Veine crurale, & quelquefois fe continue un peu fur la jambe. On appelle

ce rameau Veine fciatique par rapport au nerf fciatique qu'il accompagne.

206. Au côté externe de cette anafto-mofe la Veine crurale jette une branche qui fe gliffe en arriere entre le mufcle *biceps* & les mufcles voifins, & defcend le long de la partie poftérieure de la jambe un peu extérieurement, & tout proche la peau, jufques fous la malléole externe. On la nomme petite faphene, ou faphene externe.

La petite fa-phene.

207. La petite faphene ayant avancé vers les tégumens en defcendant, donne d'abord une branche qui fe jette en arriere, & communique avec la grande fa-phene à la partie poftérieure moyenne de la cuiffe, comme il eft marqué dans la defcription de la grande faphene.

208. Immédiatement au-deffus & au-deffous du jarret la petite faphene jette encore des branches, qui communiquent avec la grande. Etant parvenue vers le tiers du *tibia* en arriere, elle jette une branche qui defcend & rentre de nouveau dans fon tronc.

209. Enfin la petite faphene au commencement du tendon d'Achille, fe jette extérieurement dans les tégumens pour gagner la partie poftérieure de la malléole externe où elle fe termine en rameaux cutanés de tous côtés.

210. La Veine crurale après avoir don-né la petite saphene, defcend en arriere entre le *biceps* & les autres fléchiffeurs congenères, étroitement accompagnée de l'artere crurale, entre cette artere & le condyle interne du *femur*.

211. Elle prend le nom de Veine po-plitée, ou Veine jarretiere, un peu au-deffus du jarret, comme l'artere fa com-pagne; & en defcendant entre les deux condyles du *femur*, elle jette des ra-meaux aux mufcles fléchiffeurs fufdits, aux parties inférieures & poftérieures de l'un & l'autre vafte, & à la graiffe qui eft au-deffus de l'interftice des condyles du *femur*.

212. La Veine poplitée en paffant par l'interftice de ces condyles, jette plufieurs branches, dont l'une remonte latérale-ment entre le condyle externe & le *bi-ceps*, & fe tourne fur le devant, où elle fe ramifie à peu près comme l'artere. Au même endroit elle jette en arriere une branche qui donne des ramifications au commencement des mufcles gaftrocné-miens, ou grands jumeaux, & defcend après cela le long de la face poftérieure de ces mufcles, le long du tendon d'A-chille.

213. La poplitée jette auffi vers le con-dyle interne quelques branches latérales

aux extrémités des muscles voisins, sur-tout à celles du demi-nerveux & du demi-membraneux, &c. Enfin elle jette une branche vers le condyle externe, qui s'étant un peu avancée sur le muscle long péronnier, rentre de nouveau dans le tronc que nous allons poursuivre.

214. Le tronc de la Veine poplitée descend immédiatement derriere le muscle poplité, au bas duquel elle jette d'abord de côté & d'autre plusieurs ramifications, qui se subdivisent & se réunissent tantôt plus, tantôt moins; & aussi-tôt après elle perd le nom de poplitée en formant trois Veines considérables; sçavoir, la Veine tibiale antérieure, la Veine tibiale postérieure, & la Veine péroniere. De ces trois la tibiale postérieure est le plus souvent la continuation du tronc poplité, & les deux autres en sont comme les branches.

La V. tibiale anté-rieure.

215. La Veine tibiale antérieure, après avoir donné dès sa naissance quelques petits rameaux aux muscles derriere la tête du *tibia* & derriere la tête du péroné, perce le ligament interosseux de derriere en devant, & va gagner l'interstice des portions supérieures du muscle jambier antérieur & du long extenseur commun des orteils.

216. D'abord qu'elle a percé le liga-

ment interosseux, elle jette de petits rameaux superficiels en avant & en arriere sur la tête du *tibia* & sur la tête du péroné, qui vont gagner l'articulation du genou, & comuniquer avec les branches latérales de la Veine poplitée dont je viens de parler.

217. Elle se divise aussi tôt après en deux ou trois branches, qui descendent ensemble le long de la face antérieure du ligament interosseux, en accompagnant l'artere tibiale antérieure, & en l'embrassant d'espace en espace par de petits cercles de communication.

218. Ces branches associées étant parvenues vers l'extrémité inférieure de la jambe, se réunissent en une seule branche, laquelle ensuite se divise derechef en plusieurs, dont les ramifications vont se distribuer sur le pied.

219. Il sort de cette réunion un rameau particulier, qui au bas de la jambe perce le ligament interosseux de devant en arriere, & communique avec la Veine tibiale postérieure dont je vais parler.

220. La Veine tibiale postérieure dès sa naissance jette du côté interne une branche qui se distribue aux muscles gastrocnémiens, ou grands jumeaux, & au muscle soléaire. On donne à cette branche le nom de Veine surale.

La V, tibiale posté-
rieure,

221. Enfuite la tibiale poftérieure def-cend entre le mufcle foléaire & le muf-cle jambier poftérieur, en leur donnan des rameaux en paffant. Elle fe divife auffi comme la Veine tibiale antérieure en deux ou trois branches, lefquelles en defcendant embraffent l'artere du même nom, & par intervalles forment de petits cercles de communication entr'elles & tout autour de l'artere.

222. Cette Veine defcend ainfi le long de l'artere jufques derriere la malléole interne, & fournit en chemin au mufcle jambier poftérieur & aux longs fléchif-feurs des orteils. Au bas de la jambe elle communique avec un rameau tranfverfal de la faphene, & à travers du ligament interoffeux avec la Veine tibiale anté-rieure, comme il eft déjà dit

223. Elle paffe enfin au côté interne du *calcaneum* fous la plante du pied, où elle forme les Veines plantaires, en fe divi-fant en plufieurs arcades & traverfes qui communiquent entr'elles de même qu'avec la faphene, en jetant des rami-fications aux orteils, à peu près comme l'artère plantaire.

La V. péro-niere. 224. La Veine péroniere eft pareille-ment double, quelquefois triple. Elle def-cend tout le long du côté interne du pé-roné, gardant à peu près la même route que l'artere péroniere, qu'elle embraſſe auſſi par des rameaux de communication d'eſpace en eſpace, en devant & en arriere, comme la Veine tibiale poſtérieure.

225. Elle deſcend juſqu'à l'articulation de l'extrémité inférieure du péroné avec le *tibia*, c'eſt-à-dire, juſques derriere la malléole externe en faiſant dans ce trajet pluſieurs communications avec la Veine tibiale poſtérieure, & en donnant des ramifications aux portions voiſines des muſcles péroniers, & à celles des longs fléchiſſeurs des orteils.

226. La derniere de ces communications fait dans quelques ſujets paroître les Veines plantaires venir plutôt de la Veine péroniere que de la Veine tibiale poſtérieure, dont elles naiſſent pour l'ordinaire, comme il a été marqué ci-deſſus dans la deſcription de cette Veine.

227. La Veine-porte eſt une groſſe Veine particuliere, dont le tronc eſt principalement ſitué entre les éminences de la face inférieure ou concave du foie, appelées portes par les anciens anatomiſtes. C'eſt ce qui leur a auſſi donné lieu de marquer cette Veine en général par le nom de Veine-porte, ou Veine des portes.

La V. porte.

228. On peut conſidérer cette Veine

comme, compofée ou faite de deux groffes Veines qui s'abouchent à contre-fens
par leurs troncs, & jettent de même enfuite des branches & des rameaux, l'une
à contre fens de l'autre, & chacune felon
fa direction particuliere. L'un de ces deux
troncs eft attaché au foie, & fe ramifie
dans ce vifcere, en y accompagnant toute
la diftribution de l'artere hépatique.

229. L'autre tronc eft hors du foie,
& envoie fes ramifications aux vifceres
qui font arrofés par le refte de l'artere
cœliaque & par les deux arteres méfentériques, c'eft-à-dire, à l'eftomac, aux
inteftins, au pancréas, à la rate, au méfentere, & à l'épiploon.

230. On peut donner à la premiere de
ces deux portions le nom de Veine-porte
hépatique, ou Veine-porte fupérieure,
ou petite Veine-porte, dont le tronc particulier eft ordinairement appelé *finus*
de la Veine-porte. L'autre portion peut
être nommée Veine-porte ventrale, Veine-porte inférieure, ou grande Veine-
porte; & c'eft de celle-ci que je décris
à préfent la route & la diftribution, laiffant le détail de l'autre pour l'hiftoire particuliere du foie.

231. Le gros tronc de la Veine-porte
inférieure, ou ventrale eft fitué fous la face inférieure ou concave du foie, & s'a-
bouche

bouche avec les *sinus* de la Veine-porte
hépatique , entre la partie moyenne &
l'extrémité droite de ce *sinus* , & par conséquent loin de son extrémité gauche. De-
là il descend un peu obliquement de droite
à gauche , se glissant derriere , ou sous le
tronc de l'artere hépatique , se courbant derriere le commencement du *duodenum* jusques sous la tête du pancréas.
Son étendue ou longueur jusques-là est
environ de cinq travers de doigt.

232. Etant parvenu sous la tête du
pancréas , ce tronc perd le nom de Veine-
porte en général , & se termine en trois
grosses branches principales , qui se distribuent par quantité de ramifications
aux visceres ci-dessus nommés. La premiere de ces trois Veines est appelée
Veine méfaraïque , ou grande méfaraïque ; la seconde splénique , & la troifieme
hémorrhoïdale interne , ou petite méfaraïque.

233. La grande méfaraïque paroît une
continuation du tronc même de la Veine-
Porte inférieure. La splénique en est une
branche capitale ou primitive ; & la petite méfaraïque ou hémorrhoïdale interne a quelquefois une naissance commune
avec la splénique , & quelquefois elle est
une branche particuliere de la splénique.
La grande méfaraïque & la splénique ,

Tome III.   G

paroiſſent dans quelques ſujets faire une
bifurcation égale du tronc de la Veine-
porte inférieure. Dans quelques-uns l'hémorrhoïdale part de l'angle même de cette
bifurcation.

234. La Veine-porte inférieure, avant
la formation de ces trois groſſes branches, jette encore du tronc même pluſieurs rameaux ou petites Veines, qui ſont
pour l'ordinaire les Veines cyſtiques, la
petite Veine hépatique particuliere, la
Veine pylorique, la Veine duodénale, &
quelquefois la Veine gaſtrique droite &
la Veine coronaire ſtomachique.

235. Ces petites Veines naiſſent quelquefois toutes ſéparément, & quelquefois
il y a en qui naiſſent par un petit tronc
commun. Il arrive même que quelques-
unes ne viennent pas immédiatement du
tronc de la Veine-porte inférieure, mais
d'une de ſes groſſes branches.

236. Les Veines cyſtiques vont le long
de la véſicule du fiel, depuis ſon cou
juſqu'à ſon fond. Elles ne ſont très-ſou-
vent que deux, c'eſt pourquoi on les appelle communément cyſtiques gemelles,
de même que les arteres qui les accompagnent. Elles ſortent du côté droit du
gros tronc près de ſa naiſſance, dans les
uns ſéparément, & dans les autres par un
petit tronc commun fort court, qui ne

fait que quelques lignes de chemin.

237. La petite Veine-porte hépatique est pour l'ordinaire un rameau d'une des Veines cyſtiques, ou de leur petit tronc commun.

238. La Veine pylorique naît du gros tronc, environ vis-à-vis la naiſſance des Veines cyſtiques. Quelquefois au lieu d'en venir immédiatement, elle eſt un rameau de la Veine gaſtrique droite. Elle paſſe ſur le pylore, & s'avance ſur la petite courbure ou arcade de l'eſtomac, où elle s'anaſtomoſe avec la Veine coronaire ſtomachique.

239. La Veine duodénale , communément appelée Veine inteſtinale part du gros tronc proche des Veines cyſtiques, & quelquefois du petit tronc commun de ces mêmes Veines. Elle ſe diſtribue principalement ſur l'inteſtin *duodenum* , & donne auſſi au *pancréas*. Il y a encore une autre Veine duodénale , qui eſt un rameau de la Veine gaſtrique du même côté.

240. La gaſtrique , ou gaſtro-épiploïque droite , & la coronaire ſtomachique viennent moins fréquemment du tronc même de la Veine-porte inférieure, que de ſes groſſes branches ; c'eſt pourquoi je les remets à leur deſcription particuliere.

G ij

La grande V. méfaraïque.

241. La Veine-porte inférieure ayant donné la fplénique, perd ce nom & prend celui de Veine méfaraïque, ou grande Veine méfaraïque, quoique cette Veine paroiſſe aſſez ſouvent plûtôt la vraie continuation du tronc, qu'une de ſes groſſes branches, comme j'ai fait remarquer ci-deſſus.

242. Elle ſe contourne vers l'artere méſentérique ſupérieure, en jetant deux Veines particulieres. Elle monte enſuite ſur cette artere, & l'accompagne dans les portions du méſentere & du méſocolon, qui répondent aux inteſtins grêles, au *cœcum*, & à la partie droite du colon. Elle fait en deſcendant à peu près comme l'artere une eſpece d'arcade oblique, qui ſe ramifie de même par ſa convexité & par ſa concavité, mais non pas tout-à-fait ſi régulierement.

243. La premiere branche particuliere de tronc, eſt appelée par Riolan ſimplement Veine colique. Elle ſort de la partie antérieure du tronc avant l'union avec l'artere, & va gagner directement la partie moyenne du colon, où elle ſe diviſe en droite & en gauche par arcades. Elle communique à gauche avec la branche ſupérieure, ou aſcendante de la Veine hæmorrhoïdale, & à droite avec un rameau de la ſeconde Veine ou branche particu-

liere du tronc, comme on va voir.

244. La seconde Veine ou branche particuliere du tronc de la grande méfaraïque eſt un peu au-deſſous de la premiere ou colique antérieure, & plus vers le côté droit. Cette Veine qu'on peut appeler Veine gaſtro-colique, ayant fait quelques lignes de chemin ſe diviſe en deux rameaux, l'un ſupérieur & l'autre inférieur.

245. Le rameau ſupérieur de la Veine gaſtro-colique fournit de petites Veines à la tête du *pancreas*, forme la Veine gaſtrique ou gaſtro-épiploïque droite, qui va depuis le pylore gagner la grande courbure de l'eſtomac, & s'abouche avec la Veine gaſtrique ou gaſtro-épiploïque gauche. Dans ce trajet elle fournit à l'eſtomac & à l'épiploon, & communique avec la Veine pylorique, la coronaire ſtomachique, &c. comme il eſt dit ci-devant. Quelquefois elle forme la pylorique.

246. Le rameau inférieur de la Veine gaſtro-colique, qu'on peut nommer Veine colique droite, gagne la portion droite du colon & de-là monte à la partie ſupérieure de cet inteſtin, où il ſe diviſe par arcades en communiquant avec la branche droite de la Veine colique antérieure & avec un rameau de la Veine cœcale dont il ſera parlé ci-après.

G iij

247. Le tronc de la grande Veine méfaraïque jette encore quelquefois vis-à-
vis la Veine gaſtrique droite un rameau
particulier à l'épiploon, ſous le nom de
Veine épiploïque droite. Mais preſque
immédiatement avant que de monter ſur
l'artere méſentérique, il produit deux
groſſes branches l'une près de l'autre, qui
paſſent derriere & ſous l'artere, & ſe
diſtribuent à l'inteſtin *jejunum*, & à une
partie de l'*ileum* par quantité de ramifications qui forment des arcades & des
aréoles, comme celles de l'artere.

248. Enſuite le tronc paſſe deſſus l'artere méſentérique ſupérieure, & s'étant
collé contre cette artere, il fournit de la
convexité de ſon arc pluſieurs branches,
à peu près comme l'artere ; avec cette différence, que ſouvent les branches primitives de la Veine méſaraïque ne viennent
pas en ſi grand nombre immédiatement
du grand tronc, & qu'elles jettent alors
chacune beaucoup plus de ramifications.

249. La concavité de l'arc méſaraïque,
un peu au-deſſous de la naiſſance de la
deuxieme groſſe branche de ſa convexité,
donne une branche appelée Veine cœcale
par Riolan. Cette Veine va gagner la tête
du colon, en ſe croiſant avec une des
branches de l'artere méſentérique ſupérieure.

250. La Veine cœcale se divise par
deux arcades, dont la supérieure communique avec le rameau inférieur de la Veine
gastro-colique. L'autre arcade de la Veine
cœcale, après avoir jeté des ramifications
sur l'intestin *cæcum* & sur l'appendice
vermiculaire, communique par en bas
avec l'extrémité de la grande Veine mésaraïque.

251. La Veine splénique est une des trois
grosses branches capitales de la grande
Veine-porte, & elle en est comme un tronc
subalterne. Elle va transversalement de
droite à gauche, se glissant d'abord sous
l'intestin *duodenum*, & coulant ensuite le
long de la face inférieure & vers le bord
postérieur du *pancréas*.

252. Dans ce trajet elle donne plusieurs
Veines ; sçavoir, la Veine coronaire stomachique, les Veines pancréatiques, la
Veine gastrique, ou gastro-épiploïque gauche, & la Veine épiploïque gauche. Outre
ces petites Veines elle donne encore
très-souvent naissance à la Veine hémorrhoïdale interne, qui est une des trois
grosses branches capitales de la grande
Veine-porte.

253. Elle se termine enfin par un certain contour serpentant, après lequel elle
se divise en plusieurs rameaux qui vont
à la rate, & dont un produit les petites

Veines que les anciens ont appelée vaiſſeaux courts.

254. La Veine coronaire ſtomachique,
ainſi appelée parce qu'elle va plus ou
moins autour de l'orifice ſupérieur de
l'eſtomac, coule le long de la petite courbure, ou arcade du ventricule vers le pylore, où elle rencontre la Veine pylorique,
& fait avec elle une même continuité.
Dans ce trajet elle jette ſur les côtés de
l'eſtomac pluſieurs rameaux, qui y forment
quantité d'aréoles ou lozanges, & communiquent avec les Veines de la grande
courbure de ce viſcere.

255. Elle naît aſſez ſouvent du commencement de la Veine ſplénique; mais
quelquefois elle ſort du côté gauche de
l'extrémité du gros tronc de la Veine-
porte ventrale, derriere l'artere hépatique. Dans le dernier cas elle eſt la plus
conſidérable des petites Veines du gros
tronc.

256. Les Veines pancréatiques ſont
pluſieurs petites branches que la Veine
ſplénique jette à ce viſere, en coulant
le long de ſa face inférieure. Il y a encore
d'autres petites Veines pancréatiques qui
ne viennent pas de la ſplénique, & dont
il eſt parlé à l'occaſion de la Veine gaſtro-colique, qui eſt une branche du gros
tronc méſaraïque.

257. La Veine gaſtrique, ou gaſtro-épiploïque gauche ſort de la ſplénique à l'extrémité gauche du *pancreas*. Elle va d'abord ſur la groſſe extrémité de l'eſtomac, & de-là coule le long de la grande courbure ou arcade, juſqu'à la rencontre avec la Veine gaſtrique droite, qui ne fait qu'une même continuité avec la gaſtrique gauche.

258. Dans ce trajet elle donne à l'un & à l'autre côté de l'eſtomac, des branches, qui s'y diſtribuent par pluſieurs ramifications, après y avoir formé un grand nombre de lozanges ou aréoles, & communiquent avec les branches de la Veine coronaire ſtomachique.

259. Un peu après ſa naiſſance cette Veine gaſtrique donne un rameau qui ſe diſtribue ſur l'épiploon; c'eſt ce qui lui a fait donner le nom de Veine gaſtro-épiploïque. Ce rameau paroît communiquer avec l'hémorrhoïdale interne.

260. La Veine épiploïque gauche naît auſſi de la petite extrémité du *pancréas*, & ſe ramifie ſur l'épiploon juſqu'au colon, où elle communique avec l'hémorrhoïdale interne. Lorſqu'elle manque, le rameau de la gaſtrique gauche dont je viens de parler, y ſupplée. Elle vient quelquefois d'un des rameaux que la Veine ſplénique diſtribue à la rate ; ſçavoir,

du plus antérieur de ces rameaux.

261. La Veine splénique enfin va gagner la sciſſure de la rate, & y entre par pluſieurs rameaux tout le long de cette sciſſure en devant & en arriere, à peu près comme l'artere splénique. C'eſt du plus poſtérieur de ces rameaux qu'elle donne à la groſſe extrémité de l'eſtomac les deux ou trois petites Veines autrefois ſi connues ſous le nom de Vaiſſeaux courts, & qui communiquent avec la Veine coronaire ſtomachique & la Veine gaſtrique gauche.

La petite méſaraïque. 262. La Veine hémorrhoïdale interne, ou petite méſaraïque, eſt une des trois groſſes branches capitales de la grande Veine-porte. Elle vient pour l'ordinaire du commencement de la Veine splénique, & quelquefois de l'extrémité ou de l'angle de la bifurcation du gros tronc de la Veine-porte.

263. Un peu après ſa naiſſance elle donne à l'extrémité du *duodenum* une ſeconde Veine duodénale, qui eſt quelquefois plus conſidérable que la premiere ou celle qui vient du gros tronc de la Veine-porte.

264. Enſuite elle ſe diviſe en deux branches, une ſupérieure ou aſcendante, une inférieure ou deſcendante. La premiere monte vers la partie ſupérieure de

l'arcade du colon, où après plufieurs ramifications elle communique avec une branche de la grande Veine méfaraïque, avec les ramifications de la Veine gaftro-épiploïque gauche, & avec celle de la Veine épiploïque voifine.

265. L'autre branche, ou l'inférieure, defcend le long de la portion gauche du colon, le long des courbures inférieures de cet inteftin, & enfin le long du *rectum* jufqu'à l'*anus*. Dans tout ce trajet elle donne au méfocolon, & forme des arcades & des lozanges dont il part quan-tité de petites ramifications qui environnent le canal de ces inteftins. Elle paroît auffi communiquer par quelques ramifications capillaires avec la Veine fpermatique gauche.

266. Cette Veine a été appelée hémorrhoïdale, à caufe des tumeurs nommées hémorrhoïdes, qui attaquent fon extrémité du côté de l'*anus*. On ajoute à ce nom le mot interne, pour la diftinguer de la Veine hémorrhoïdale externe, qui eft une production de la Veine hypogaftrique, & avec laquelle elle communique par des ramifications capillaires. Le nom de petite méfaraïque lui convient par rapport à fon affociation avec l'artere méfentérique inférieure, qui eft auffi plus petite que la fupérieure.

Section VI.

TRAITÉ DES NERFS.

Intro-
duction. 1. Tous les Nerfs du corps humain
tirent leur premiere origine, ou du cerveau, ou du cervelet, moyennant la
moelle allongée, ou de la moelle de l'é-
pine du dos. Ils en viennent en maniere
de faisceaux très-symmétriquement arrangés par paires, & comme autant de troncs
séparés, qui se divisent ensuite en branches, en rameaux, en ramifications & en
filets.

2. Ceux de la moelle allongée percent
pour la plupart la base du crâne, en sortent
dans le même arrangement par des trous
proportionnés de cette base. Ceux de la
moelle épiniere passent par les ouvertures latérales de toutes les vertebres, &
par les grands trous antérieurs de l'os
sacrum.

3. De tous ces faisceaux, ou troncs de
Nerfs, on compte ordinairement dix paires de la moelle allongée, dont neuf
paires sortent séparément par des trous
particuliers de la base du crâne, & la
dixieme paire ne sort que de l'extrémité

de cette moelle, qui paſſe par le grand trou occipital.

4. Les faiſceaux ou troncs qui viennent de la moelle épiniere, ſont au nombre environ de trente paires qui peuvent en général être appelés Nerfs vertébraux, ou inter-vertébraux. Il y a ſept paires de Nerfs cervicaux ; douze paires de Nerfs dorſaux ou coſtaux, qui ſont de vrais Nerfs intercoſtaux ; cinq paires de Nerfs lombaires ; & cinq ou ſix paires de Nerfs ſacrés.

5. Avant d'entrer dans le détail de la diviſion particuliere de tous ces Nerfs, & de la route de leurs branches, rameaux, ramifications & filets, il eſt bon d'en donner une idée générale, comme une eſpece de table ou plan, en la maniere ſuivante.

6. Premiere paire ; Nerfs olfactifs.

Seconde paire ; Nerfs optiques.

Troiſieme paire ; Nerfs moteurs des yeux, moteurs communs, oculaires communs, muſculaires communs, oculo-muſculaires communs.

Quatrieme paire ; Nerfs trochléateurs, muſculaires obliques ſupérieurs, communément nommés Nerfs pathétiques.

Cinquieme paire ; Nerfs innominés, Nerfs trijumeaux. Les troncs ſubal-

ternes de cette paire à chaque côté
font trois; fçavoir, le Nerf orbitaire,
le Nerf maxillaire fupérieur, le Nerf
maxillaire inférieur.

Sixieme paire; moteurs externes, oculaires externes, mufculaires externes, oculo-mufculaires externes.

Septieme paire; Nerfs auditifs, deux
de chaque côté, dont l'un eft appelé
portion molle du Nerf auditif, &
l'autre portion dure, auquel je donne le nom de petit Nerf fympathique.

Huitieme paire; la petite vague. Je
l'appelle Nerf fympathique moyen.

Neuvieme paire; Nerfs hypogloffes,
communément Nerfs guftatifs, linguaux.

Dixieme paire; Nerfs fous-occipitaux.

7. Une paire de Nerfs acceffoires, ou
affociés de la huitieme paire de la
moelle allongée.

Une paire de Nerfs communément appelés intercoftaux, & que je nomme
grands Nerfs fympathiques.

Sept paires de Nerfs inter-vertébraux du
cou, ou Nerfs cervicaux.

Douze paires de Nerfs inter-vertébraux
du dos, ou Nerfs dorfaux, coftaux,
vrais intercoftaux.

Cinq paires de Nerfs inter-vertébraux

des lombes, ou Nerfs lombaires.

Cinq ou six paires de Nerfs sacrés.

Deux Nerfs diaphragmatiques, formés chacun par un tronc des deuxieme, troisieme & quatrieme paires des Nerfs cervicaux.

Nerfs brachiaux de l'un & l'autre côté, formés par les quatrieme, cinquieme, sixieme & septieme paires des Nerfs cervicaux, & par la premiere paire des Nerfs dorsaux.

Il en résulte à chaque côté six branches, dont voici les noms.

Le Nerf musculo-cutané.
Le Nerf médian.
Le Nerf cubital.
Le Nerf cutané interne.
Le Nerf radial.
Le Nerf axillaire ou articulaire.

Nerfs cruraux de l'un & de l'autre côté, formés par les premiere, seconde & troisieme paires des Nerfs lombaires, & en partie de la quatrieme & de la cinquieme.

Chacun de ces Nerfs est divisé en trois portions qui sont,

Le Nerf crural du *femur*, ou Nerf crural supérieur.
Le Nerf crural du *tibia*, ou Nerf

crural jambier.

Le Nerf crural du pied, ou Nerf
crural pédieux.

Nerfs fciatiques formés chacun par les
troncs des deux dernieres paires des Nerfs
lombaires, & des trois ou quatre paires
fuivantes des Nerfs facrés.

La principale divifion de chacun de
ces Nerfs en général produit en particulier,
Le Nerf fciatique crural.
Le Nerf fciatique poplité.
Le Nerf fciatique tibial.
Le Nerf fciatique péronier.
Le Nerf plantaire interne.
Le Nerf plantaire externe.

8. Je laiffe les fubdivifions des Nerfs
innominés, ou de la cinquieme paire, &
celle du petit, du moyen, & du grand
Nerf fympathique, pour l'expofition par-
tieuliere, dans laquelle j'en fuivrai les
branches, les rameaux, les ramifications,
& même les filamens les plus remarquables
jufqu'à leur entrée dans les mufcles, les vifceres, les organes, &c. où j'en reprendrai
la fuite dans l'hiftoire de ces parties.

9. La premiere paire des Nerfs de la
moelle allongée, ou Nerfs olfactifs, autrefois appelés auffi productions mamil-

Les
Nerfs
olfactifs.

laires, naissent par des fibres médullaires antérieurement & extérieurement de la partie inférieure des éminences du cerveau, appelées vulgairement corps canelés, entre les lobes antérieurs & les moyens.

10. Ils se portent en devant vers l'os éthmoïde, à chaque côte, de la crête de cet os jusqu'à sa partie antérieure, en forme de cordon moelleux, qui ont très-peu de consistance. Dans ce trajet ils reçoivent encore quelques fibres médullaires des lobes antérieurs du cerveau.

11. Ces Nerfs sont d'abord minces, & à mesure qu'ils avancent ils grossissent & deviennent mollets. Etant arrivés à côté de la crête de l'os ethmoïde sans aucune communication entre eux, ils produisent plusieurs filets qui s'enfoncent par les trous de la lame cribleuse de l'os ethmoïde.

12. En descendant par les trous ils sont accompagnés & revêtus d'autant de petits allongemens des deux lames de la dure-mere, comme d'autant de gaînes particulieres. Ils vont ensuite se distribuer par quantité de filamens à la membrane qui tapissent toutes les parties internes du nez.

13. Les Nerfs olfactifs communiquent chacun par des filets particuliers avec quelques rameaux du Nerf ophthalmique

ou orbitaire voisin , & du Nerf maxillaire supérieur.

Les Nerfs optiques

14. Les Nerfs optiques prennent leur origine des éminences du cerveau appelées couches des Nerfs optiques. Ils sont d'abord un certain contour en dehors , & ensuite ils se rapprochent en montant dessus la selle sphénoïdale de la base du crâne, où ils s'unissent un peu, & s'écartent aussi-tôt après pour aller gagner les trous optiques, les orbites, & les globes des yeux.

15. L'union des deux Nerfs optiques se forme sur la partie antérieure de la glande pituitaire, & elle est très-singuliere, comme on verra dans l'exposition particuliere de la tête & de ses parties.

Les Nerfs moteurs communs des yeux

16. Les deux Nerfs moteurs communs des yeux prennent leur origine immédiatement devant le bord antérieur de la grosse protubérance transversale, appelée communément protubérance annulaire de la moelle allongée.

17. Chacun de ces deux Nerfs perce la dure-mere derriere les parties latérales de l'apophyse postérieure de la selle sphénoïdale. Il passe ensuite le long de la partie supérieure des sinus caverneux de la dure-mere, à côté de la courbure de l'artere carotide, & va gagner la fente orbitaire supérieure ou fente sphénoïdale.

18. De là il passe dans l'orbite, & se divise en quatre branches, une supérieure, une interne, une inférieure courte, & une inférieure longue.

19. La branche supérieure se détache aussi-tôt que le tronc de ce Nerf est entré dans la fente sphénoïdale, & se jette dans le muscle droit supérieur du globe de l'œil, par la surface inférieure de ce muscle.

20. Cette branche étant parvenue à la partie-moyenne ou environ de ce muscle, il en monte un rameau pour le muscle releveur de la paupiere supérieure. Quand il arrive que ce rameau se détache plus près de la fente sphénoïdale, on pourroit le prendre pour une seconde branche supérieure du Nerf moteur.

21. Les trois autres branches ne se détachent qu'après un peu de distance du détachement de la branche supérieure. La branche interne va aussi dans le muscle droit interne ou adducteur de l'œil. La courte branche inférieure s'engage aussitôt dans le muscle inférieur ou abbaisseur de l'œil. La longue branche inférieure va tout le long par-dessus le même muscle gagner le muscle oblique inférieur de l'œil, & se plonge dans ce muscle près de son attache au globe.

22. Outre ces quatre ou cinq branches

il y en a une petite très-courte, qui naît le plus souvent du commencement de la branche du muscle oblique inférieur. Cette petite branche forme d'abord un petit ganglion lenticulaire qui jette plusieurs filets très - fins autour du Nerf optique.

23. Les filets du ganglion percent la membrane sclérotique de l'œil, & ensuite se glisse entre cette membrane & la membrane choroïde jusqu'à l'iris, où ils se distribuent par des ramifications très-déliées.

24. Le petit ganglion lenticulaire produit encore d'autres filets nerveux qui communiquent avec le rameau interne ou nasal du Nerf orbitaire.

25. Les Nerfs trochléateurs sont longs & déliés. Ils prennent leur origine de la moelle allongée derriere les éminences *nates*, & naissent de la partie latérale de l'expansion médullaire, qui est au-dessus du passage du troisieme ventricule du cerveau au quatrieme.

26. De-là chacun d'eux va de son côté gagner le bord du repli que la dure-mere forme sur l'extrémité de l'apophyse pierreuse, derriere la selle sphénoïdale, par les portions antérieures de la tente du cervelet.

27. Chacun d'eux étant arrivé à l'en-

droit marqué, perce le bord dudit repli au-deſſus du paſſage du Nerf de la troiſieme paire, mais plus en arriere & plus en dehors, & ſe gliſſe enſuite dans la duplicature de ce repli à côté de la troiſieme paire, le long de la partie ſupérieure du ſinus caverneux, & paſſe par la fente ſphénoïdale dans l'orbite, où il s'inſere dans le muſcle trochléateur. Il prend ſa route obliquement par-deſſus les autres Nerfs & les muſcles voiſins. Il jette chemin faiſant de petits filets de côté & d'autre, & paroît communiquer avec la premiere branche de la cinquieme paire, c'eſt-à-dire, avec le Nerf ophthalmique, ou orbitaire.

28. Les Nerfs trijumeaux ſont fort gros. Ils naiſſent antérieurement des parties latérales de la protubérance tranſverſale de la moelle allongée, par pluſieurs filets très-collés enſemble, qui forment deux gros troncs un peu applatis, un de chaque côté. Chacun de ſes troncs ſe porte vers la pointe de l'os pierreux voiſin, & perce la dure-mere, immédiatement devant cette pointe, un peu au-deſſous du bord de l'extrémité ou portion antérieure de la tente du cervelet.

Les Nerfs trijumeaux.

29. Il s'enfonce dans le ſinus caverneux du même côté, après quelques attaches à la pointe de l'os pierreux, ou

à une espece d'os séfamoïde qui se trouve souvent à cette pointe ; & après avoir donné quelques filets à la dure-mere, il s'élargit d'abord dans le même sinus, & forme une espece de ganglion applati & irrégulier, en maniere de plexus.

30. Ensuite le tronc se divise en trois grosses branches plus ou moins applaties, qui traversent le sinus caverneux, étant fort attachées à ses filamens spongieux, & baignent dans le sang venal de ce sinus. Ces trois branches sont arrangées latéralement sur un même plan presque vertical, & s'écartent en maniere de patte d'oiseau.

31. La premiere branche ou la supérieure, est communément appelée Nerf ophthalmique de Willis. Elle est la moins grosse & la plus longue des trois, & va gagner la fente sphénoïdale pour entrer dans l'orbite ; c'est pourquoi je l'appelle Nerf orbitaire.

32. La seconde branche, ou la moyenne va passer par le trou rond ou trou maxillaire supérieur de l'os sphénoïde. Elle porte aussi le nom de Nerf maxillaire supérieur.

33. La troisieme branche ou l'inférieure descend par le trou ovale, ou trou maxillaire inférieur du même os, & elle est aussi appelée Nerf maxillaire inférieur.

Les deux Nerfs maxillaires font unis dans leur naiſſance, ce qui a donné lieu à quelques uns de diviſer le gros tronc en deux branches principales, & la ſeconde de ces deux, en deux autres ſubalternes.

34. Le Nerf orbitaire, dit communément Nerf ophthalmique, qui eſt la premiere branche de la cinquieme paire, dès ſon entrée dans l'orbite par la fente ſphénoïdale, ſe diviſe en trois rameaux, un ſupérieur ou frontal, un interne ou naſal, & un externe ou lachrymal. Le Nerf orbitaire donne ou reçoit quelquefois avant ſon entrée dans l'orbite. Il communique par un filet ou deux avec le Nerf de la ſixieme paire, & avec le Nerf vulgairement nommé intercoſtal.

Le Nerf orbitai-re, ou Nerf ophthal-mique.

35. Le rameau ſupérieur ou rameau frontal du Nerf orbitaire, qu'on pourroit auſſi appeler Nerf ſourcillier, eſt le plus conſidérable des trois rameaux. Il va tout le long de la partie ſupérieur de l'orbite, collé à la membrane qui le tapiſſe, & donne quelques filets à la graiſſe qui environne le globe de l'œil, aux membranes voiſines, & même au muſcle releveur de la paupiere.

36. Enſuite il paſſe par le trou ſourcillier, en ſe diviſant de côté & d'autre, & ſe diſtribue aux portions voiſines du muſcle frontal, du muſcle ſourcilier, du

muſcle orbiculaire & des tégumens. Il communique avec un rameau voiſin de la portion dure du Nerf auditif.

37. Le rameau interne ou rameau naſal du nerf orbitaire ſe porte du côté du nez. Il jette dès ſa naiſſance un filet qui communique avec le petit ganglion lenticulaire dont il eſt parlé ci-deſſus.

38. Ce filet vient quelquefois du tronc même du Nerf orbitaire, avant ſa diviſion, & ſe colle au rameau interne ou naſal juſqu'à l'endroit de la diviſion du moteur commun, où il ſe détache.

39. Le rameau naſal paſſe d'abord obliquement ſur le Nerf optique, & par-deſſous les deux muſcles releveurs voiſins, donnant quelques filets au plus proche de ſes muſcles. Auſſi-tôt après il ſe gliſſe entre le muſcle droit interne ou adducteur de l'œil & le muſcle trochléateur ou grand oblique, le long de la parois interne de l'orbite, & en chemin il jette dans le petit trou orbitaire interne, un filet dont il ſera parlé ci-aprés.

40. Enſuite le rameau naſal paſſe par-deſſus le muſcle adducteur, & gagne le canthus ou angle interne de l'œil, où il ſe diſtribue aux parties voiſines, ſçavoir à la caroncule lacrymale, au ſac lacrymal, aux portions voiſines du muſcle orbiculaire, du muſcle ſourcillier, du muſcle

cle pyramidal du nez, & aux tégumens.

41. Le petit filet latéral qu'il a jeté dans le trou orbitaire, rentre dans le crâne, en montant un peu de devant en arriere à côté de l'os cribleux, où il s'avance sur le devant dans la duplicature de la dure-mere, s'unit aux filets du Nerf olfactif sur la lame cribleufe de l'os, & se plonge de nouveau avec ces filets par les trous les plus antérieurs de cette lame, pour accompagner leur distribution dans le nez.

42. Le rameau externe, ou Nerf lacrymal du Nerf orbitaire, se porte principalement à la glande lacrymale, & s'y distribue; c'est ce qui lui a fait donner ce nom. Il paroît quelquefois être un détachement du rameau frontal, & souvent il naît plus postérieurement du Nerf orbitaire que les autres rameaux. Il est fortement attaché à la dure-mere, & va le long de la parois externe de l'orbite sur le muscle droit externe ou abducteur de l'œil, pour aller se distribuer dans la glande lacrymale.

43. Avant que de gagner la glande il jette un petit rameau à la partie latérale externe de l'orbite, qui se perd quelquefois sur le diploë du crâne, & quelquefois perce la partie voisine, ou de l'os frontal, ou de l'os de la pomette, &c. en donnant des filets aux portions voisines du muscle

crotaphite, du muscle orbiculaire des paupieres, du masseter, &c. & des tégumens. Il donne aussi des filets à la graisse & à la membrane conjonctive de l'œil.

Le Nerf maxillaire supérieur.

44. Le Nerf maxillaire supérieur, qui est la seconde branche de la cinquieme paire de la moelle allongée, sort du crâne entre la fente sphénoïdale & le trou oval du même os sphénoïde & passe par le trou rond ou trou maxillaire supérieur de cet os.

45. Aussi-tôt qu'il est passé il jette sur le côté externe de l'orbite un filet qui perce l'os de la pomette, se distribue aux parties voisines qui le couvrent, & même communique avec un rameau voisin de la portion dure du Nerf auditif. Il donne encore de petits filets à la graisse inférieure de l'orbite, &c.

46. Il se divise d'abord après en trois rameaux, dont je nomme le premier sous-orbitaire, le second palatin, & le troisieme sphéno-palatin. Ce dernier n'est quelquefois qu'un rameau du premier, ce qui n'empêche pas la division générale en trois.

47. Le rameau sous-orbitaire est le principal des trois. Il se glisse dans le canal de la portion inférieure de l'orbite, tout le long de ce canal, & sort par le trou orbitaire extérieur, ou trou sous-orbitaire qui est quelquefois double.

48. Dans ce trajet il jette en bas par des

trous du canal de petits filets qui percent dans le sinus maxillaire, & s'y distribuent à la membrane pituitaire qui le tapisse, au tissu même de l'os, aux alvéoles, aux dents molaires antérieures, aux dents canines & aux dents incisives du même côté.

49. A l'entrée du canal il donne quelquefois un filet aux dents molaires postérieures. Parmi ces petits filets il y en a au moins un qui se glisse le long de la face supérieure de la voûte du palais jusque vers l'union des deux os maxillaires.

50. Le rameau étant sorti du canal osseux par le trou sous-orbitaire antérieur se distribue au muscle orbiculaire des paupieres, aux muscles voisins du nez & des levres, aux tégumens, & communique avec un rameau de la portion du Nerf auditif.

51. Le rameau palatin du Nerf maxillaire supérieur descend par devant les apophyses ptérygoïdes de l'os sphénoïde, dans le canal formé par l'os maxillaire & l'os du palais. Il sort de ce canal par le trou palatin postérieur, & se distribue par plusieurs filets à la tunique glanduleuse du palais, à sa cloison, & aux muscles de la cloison. Les derniers de ces filets vont jusqu'au trou palatin intérieur, ou trou incisif.

52. En defcendant dans le canal il fe courbe d'abord un peu, enfuite il jette des filets au mufcle ptérygoïdien externe, aux mufcles périftaphylins, à la voûte du pharynx. Il en jette encore d'autres qui vont par les petits trous de la partie poftérieure ou tubérofité de l'os maxillaire dans le finus maxillaire & aux dents molaires poftérieures.

53. Le rameau fphéno-palatin du Nerf maxillaire fupérieur, paffe par le trou offeux du même nom, & fe diftribue au mufcle ptérygoïdien interne, aux parties poftérieures des narines, au finus fphénoïdal voifin, & à la trompe d'Euftachius.

54. Il jette auffi par le trou ptérygoïdien un filet qui perce la racine de l'apophyfe ptérygoïde de derriere en devant, & va fe rencontrer avec le Nerf maxillaire inférieur.

Le Nerf maxillaire inférieur.

55. Le Nerf maxillaire inférieur, qui eft la troifieme branche de la cinquieme paire, eft d'abord plus gros que les deux autres branches. Il fort du crâne par le trou ovale de l'os fphénoïde, & defcend entre les deux mufcles ptérygoïdiens au-deffous de la grande échancrure de la mâchoire inférieure, pour entrer dans le canal offeux de cette mâchoire.

56. Immédiatement après fa fortie du

crâne , il jette quatre rameaux principaux, & avant fon entrée dans le canal
de la mâchoire il en jette un autre pour
la langue. Les quatre premiers rameaux
fe fuivent de fort près, de forte que le
tronc de ce Nerf perd auffi-tôt fa groffeur en
defcendant entre les deux mufcles ptérygoïdiens.

57. Le premier rameau du gros tronc
du Nerf maxillaire inférieur monte au
mufcle crotaphite, & fe diftribue fur
la face interne de ce mufcle, en s'infi-
nuant enfuite entre fes fibres.

58. Le fecond rameau du tronc fe jette
derriere le condyle de la mâchoire inférieure, où il fe divife en deux filets qui
vont de dedans en dehors, & communiquent avec le rameau voifin de la portion dure du Nerf auditif, derriere le côté
externe du condyle.

59. A la naiffance de ces deux filets, il
jette un petit rameau qui monte devant
l'oreille externe vers la tempe, & donne
en paffant des filets aux parties voifines
de la conque de l'oreille.

60. Le troifieme rameau du même tronc
paffe entre les deux apophyfes de la mâchoire inférieure, & perce la partie inférieure du mufcle crotaphite, & lui donne
des filets en paffant.

61. Auffi-tôt après il fe courbe en bas

fur le mufcle maffeter, dans lequel il fe diftribue principalement, en donnant des filets aux tégumens voifins, & en communiquant avec la portion dure du Nerf auditif à côté de l'os de la pomette. Il fe termine par des filets qui vont au mufcle buccinateur, aux mufcles de la levre inférieure, & aux tégumens voifins.

62. Le quatrieme rameau du gros tronc du Nerf maxillaire inférieur, n'eft fouvent que la bifurcation du rameau précédent, près de fa naiffance. Il paffe par-deffus le mufcle prérygoïdien externe, auquel il donne des filets en paffant, & fe diftribue au mufcle prérygoïdien interne, & à la portion voifine du mufcle crotaphite.

63. Il fe diftribue auffi au mufcle buccinateur, aux glandes buccales & aux mufcles voifins des levres. Quelquefois il s'en détache encore un filet qui monte fur la conque de l'oreille externe.

64. Outre ces quatre rameaux du gros tronc, il en part encore d'autres petits filets de côté & d'autre, dont un en particulier va gagner le trou ptérigoïdien, où il fe joint avec un filet du Nerf maxillaire fupérieur, & continue fa route pour aller à la membrane qui couvre l'os Vomer, & les parties voifines des narines internes.

65. Le rameau qui va à la langue, &

qu'on peut appeler le petit Nerf lingual
ou petit Nerf hypoglosse, pour le distinguer du grand, ou celui de la neuvieme
paire, se détache du Nerf maxillaire inférieur dans le passage de ce Nerf entre
les deux muscles ptérygoïdiens, & quelquefois un peu auparavant.

66. Il est assez considérable, & quelquefois il approche de la grosseur du tronc
qu'il accompagne entre les deux muscles
nommés, jusqu'un peu au-dessus du canal de la mâchoire inférieure, où il quitte
le tronc & s'avance sur le muscle ptérygoïdien interne, auquel il donne un filet
ou deux.

67. Ce rameau lingual, un peu après
sa naissance, communique avec le tronc
par un rameau collatéral très-court, &
quelquefois plexiforme. Au même endroit
il porte un filet particulier, qui, selon
l'opinion commune, en naît & va aussi-
tôt gagner l'oreille interne.

68. Ce filet particulier du rameau lingual est regardé par les anatomistes comme
un Nerf recurrent, qui remonte en arriere, & ayant traversé la caisse du tambour de l'oreille, s'unit à la portion dure
du Nerf auditif. Mais l'angle qu'il fait avec
le petit Nerf lingual étant fort aigu &
tourné en devant, il paroît au contraire
plutôt venir de l'oreille pour s'unir avec

le petit Nerf lingual , comme on verra
plus au long dans l'hiſtoire de l'oreille.

69. Le rameau lingual paſſe enſuite
ſous la partie larérale de la langue , &
par-deſſus la glande ſublinguale , en donnant des filets aux portions voiſines des
muſcles de la langue , & à celles des
muſcles hyoïdiens & des muſcles pha-
ryngiens.

70. Après cela il s'inſinue dans la langue & ſe termine vers ſa pointe , après
avoir communiqué par pluſieurs filets avec
les extrémités du Nerf de la neuvieme
paire ou grand Nerf lingual.

71. Enfin le Nerf maxillaire inférieur ,
avant que d'entrer dans le canal de la
mâchoire , jette des filets aux portions
voiſines du muſcle ptérygoïdien interne ,
du muſcle digaſtrique , &c. Il jette encore
un filet ou deux le long du périoſte , qui
ſe diſtribuent au muſcle mylo-hyoïdien &
à la glande ſublinguale. Dès la naiſſance
de ces filets il en paroît ſouvent des traces
dans l'os même , & quelquefois ils paſſent
par un petit canal oſſeux entier , mais
très ſubtil & creuſé ſuperficiellement dans
la face intérieure de l'os.

72. Le Nerf maxillaire étant entré dans
le canal de la mâchoire , il s'y coule tout
au long ſous les alvéoles , en diſtribuant
des filets à toutes les dents juſqu'au trou

mentonnier, où il jette encore en avant dans le diploë un petit rameau qui se diftribue aux dents fuivantes jufqu'à la fymphyfe du menton.

73. Les Nerfs moteurs externes qui forment la fixieme paire de la tête, font menus, mais un peu plus gros que ceux de la quatrieme. Ils naiffent de l'union de la moelle allongée entre la groffe protubérance tranfverfale, & les éminences olivaires. De-là ils s'avancent & s'engagent dans la dure-mere fur l'extrémité de l'allongement de l'os occipital, derriere la fymphyfe de cet os avec l'os fphénoïde, un peu latéralement.

74. Chacun de ces deux Nerfs rampe enfuite dans la duplicature caverneufe de la dure-mere, à côté du fond de la felle fphénoïdale, & à côté de l'artere carotide, à laquelle il eft fort adhérent, & il y communique avec le Nerf voifin de la cinquieme paire par un ou deux filets très-courts, comme il eft dit à l'occafion du Nerf orbitaire.

75. Immédiatement après, & derriere cette communication, le Nerf moteur externe porte inférieurement un filet nerveux qui paroît d'abord en partir de devant en arriere, comme un rameau récurrent, & fe plonge auffi-tôt dans le gros canal offeux de l'apophyfe pierreufe de l'os des tem-

H v

pes, à côté de l'artere carotide interne.

76. Ce filet nerveux, qui est quelquefois double, est communément pris pour la racine ou l'origine du fameux Nerf qu'on a appelé Nerf intercostal, & que je nomme le grand Nerf sympathique ; mais comme il fait angle aigu à contre-sens avec le Nerf de la sixieme paire, il paroît plutôt monter avec l'artere carotide, & se joindre au Nerf de la sixieme paire, que s'en détacher. J'en reprendrai la suite dans l'exposition particuliere du grand Nerf sympathique.

77. Le Nerf de la sixieme paire, que j'ai vu réellement double ou fendu en deux avant son engagement dans la dure-mere, va ensuite passer par la fente sphénoïdale ou fente orbitaire supérieure, & se distribue dans le muscle abducteur ou muscle externe du globe de l'œil.

Nerfs auditifs. 78. Les Nerfs de la septieme paire, appelés Nerfs auditifs, naissent de la partie latérale & postérieure de la grosse protubérance transversale de la moelle allongée. Chacun de ces Nerfs est double ou partagé en deux cordons qui s'accompagnent de fort près, & vont ensemble gagner le trou auditif interne de l'apophyse pierreuse.

79. L'un de ces cordons est grêle, ferme & antérieur, qu'on appelle portion

dure du Nerf auditif; l'autre eſt moins ferme & poſtérieur, qu'on nomme portion molle du Nerf auditif.

80. La portion molle va ſe terminer dans la grande foſſette du trou auditif interne, & s'inſinue par pluſieurs autres petits trous pour ſe diſtribuer à l'organe de l'ouie. C'eſt à cette portion que convient proprement le nom de Nerf auditif. J'en remets le détail pour la deſcription particuliere de l'organe de l'ouïe.

81. La portion dure paſſe par la petite foſſette du trou auditif interne dans le conduit tortueux de l'apophyſe pierreuſe, & en ſort par le trou ſtylo-maſtoïdien pour ſe diſtribuer au viſage & aux parties voiſines. En paſſant par le conduit tortueux ou aqueduc de Fallope, elle touche la dure-mere par la petite ouverture de la face ſupérieure de l'apophyſe pierreuſe, & elle ſe rencontre avec des filets de la cinquieme paire.

82. Elle donne auſſi dans la même route un filet au muſcle de l'étrier, & étant prête à ſortir, elle donne ou reçoit un autre filet qui paſſe par la caiſſe du tambour, & s'unit au rameau lingual du Nerf maxillaire inférieur, comme on verra plus particulierement dans l'hiſtoire de l'oreille

83. Je donne à cette portion du Nerf

auditif le nom de petit Nerf sympathique, & j'en vais faire la description à part sous ce même titre.

84. Le trou de chacun des Nerfs de la portion dure, ou des petits Nerfs sympathiques ayant traversé le conduit pierreux de Fallope & ayant communiqué avec la dure-mere, & comme il est dit ci-dessus, jette environ à deux lignes de distance de sa sortie par le trou stylo-mastoïdien d'abord deux rameaux particuliers, un en haut & un en bas.

85. Le rameau supérieur du tronc monte & se distribue à l'oreille externe, principalement à ses parties postérieures. Il communique en son trajet derriere l'oreille avec un rameau de la seconde paire cervicale, & en devant avec un rameau du Nerf maxillaire inférieur.

86. Le rameau inférieur du tronc se distribue sur les trois muscles styloïdiens, sur le muscle digastrique, & à l'extrémité supérieure du muscle sterno-mastoïdien, d'où il se répand quelquefois jusques vers sa partie moyenne. Au lieu de ces deux rameaux solitaires il part quelquefois du tronc même plusieurs petites ramifications.

87. Ensuite le tronc de la portion dure se porte en devant, & traverse la glande parotide, en lui donnant plusieurs filets. Quelques-uns de ces filets se jettent de

dehors en dedans, & embraffent une des branches de l'artere carotide externe , principalement celle qui va derriere l'oreille. Rarement le tronc même fe fend pour donner paffage à l'artere.

88. Ce tronc ayant traverfé la glande parotide jufque derriere l'angle de la mâchoire inférieure, fe divife en deux groffes branches, dont l'une eft fupérieure, l'autre inférieure.

89. La groffe branche fupérieure de la portion dure eft la plus forte des deux. Elle fe porte un peu de bas en haut, & ayant fait un chemin d'environ trois ou quatre lignes, elles fe divife principalement en fept ou huit rameaux.

90. Ces rameaux nerveux fe répandent fuperficiellement en maniere de rayons irréguliers fur toutes les parties latérales du vifage, depuis la chevelure jufqu'au niveau de la levre inférieure, entre l'oreille & le nez, & y diftribuent un nombre prodigieux de Nerfs cutanés.

91. Dans quelques fujets ces rameaux font à l'endroit de leur premier écartement une efpece de plexus, qui reffemble à une patte d'oie.

92. Le premier, le fecond & le troifieme de ces rameaux fe diftribuent à la partie antérieure de l'oreille fur les parties latérales de la tête, fur le mufcle temporal ou

crotaphite, le mufcle frontal & les parties voifines.

93. Un de ces premiers rameaux, quelquefois même la groffe branche fupérieure, jette en dedans derriere le condyle de la mâchoire, immédiatement devant le tronc de la veine temporale, deux ou trois filets de communications avec le Nerf maxillaire inférieur.

94. Le quatrieme rameau va gagner le trou fourcillier, ou trou furorbitaire, & donne en paffant plufieurs filets à la partie latérale externe & à la partie fupérieure du mufcle orbiculaire des paupieres. Enfuite il va communiquer avec le Nerf orbitaire qui fort par le trou fourcillier.

95. Le cinquieme rameau fe diftribue par de petits filets fur la partie latérale de la joue, & fe perd en partie dans quelques petits trous qui font à la bafe ou racine du zygoma. Ce rameau donne auffi quelques filets à la partie inférieure externe du mufcle orbiculaire des paupieres.

96. Le fixieme & le feptieme rameaux avec le huitieme, quand il s'y trouve, fe diftribuent dans toute la joue jufqu'au nez.

97. Un de ces derniers rameaux paffe deffous ou derriere le mufcle zygomatique, en lui donnant de petits filets. Enfuite il perce la partie moyenne inférieure du

mufcle orbiculaire des paupieres, à laquelle
, partie il donne auffi des filets, & va gagner le trou orbitaire inférieur, qui eft
dans l'os maxillaire, où il communique
avec le nerf maxillaire fupérieur.

98. Tout le dernier de ces rameaux communique par quelques filets avec le rameau
voifin de la groffe branche inférieure de
la portion dure.

96. La groffe branche inférieure de la
portion dure, qui eft moins groffe que la
fupérieure fe porte fous l'angle de la mâchoire inférieure, & fe diftribue en plufieurs rameaux à toutes les parties latérales
inférieures du vifage & à toutes les parties
voifines de la gorge, & s'y termine principalement par un grand nombre de filets
cutanés.

100. Les fupérieurs de ces rameaux de
la groffe branche inférieure de la portion
dure montent fur le mufcle maffeter, vont
à la partie inférieure du mufcle zigomati-
que, gagnent le mufcle buccinateur & les
autres mufcles voifins des levres.

101. Un des rameaux fupérieurs de la
branche inférieure du tronc communique avec un des rameaux inférieurs de la
branche fupérieure, comme il eft marqué
ci-deffus; & par le moyen de cette communication elle communique en quelque
maniere avec le rameau fous-orbitaire

du Nerf maxillaire supérieur, c'est-à-dire,
avec le rameau qui sort par le trou sous-
orbitaire.

102. Le plus considérable de tous ces
rameaux coule tout le long de la base de la
mâchoire inférieure vers le devant, jette
des filets en passant sur le muscle peaucier,
& sur les muscles de la levre inférieure,
les perce près du trou mentonnier, &
y communique avec des rameaux du Nerf
maxillaire inférieur.

103. Les rameaux inférieurs se jettent
sous la mâchoire inférieure, donnent des
filets à la glande sous-maxillaire, & se
distribuent à la gorge sur le muscle peaucier, en se croisant avec la veine jugulaire
externe. On en voit un & quelquefois plus,
descendre vers la partie moyenne du muscle mastoïdien, & communiquer dans cet
endroit avec un rameau de la seconde paire
vertébrale.

Nerfs sympa-thiques moyens. 104. Les Nerfs de la huitieme paire du
cerveau, nommés par les anciens la paire
vague, & que j'ai cru pouvoir appeler
Nerfs sympathiques moyens, naissent de
la partie postérieure de la moelle allongée,
de la grosse protubérance transversale, &
de la partie antérieure des éminences olivaires, par plusieurs filets séparés qui se
ramassent ensemble en maniere de faisceaux, & vont ainsi gagner la partie an-

térieure du trou déchiré de la base du crâne, ou le faisceau perce la dure-mere immédiatement devant l'extrémité du grand sinus latéral.

105. Ce passage est distingué du passage du sinus par une petite cloison membraneuse de la dure-mere, & par les petites avances osseuses du trou déchiré, dont il est parlé dans le traité des os secs.

106. Le gros faisceau ne traverse pas la dure-mere par une simple ouverture, comme un simple cordon ; car quelques-uns des filets antérieurs forment comme une petite portion particuliere, distinguée de la grosse portion par une cloison membraneuse très-menue.

107. Les filets qui composent la grosse portion étant bien examinés, paroissent encore percer la dure-mere plus ou moins séparément par de petits trous ou pores fort près les uns des autres.

108. Quoique ces deux portions sortent séparément, on les prend pour un tronc commun, & on regarde la petite portion comme une branche particuliere de la grosse. On compte la grosse portion, qui est la postérieure des deux, pour le vrai tronc de la huitieme paire.

109. Le tronc étant sur le point de sortir par la dure-mere, reçoit en arriere un petit cordon de Nerf qui monte latérale-

ment du canal de l'épine, & paſſe par le grand trou occipital, en ſe gliſſant ſur la dure-mere, juſqu'au paſſage du gros cordon. On appelle ce petit cordon Nerf acceſ-ſoire de la huitieme paire, ou Nerf ſpinal.

110. Dans le paſſage par la dure-mere & par le trou déchiré de la baſe du crâne, les deux portions ſont étroitement collées enſemble, & communiquent de part & d'autre par des filamens qui groſſiſſent un peu la petite portion. Dans le même trajet la groſſe portion communique auſſi avec le Nerf acceſſoire ou ſpinal, qui lui eſt ici très-adhérent.

111. La petite portion ou portion antérieure, après la ſortie du crâne, s'écarte d'abord de la groſſe portion, comme ſi elle en étoit une branche particuliere, ce qui a donné lieu de l'appeler la premiere branche de la huitieme paire.

112. Elle ſe courbe en maniere d'arcade, & paſſe d'abord intérieurement à côté du muſcle digaſtrique, & donne aux muſcles génio-hyoïdiens, aux muſcles voiſins de la baſe de la langue, & à ceux du pharynx.

113. Cette même portion ou premiere branche, environ deux travers de doigt après ſa ſortie, jette poſtérieurement un rameau qui ſe courbe en arriere comme une eſpece d'arcade renverſée. Il part de la convexité de cette arcade ou courbure

au moins trois filets. Le premier, qui eſt quelquefois double, communique avec le tronc même de la huitieme paire, à côté du ganglion du Nerf intercoſtal ou grand Nerf ſympathique. Un autre s'unit avec le Nerf acceſſoire ou ſpinal ; un troiſieme va au pharynx.

114. La petite portion ou premiere branche va enſuite à la langue, comme il eſt dit, & y communique avec les extrémités du petit Nerf hypogloſſe ou rameau lingual du Nerf maxillaire inférieur, & avec les extrémités du grand Nerf hypogloſſe ou de la neuvieme paire.

115. Après cela le gros tronc de la huitieme paire ou Nerf ſympathique moyen, collé d'un côté au premier ganglion du grand Nerf ſympathique ou intercoſtal vulgaire, & de l'autre côté à la neuvieme paire ou grand hypogloſſe, & ayant donné des filets de communication, jette un peu au-deſſous de la premiere branche ou petite portion une autre branche plus petite qui va par pluſieurs filets au pharynx.

116. Un peu au-deſſous, ou à côté de l'union avec la neuvieme paire, le tronc de la huitieme forme une eſpece de ganglion, & jette une troiſieme branche qui paſſe devant l'artere carotide interne, & va au larynx, à ſes muſcles, à la glande thyroïde & aux muſcles hyoïdiens.

117. Cette troisieme branche paſſe entre la corne de l'os hyoïde & l'aîle du cartilage thyroïde, s'inſinue entre le cartilage thyroïde & le cartilage cricoïde, & communique avec les extrémités du Nerf appelé récurrent, dont il ſera parlé ci-après.

118. Le gros tronc deſcend enſuite par devant le premier ganglion du grand Nerf ſympathique ou Nerf intercoſtal, le long des muſcles vertébraux antérieurs du cou, à côté de l'Artere carotide & derriere la Veine jugulaire interne accompagné fort près du Nerf intercoſtal juſqu'à la derniere vertebre du cou.

119. Dans tout ce trajet le tronc eſt comme enfermé avec l'artere carotide interne, la Veine jugulaire interne & le grand Nerf ſympathique, dans une eſpece de gaîne cellulaire, filamenteuſe & comme membraneuſe. Il donne en paſſant de petits rameaux aux parties voiſines, au pharynx, à l'œſophage, & même à l'artere carotide & à la veine jugulaire. Un de ces petits rameaux ſe joint en deſcendant à un petit rameau de la ſeconde paire cervicale, & va ſe diſtribuer à la glande thyroïde.

120. Le tronc étant environ vis à vis le larynx & la glande thyroïde, jette un rameau qui paſſe devant l'artere carotide interne en deſcendant, & s'unit à un fi-

et du fecond ganglion du Nerf intercoftal
pour aller au plexus pulmonaire.

121. Après cela l'un & l'autre tronc de
a huitieme paire ou Nerf fympathique
moyen entrent dans la poitrine par-devant
la naiffance des arteres fouclavieres, en fe
croifant avec elles, & fe gliffent derriere
les poumons pour aller gagner l'œfophage.
Il y a ici quelque différence entre la diftribution de l'un & de l'autre tronc, qui
d'ailleurs fe reffemblent affez ici dans leurs
partage.

122. Le tronc du côté droit, en paffant
pardevant l'artere fouclaviere, donne une
branche confidérable qui fe contourne en
arriere fous cette artere comme une efpece
d'écharpe, & remonte le long & à côté de
la trachée artere, en lui donnant des filets
& à l'œfophage jufqu'à la partie poftérieure du larynx. On donne à cette branche le
nom de Nerf récurrent.

123. Ce Nerf récurrent du côté droit,
étant parvenu aux larynx, diftribue des rameaux à fes mufcles, au pharynx & à la
glande thyroïde. Enfuite il s'infinue derriere les cornes du cartilage thyroïde, où
il rencontre l'extrémité de la troifieme branche du tronc même de la huitieme paire,
& y communique avec elle, comme il eft
marqué ci-deffus.

124. Le tronc du côté droit ayant don-

né le récurrent droit, descend à côté de
trachée artere, & se jette derriere la naiſ
sance du poumon voisin pour se coller
l'œsophage. Dans ce trajet depuis le Nei
récurrent il donne plusieurs branches.

125. Les supérieures de ces branche
passent devant l'extrémité inférieure de l
trachée-artere & devant les bronches, &
s'unissent toutes devant la bifurcation de l
trachée artere avec des filets du Nerf in
tercoſtal ou grand sympathique du mêm
côté, & ensuite avec de pareilles ramifi
cations de l'autre côté. Les branches sui
vantes que le tronc jette en descendan
derriere les bronches & le poumon, se ren
contrent & s'unissent aussi avec des filet
du grand Nerf sympathique.

126. Le tronc gauche de la huitiem
paire étant descendu dans la poitrine, s'
ramifie à peu près comme celui du côt
droit; avec cette différence, que le Ner
récurrent gauche en part plus bas que ce
lui du côté droit; car il passe par-dessous l
grosse arcade ou courbure de l'aorte, s
glisse derriere le canal ou ligament arté
riel, & remonte ensuite à côté & le long d
la trachée-artere jusqu'au larynx, à peu
près comme celui de l'autre côté.

127. Cette différence de la production
des deux récurrens fait aussi que le tronc
gauche descend moins directement que l

tronc droit. De plus, le récurrent gauche donne une partie des branches qui répondent aux branches supérieures du tronc, même du côté droit.

128. Immédiatement après la naissance du récurrent gauche, le tronc de ce côté jette en bas un rameau qui va en partie au plexus pulmonaire, & en partie à l'œsophage & à l'aorte.

129. Ces ramifications réciproques de l'une & de l'autre tronc de la huitieme paire, ou tronc sympathique moyen, leur rencontre mutuelle & leur communication avec les filets du Nerf intercostal ou grand sympathique, dont il sera parlé bientôt, forment des entrelacemens particuliers que l'on appelle Plexus. Il y en a ici deux principaux; l'un nommé le Plexus cardiaque, & l'autre le Plexus pulmonaire.

130. Le plexus cardiaque se forme au-dessus du poumon & devant les bronches. Il produit quantité de filets, dont quelques-uns vont au péricarde, & les autres le traversent autour des gros vaisseaux pour se distribuer au cœur.

131. Le plexus pulmonaire est composé des ramifications suivantes que les deux troncs jettent en descendant derriere le poumon. Les filets qui en sortent se répandent en partie au-dessus, mais pour la plupart au-dessous des bronches naissantes, &

ſuivent leur route en ſe diſtribuant par tout
le poumon.

132. Outre ces plexus les troncs donnent, en paſſant, des rameaux aux parties
voiſines, comme au médiaſtin poſtérieūr,
à l'œſophage & à l'aorte ; & toutes ces
ramifications diminuent peu à peu la groſſeur des troncs.

133. Après ces plexus l'un & l'autre
troncs de la huitieme paire changent d'une
maniere très-particuliere. Le tronc du côté
droit va inſenſiblement ſe reculer en arriere à meſure qu'il deſcend, & le tronc gauche ſe porte de la même maniere en devant.

134. Dans ce trajet les deux troncs jettent antérieurement & poſtérieurement ſur
l'œſophage pluſieurs filets qui ſe réuniſſent d'eſpace en eſpace ; non-ſeulement les
filets de chaque tronc entre eux, mais auſſi
les filets d'un tronc avec de pareils filets
de l'autre tronc. Les filets poſtérieurs du
tronc gauche ſont quelquefois plus conſidérables que les filets antérieurs du tronc
droit.

135. Ces diviſions & réunions réitérées,
qui repréſentent une eſpece de plexus,
font, pour ainſi dire, dégénérer les troncs
primitifs en deux cordons particuliers,
dont l'un eſt antérieur, & l'autre poſtérieur, & auxquels on donne le nom de
Nerfs ſtomachiques,

136. Le

136. Le Nerf stomachique postérieur, tire principalement sa naissance du tronc primitif du côté droit; & le Nerf stomachique antérieur tire la sienne du tronc gauche; aussi trouve-t-on souvent le cordon postérieur beaucoup plus fort que l'antérieur, à cause de cette différence qui se trouve entre les filets qui composent l'un & l'autre cordon.

137. Les deux cordons, ou Nerfs stomachiques passent avec l'extrémité de l'œsophage par l'ouverture du petit muscle du diaphragme, & se distribuent sur l'estomac. Le cordon antérieur se répand sur la face supérieure nommée communément antérieure, & le cordon postérieur sur la face inférieure, vulgairement appelée postérieure.

138. Les ramifications de l'un & de l'autre cordon se rencontrent, s'entrelacent & s'unissent en plusieurs endroits, principalement autour de l'orifice supérieur de l'estomac, & le long de sa petite courbure jusqu'au pylore, d'où il résulte une espece de lacis, qu'on appelle plexus coronaire stomachique.

139. Le plexus coronaire ainsi formé produit dès sa naissance deux petits cordons particuliers, dont l'un paroît venir principalement du gros cordon stomachique antérieur, & l'autre du cordon posté-

rieur. Les deux petits cordons particuliers s'unissent vers le tronc de l'artere hépatique; & après l'avoir accompagnée un peu, ils font une bifurcation par deux branches très-courtes.

140. Ces deux branches se jettent aussi-tôt à droite & à gauche, immédiatement au-dessus du cordon transversal qui fait la communication des ganglions sémilunaires de l'un & de l'autre grand Nerf sympathique, & se terminent en s'unissant à ce cordon tranversal en maniere de triangle.

141. C'est ainsi que finit la huitieme paire, ou le Nerf sympathique moyen, de chaque côté, en contribuant avec les grands Nerfs sympathiques à la naissance de plusieurs plexus du bas-ventre, que l'on attribue principalement à ce dernier Nerf. Tels font le plexus hépatique, le plexus splénique, les plexus méfentériques, & même les plexus rénaux.

142. On voit aussi par-là que ces deux grandes paires de Nerfs ont un commerce continuel dans tous les visceres du bas-ventre, aussi-bien que dans la poitrine, comme on verra plus amplement dans la suite.

Nerfs accessoires de la huitieme paire.

143. Les Nerfs accessoires de la huitieme paire naissent par plusieurs filéts des deux côtés de la moelle de l'épine du cou, quelquefois plus haut, quelquefois plus

bas, ils montent chacun entre les plans nerveux qui fortent latéralement de la moelle de l'épine pour former les Nerfs vertébraux ; à mefure qu'ils montent ils groffiffent par les filets qu'ils reçoivent des plans Nerveux poftérieurs.

144. Chacun de ces deux Nerfs accef-foires étant monté au-deffus de la premiere vertebre, s'attache derrïere le ganglion du Nerf fous-occipital, ou Nerf de la dixieme paire ; & ayant reçu au-deffus de cette at-tache deux filets de la portion poftérieure de la moelle, il s'en fépare auffi-tôt pour continuer fa route en haut. J'ai trouvé ces deux filets fans communication avec le ganglion, ni avec le plan antérieur ; de forte qu'ils paroiffent plutôt appartenir au Nerf acceffoire, qu'au Nerf fous-occipital.

145. Ils entrent dans le crâne par le grand trou occipital, & ayant communi-qué avec la naiffance des Nerfs fous-occi-pitaux ou de la dixieme paire, & avec celle des grands Nerfs hypogloffes ou de la neu-vieme paire, ils fortent du crâne avec la huitieme paire, ou les Nerfs fympathi-ques moyens, & communiquent encore avec ces Nerfs fympathiques moyens dans leur paffage commun par le crâne.

146. Auffi-tôt après la fortie du crâne ils donnent chacun un rameau confidérable qui fe divife en deux, dont l'un qui eft

fort court se jette d'abord dans le tronc de la huitieme paire, & l'autre va communiquer avec la petite portion, ou premiere branche de la même paire qui va à la langue. Ils communiquent encore chacun avec le grand Nerf hypogloffe ou la neuvieme paire, & avec le grand Nerf fympathique du même côté.

147. Enfuite le Nerf acceffoire fe jette en arriere, perce le mufcle fterno-maftoï-dien, & va gagner le mufcle trapeze, auquel il fe diftribue & fe termine, après avoir fourni au mufcle rhomboïde. Dans ce trajet il communique avec les trois premieres paires cervicales, & donne des rameaux aux glandes du cou, au mufcle angulaire de l'omoplate, aux *complexus*, au mufcle occipital voifin, & aux tégumens.

148. Les Nerfs hypogloffes externes ou grands hypogloffes guftatifs & linguaux appelés communément la neuvieme paire de la moelle alongée, ou paire linguale, naiffent de côté & d'autre entre les éminences pyramidales & les éminences olivaires, par plufieurs petits filets qui fe collent enfemble & forment pour l'ordinaire à chaque côté deux petits cordons particuliers. Ces deux cordons percent la dure-mere par deux petits trous féparés, & s'uniffent auffi-tôt après à chaque côté en un cordon, ou tronc de Nerf qui fort

du crâne par le trou condyloïdien antérieur de l'os occipital.

149. Après la sortie hors du crâne chacun de ces deux troncs ou cordons eft fort
adhérent au côté externe du tronc de la
huitieme paire & à celui de la dixieme.
De-là le cordon ou tronc de Nerf de chaque côté, paffe auffi-tôt devant le gros ganglion du Nerf intercoftal ou grand Nerf
fympathique, & fe jette entre la veine jugulaire interne & l'artere carotide voifine,
s'avance un peu à côté du mufcle digaftrique, & va gagner la langue.

150. Dans ce paffage entre la jugulaire
& la carotide, le cordon ou tronc jette
un rameau en bas, qui fe diftribue aux
glandes jugulaires, au mufcle peaucier,
&c. & derriere le premier ganglion de
l'intercoftal il en jette encore un qui defcend & s'unit au cordon de la huitieme
paire, ou Nerf fympathique moyen. Un peu
après il en donne un qui defcend fur le
mufcle omo-hyoïdien & fur le fterno-
hyoïdien ; & encore un petit aux mufcles
du larynx.

151. Enfuite le cordon ou Nerf de la
neuvieme paire fe courbe vers l'angle de
la mâchoire inférieure, & s'avance fur le
devant entre le mufcle kerato-bafiogloffe
& le mufcle mylo-hyoïdien, fous le mufcle
geniogloffe. Il donne des filets à tous ces

muscles, & après cela se perd dans la langue, en communiquant avec les filets du rameau lingual du Nerf maxillaire inférieur, & avec ceux du rameau lingual de la huitieme paire.

152. Avant que de se courber vers l'angle de la mâchoire inférieure, & un peu au-dessous de l'apophyse styloïde de l'os des tempes, il communique avec la premiere paire cervicale, & ensuite il jette un petit rameau au larynx, & un autre plus considérable, qui descend derriere le muscle sterno-mastoïdien sur les muscles antérieurs du cou, & communique avec la premiere & la seconde paire vertébrale.

153. Ce dernier rameau communique aussi avec la portion dure du Nerf auditif, & même avec les paires vertébrales suivantes; après quoi il se termine principalement dans les muscles sterno-hyoïdien, ou sterno-thyroïdien.

Nerfs sous-oc-cipitaux

154. Les Nerfs sous-occipitaux, appelés communément la dixieme paire, naissent un peu plus bas, & plus latéralement que les précédens, à l'extrémité de la moelle alongée, vis à-vis la partie postérieure des apophyses condyloïdes de l'os occipital.

155. Ils viennent de côté & d'autre de la partie antérieure de la moelle par un plan simple de petits filets & communiquent par quelques filets collatéraux avec la pre-

miere paire cervicale, avant que de percer la dure-mere.

156. Ils percent la dure-mere directement en dehors vis-à vis leur naissance, & à l'endroit où les arteres vertébrales la percent en dedans, comme par un même trou, mais au-dessous des arteres.

157. Ils se glissent ensuite en bas dans la duplicature de la dure-mere & en sortent aussi-tôt immédiatement sur le bord du grand trou occipital en traversant l'alongement ou entonnoir occipital de la dure-mere.

158. Après cette sortie chacun d'eux va gagner l'échancrure postérieure de l'apophyse oblique supérieure de la premiere vertebre du cou, dans laquelle il se glisse de derriere en devant, avec & sous l'artere vertébrale qui coule dans la même échancrure.

159. Ayant passé l'échancrure il forme un ganglion & donne des filets aux muscles droits & obliques de la tête, avec un qui descend par les trous tranfverfaires des vertebres du cou, & le long des vaisseaux sanguins qui y passent.

160. Après avoir formé un ganglion & donné ces filets, il se contourne en devant & en bas sur l'apophyse tranfverse de la premiere vertebre, & fait une espece d'arcade, ou anse avec un rameau montant de la premiere paire cervicale.

161. Cette arcade embraffe l'apophyfe tranfverfe fur le devant, & elle forme plufieurs communications avec le premier ganglion du Nerf intercoftal ou grand Nerf fympathique. Elle eft fort adhérente par fa convexité à la huitieme & à la neuvieme paire.

162. La partie fupérieure de cette même arcade, ou le ganglion même, jette en haut un Nerf confidérable qui eft groffi d'abord par l'union d'un rameau court de la premiere paire cervicale, & monte en arriere fous la convexité de l'occiput, fous le nom de Nerf occipital, où il fe diftribue par plufieurs ramifications jufques vers le fommet & les parties latérales de la tête.

163. Enfin les Nerfs fous-occipitaux, autrement appelés Nerfs de la dixieme paire, ont cela de commun avec le Nerf de la moelle alongée, qu'ils n'ont chacun pour origine qu'un feul paquet antérieur de filets, & qu'ils n'ont point de paquet ou faifceau poftérieur comme les Nerfs vertébraux. Il eft vrai qu'en arriere on y trouve quelquefois à chaque côté un petit filet fimple, qui néanmoins paroît plutôt appartenir au Nerf acceffoire de la huitieme paire, qu'à celui de la dixieme.

164. La defcription particuliere des Nerfs grands fympathiques ou Nerfs intercoftaux, de leur partage, de leur route, & de leur

grande étendue, ne paroît plus convenable après celle des Nerfs vertébraux, à caufe de leur communication prefque univerfelle avec les mêmes Nerfs.

165. Les Nerfs vertébraux font tous ceux qui naiffent de la moelle de l'épine du dos, & fortent du grand canal offeux de cette épine, entre les vertebres & par les trous latéraux que forme la rencontre des échancrures de ces vertebres.

166. Le tronc primitif de chaque Nerf vertébral a ordinairement pour origine deux paquets plats de plufieurs filets médullaires ou nerveux, un antérieur & un poftérieur. Ces deux différens paquets de chaque côté s'approchent l'un de l'autre, & percent latéralement la production de la dure mere. Ils s'uniffent auffi-tôt après en formant une efpece de nœud appelé ganglion, & ce ganglion produit enfin le tronc.

167. Je compte à la maniere accoutumée les Nerfs vertébraux par paires, en commençant par ceux qui paffent entre la premiere & la feconde vertebre. Ce dénombrement des Nerfs vertébraux s'accorde avec le dénombrement ordinaire des vertebres; ainfi il y a fept paires de Nerfs vertébraux du cou, ou Nerfs cervicaux; douze paires de Nerfs vertébraux du dos, ou Nerfs dorfaux; cinq paires de Nerfs vertébraux des lombes, ou Nerfs lombaires; & enfin cinq

ou six paires de Nerfs de l'os *facrum*, ou Nerfs facrés.

168. Ce font les Nerfs dorfaux, & principalement ceux qu'on appelle Nerfs coftaux, qui déterminent cet arrangement; car il y a autant de paires de Nerfs coftaux qu'il y a de côtes, & la premiere paire de ces Nerfs paffe entre la premiere & la feconde vertebre du dos.

169. Je n'avertis pas ici que la moelle épiniere, d'où ces Nerfs prennent leur origine, ne va pas fi loin que le grand canal offeux commun de toutes les vertebres, ni d'autres particularités de cette moelle: On en trouvera l'expofition détaillée dans le Traité de la Tête par rapport au cerveau, dont la moelle épiniere eft la vraie continuation.

Premiere paire des Nerfs cervicaux.
170. La premiere paire cervicale paffe entre la premiere & la feconde vertebre du cou. Elle eft plus poftérieure ou en arriere que les paires fuivantes, & fes ganglions font plus gros que les leurs.

171. Le tronc de l'un & de l'autre de ces Nerfs jette d'abord antérieurement un petit rameau qui monte devant l'apophyfe tranfverfe de la premiere vertébre, & forme l'arcade de communication avec le petit rameau defcendant du Nerf fous-occipital voifin dont il a déjà été parlé, & par conféquent communique encore avec le

Nerf intercoſtal, ou grand Nerf ſympathique du même côté.

172. Poſtérieurement il jette une branche conſidérable, qui groſſit, d'abord par un
petit rameau de communication de la ſeconde paire cervicale. Cette branche communique auſſi avec le Nerf ſous-occipital,
& paſſe enſuite entre le muſcle *complexus*
& le petit droit poſtérieur de la tête, ſe
tourne en arriere & ſe diſtribue aux autres
petits muſcles poſtérieurs de la tête, au
muſcle *ſplenius*, au *complexus* & au trapeze. Il traverſe ces muſcles & monte ſur
l'occiput, où il ſe ramifie en arriere, en
haut, en devant, au muſcle occipital &
au crotaphite du même côté.

173. Il jette encore un filet qui ſe bifurque & dont une portion monte ſur le
muſcle ſterno-maſtoïdien autour du Nerf
acceſſoire de la huitieme paire, ou ſympathique moyen, & ſe gliſſe derriere ce muſcle pour aller gagner le muſcle *ſplenius*.

174. L'autre portion du filet deſcend en
bas, & par un contour particulier fait une
communication avec la ſeconde cervicale
& avec le Nerf intercoſtal, ou grand ſympathique voiſin. Cette ſeconde portion de
filet fournit auſſi des filamens aux muſcles
antérieurs de la tête & du cou, au ſterno-
maſtoïdien & au *ſplenius*.

175. Un de ces petits filets communique

avec la neuvieme paire du cerveau ou grand Nerf lingual, & va au mufcle fterno-hyoïdien, au mufcle thyro-hyoïdien & aux glandes thyroïdes.

Seconde paire cervicale.

176. La feconde paire cervicale paffe entre la feconde & la troifieme vertebre du cou. En fortant elle communique d'abord en devant avec le gros ganglion du Nerf intercoftal ou grand fympathique. Elle communique auffi en haut avec la premiere paire cervicale, & en bas avec la troifieme.

177. Le tronc de chaque côté fe divife enfuite en plufieurs branches, mais auparavant il fort de fon union avec la premiere paire cervicale un petit filet, & il en part un autre de fon union avec la troifieme paire cervicale.

178. Ces deux filets s'uniffent en bas & n'en font qu'un, qui defcend le long de la veine jugulaire interne, & fait en bas une anfe confidérable pour remonter le long de l'artere carotide jufqu'à la glande parotide, où il fe détourne pour s'unir, ou communiquer avec le tronc de la neuvieme paire du cerveau. La courbure de l'anfe donne un filet qui fe diftribue aux mufcles coraco-hyoïdien, fterno-hyoïdien, & fterno-thyroïdien.

179. Le tronc même jette vis-à-vis le mufcle fterno-maftoïdien une branche qui communique derriere ce mufcle avec le

Nerf acceſſoire de la huitieme paire, &
cela ſimplement, ou en maniere de plexus.

180. Cette branche va enſuite derriere
le muſcle *ſplenius*, perce la portion ſupérieure du muſcle trapeze entre le grand
Nerf occipital & l'oreille, & monte à la
partie latérale de l'occiput, où elle communique avec la pareille branche de l'autre
côté. Elle ſe diſtribue de côté & d'autre
aux muſcles ci-deſſus nommés & au muſcle
angulaire de l'omoplate.

181. Le tronc de la ſeconde cervicale
jette encore en bas des branches à la partie
moyenne du muſcle trapeze, au muſcle ſterno maſtoïdien, & aux muſcles vertébraux
voiſins. On trouve encore quelquefois en
arriere une communication particuliere
entre ce tronc & la troiſieme cervicale.

182. Après ces branches le tronc s'a-
vance vers le bord poſtérieur de la portion
moyenne du muſcle ſterno-maſtoïdien, &
fait un contour de derriere en devant ſur
ce muſcle. Dans ce contour il jette pluſieurs branches. Il en jette d'abord une qui
deſcend en arriere & ſe diſtribue par pluſieurs rameaux au muſcle ſcalene, au tranſverſaire, &c.

183. Il jette une autre branche qui communique avec la troiſieme paire cervicale,
à l'endroit où cette paire produit le Nerf
diaphragmatique, & ainſi contribue à la

formation de ce Nerf. Il part encore du même contour un filet qui monte & communique avec un filet ou deux filets de la branche inférieure de la portion dure du Nerf auditif.

184. L'extrémité du contour sûr le devant du muscle sterno-mastoïdien se divise en deux branches, dont l'une va en haut & l'autre en bas. La branche supérieure monte sur ce muscle jusqu'au bas de l'oreille, où elle donne un rameau derriere l'oreille & un autre à la glande parotide, qui s'y rencontre avec le tronc de la portion dure du Nerf auditif, & monte devant l'oreille.

185. La branche inférieure de l'extrémité du contour se jette de derriere en devant, se ramifie sur le muscle peaucier, & se distribue sur les tégumens de la gorge, en donnant des rameaux au sterno-hyoïdien, & se perd dans ces tégumens vers le larynx. Elle communique aussi avec une branche descendante de la portion dure & avec une de la neuvieme paire du cerveau.

186. Cette branche inférieure dès son origine donne un rameau qui descend tout le long de la partie postérieure du sterno-mastoïdien, jette des rameaux aux glandes jugulaires, à la graisse & aux tégumens de la partie latérale inférieure du cou, passe pardevant la partie moyenne de la cla-

vicule, & va se perdre au-dessous dans les tégumens de ce côté de la poitrine.

187. La troisieme paire cervicale ou vertébrale, passe entre les troisieme & quatrieme vertebres du cou, & communique en haut avec la seconde paire, en bas avec la quatrieme, en devant avec le grand Nerf sympathique, & avec un filet de la neuvieme paire du crâne. Elle communique encore avec le Nerf accessoire du Nerf sympathique moyen par un filet qui va au muscle trapeze.

188. Chaque tronc de la troisieme paire vertébrale jette plusieurs branches aux parties antérieures, postérieures & latérales du cou, sçavoir, aux muscles, aux glandes, aux membranes, à la graisse & à la peau, jusqu'aux parties supérieures voisines du thorax & de l'épaule.

189. Parmi les branches postérieures il y en a une qui va au muscle sur-épineux, & en passant par-dessus l'échancrure de la côte supérieure de l'omoplate, donne des filets à l'extrémité du muscle omo-hyoïdien; & il y en a une autre petite qui en allant au muscle trapeze communique avec un filet du Nerf accessoire de la huitieme paire.

190. Parmi les branches moyennes il y en a qui vont aux glandes jugulaires, au muscle souclavier, aux portions voisines

du muscle pectoral, du deltoïde & du trapeze, & aux tégumens qui y répondent.

191. Parmi les branches antérieures il y en a une qui étant fortifiée par un rameau de la seconde paire cervicale, s'unit d'abord en dessous avec un autre de la quatrieme paire, & forme par ce concours un cordon appelé Nerf diaphragmatique.

192. Ce Nerf diaphragmatique passe devant la portion antérieure du muscle scalene, & entre dans la poitrine derriere l'extrémité antérieure de la clavicule. A son entrée dans la poitrine il reçoit encore un filet d'augmentation de la premiere paire dorsale, & communique avec le grand Nerf sympathique. Il descend obliquement vers le devant, & passe devant l'artere souclaviere à côté du Nerf sympathique moyen, près de la naissance du Nerf récurrent.

193. Le Nerf diaphragmatique étant entré dans la poitrine, descend immédiatement devant la naissance, ou racine du poumon, à côté & tout le long du péricarde, auquel il est collé latéralement, & enfin se jette un peu en arriere dans le diaphragme.

194. Il se distribue par plusieurs ramifications dans le grand muscle du dia-

phragme. Il envoie auffi quelques filets à la portion inférieure du diaphragme, & par-là communique avec le Nerf intercoftal, ou grand fympathique, avec les *plexus* voifins du bas-ventre.

195. Le Nerf diaphragmatique du côté droit defcend le long de la veine cave fupérieure, ce qui le fait paroître plus antérieur que celui du côté gauche.

196. Le Nerf diaphragmatique du côté gauche eft d'abord un peu reculé vers le tronc de l'aorte, & fait enfuite un trajet plus long que celui du côté droit ; car il fe détourne pour paffer à côté de la portion du péricarde, qui répond à la pointe du cœur ; c'eft pourquoi il eft plus long que celui du côté droit. Enfuite il fe recourbe pour aller fe diftribuer dans le diaphragme comme l'autre.

197. Les quatre dernieres paires des Nerfs cervicaux, paffent entre les portions du mufcle fcalene. Elles font en général plus groffes que les trois premieres. Elles s'uniffent enfemble par leurs troncs, & forment avec la branche de communictaion de la troifieme paire cervicale & le tronc de la premiere paire dorfale une efpece de lacis ou gros *plexus*, qui eft comme enveloppé d'une gaîne membraneufe, & qui produit fix cordons confidérables, comme autant de troncs

particuliers , lefquels fe diftribuent aux bras & font en général appelés Nerfs brachiaux.

Les Nerfs brachiaux en général.

198. Les Nerfs brachiaux en général font au nombre de fix cordons à chaque côté, comme je viens de dire. L'an 1697, M. Duverney en caractérifa cinq par ces noms : Le mufculo-cutané, ou cutané externe, le médian, le cubital, le cutané interne, & le radial, prenant pour une branche du radial celui que je regarde comme un cordon principal, & que j'appelle axillaire ou articulaire.

199. Ces fix cordons des Nerfs brachiaux ne viennent pas un à un & féparément. Leur naiffance ou formation eft fi compliquée, qu'il eft d'abord affez difficile de la déterminer ; & il paroît que les cinq paires vertébrales par le moyen de leur union plexiforme contribuent conjointement à la formation de chacun des fix cordons brachiaux.

200. Quatre de ces cordons ou Nerfs brachiaux naiffent antérieurement du gros *plexus* ; fçavoir, le mufculo-cutané, le médian, le cubital, & le cutané interne. Les deux autres cordons en viennent poftérieurement ; fçavoir, le radial & l'axillaire ou articulaire.

201. Le mêlange ou gros *plexus* des cinq paires vertébrales qui forme ces fix

cordons, se fait de la maniere suivante.

202. La quatrieme & la cinquieme paire cervicale, environ un pouce ou plus après leur sortie, s'uniſſent & font un tronc commun. La ſeptieme paire cervicale & la premiere paire dorſale s'uniſſent auſſi en un tronc commun, mais près de leur origine. La ſixieme paire cervicale fait ſolitairement un chemin plus long entre ces deux troncs communs, & reçoit après cela de l'un & de l'autre une portion de communication qui la groſſit.

203. Ces cinq gros Nerfs vertébraux de chaque côté ainſi mêlés, entrelacés & compliqués ſe partagent de nouveau par un arrangement particulier très-différent de l'arrangement ordinaire, & forment les ſix cordons, ou Nerfs brachiaux. Cette union & ce mêlange plexiforme varient quelquefois.

204. La maniere dont les ſix Nerfs brachiaux tirent leur origine du *plexus* des cinq paires vertébrales, eſt pour l'ordinaire celle-ci.

205. Le muſculo-cutané eſt formé de l'union de la quatrieme & de la cinquieme des paires cervicales & de leur communication collatérale avec la troiſieme & la ſixieme de ces paires.

206. Le médian vient d'un côté de l'union de la ſixieme paire cervicale avec

les deux paires précédentes, & de l'autre
côté il vient de l'union de la septieme
paire cervicale avec la premiere paire dorfale. Ces deux unions forment un angle
aigu, dont la pointe produit le Nerf
médian.

207. Le cubital part de l'union de la
septieme paire cervicale avec la premiere
paire dorfale & même un peu plus près
de la branche ou côte inférieure de l'angle
du Nerf médian

208. Le cutané interne fait à peu près
de même.

209. Le radial eſt le plus gros de tous,
& il part de la pointe d'un autre angle
nerveux, dont la branche ou côte supérieure eſt formée par l'union des troncs
de la quatrieme, cinquieme & sixieme
des paires cervicales. La branche ou côte
inférieure de cet angle nerveux vient de
l'union de la septieme paire cervicale avec
la premiere paire dorfale.

210. Le Nerf axillaire, ou articulaire
fort immédiatement auprès de la naiſſance
du radial, principalement contre la côte
ou branche supérieure de l'angle nerveux,
d'où ce radial vient, & il communique
avec tous les autres.

211. Outre les gros Nerfs brachiaux, il
part plusieurs petites branches de chacune
des quatre dernieres paires cervicales. Il

est à propos de faire la description particuliere de ces petites branches avec celle
de leurs troncs, avant que d'entrer dans
le détail de la distribution des Nerfs brachiaux.

212. La quatrieme paire cervicale passe
entre les quatrieme & cinquieme des
vertebres du cou, & communique en
dessus avec la troisieme paire, en dessous
avec la cinquieme paire, & en devant
avec le Nerf intercostal, ou grand sympathique.

213. Elle jette plusieurs rameaux, qui se
distribuent au muscle scalene, au muscle
angulaire de l'omoplate, au rhomboïde,
au trapeze, & même au grand pectoral.
Elle donne aussi un filet qui contribue
à la formation du Nerf diaphragmatique.
Ensuite le tronc s'avance un travers de
doigt sans aucune ramification, & se
joint au tronc de la cinquieme paire cervicale.

214. A l'endroit de cette union, ou un
peu auparavant, il donne une branche
assez considérable, qui après avoir jeté
un filet au muscle sous-scapulaire, passe par
la petite échancrure de la côté supérieure de l'omoplate sous le ligament de cette
échancrure, & donne des filets au muscle
sur-épineux. Ce rameaux se glisse ensuite
sous le muscle sur-épineux & sous l'a-

cromion, pour aller gagner le muſc
ſous-épineux & le rond.

*Cin-
quieme
paire
cervi-
cale.*

215. La cinquieme paire cervicale paſ
entre la cinquieme & la ſixieme des ve
tebres du cou, & communique avec
quatrieme & la ſixieme des paires ce
vicales, & avec le Nerf intercoſtal, c
grand ſympathique.

216. Enſuite chaque tronc jette ant
rieurement un rameau qui s'unit avec u
pareil rameau de la ſixieme paire cerv
cale, & qui ſe diſtribue au muſcle ſca
lene, à la ſurface du grand pectoral, ε
aux tégumens voiſins. Le tronc donn
auſſi près de ſa naiſſance un rameau qu
deſcend derriere l'origine du tronc de l
ſixieme paire cervicale, & en reçoit auſ
un petit filet de communication.

217. Ce rameau ainſi fortifié deſcen
ſur la convexité du thorax, & ſe diſtribu
aux muſcles qui le couvrent. Il ſe gliſſ
d'abord ſous le grand & le petit muſcl
pectoral, enſuite entre le grand dentel
& le ſous-ſcapulaire.

218. Après cela ce rameau deſcenc
en bas & gagne la partie antérieur
moyenne, & preſque inférieure du muſcl
grand dorſal, vers la troiſieme fauſſe côtε
Il ſe termine dans ce muſcle & dans le
tégumens.

*Deux
dernie-*

219. La ſixieme & la ſeptieme des pai

res cervicales, ayant paſſé l'une ſous la ſixieme, & l'autre ſous la ſeptieme ver-rebre du cou, & ayant fait des communi-cations comme les précédentes, donnent auſſi pluſieurs filets aux parties voiſines.

120. Le rameau de la ſixieme paire qui s'unit antérieurement avec un pareil rameau de la cinquieme paire pour ſe diſ-tribuer ſur la poitrine, comme il eſt dit, jette en bas un filet qui avec un filet com-mun de la ſeptieme paire cervicale & de la premiere dorſale, forme une eſpece d'anſe par laquelle paſſe l'artere axillaire.

221. *Nota.* Tous ces Nerfs jettent des filets aux tégumens voiſins. Il en part auſſi pour les glandes axillaires.

222. Le Nerf muſculo-cutané qui ſe préſente naturellement à côté du Nerf cu-tané interne, naît de l'union de la qua-trieme & cinquieme paires cervicales, & participe de leur communication latérale avec la troiſieme & la ſixieme paire.

223. Il va gagner l'extrémité ſupérieure du muſcle coraco-brachial & le perce obliquement de haut en bas, en lui don-nant quelques filets. Après cela il deſcend le long du bras derriere le muſcle *biceps*, qui le couvre & dont les deux portions en reçoivent auſſi des rameaux.

224. Enſuite il ſort de derriere le *biceps* en ſe gliſſant de dedans en dehors entre

l'extrémité inférieure de ce muscle & le muscle brachial, auquel il donne aussi. Il s'avance vers la peau dans le pli du bras, immédiatement derriere la veine médiane, où il côtoye la peau & devient Nerf cutané. De-là il se glisse tout le long entre le muscle long supinateur & les tégumens voisins, au côté interne de la Veine céphalique jusqu'au pouce.

225. Il se distribue enfin aux tégumens de la partie antérieure du poignet, à ceux du pouce & de la convexité de la main. Avant que d'arriver au poignet, il passe par-dessus la veine céphalique, & vers le pouce il communique avec un rameau du Nerf radial.

Nerf médian. 226. Le Nerf médian est situé entre le Nerf musculo-cutané & le Nerf cubital. Il naît de l'union des trois, sçavoir d'une branche de la sixieme paire cervicale, d'une de la septieme, & d'une petite de la premiere dorsale. Il est dans quelques sujets formé par l'union de deux branches principales, dont l'une résulte de l'union du premier Nerf dorsal avec le dernier cervical, & l'autre de l'union des trois Nerfs précédens.

227. Il descend avec l'artere brachiale le long du bras, sous le bord interne du *biceps*, après avoir passé derriere l'attache inférieure du muscle coraco-brachial, &

va

va gagner le pli du bras entre l'extrémité inférieure du muscle brachial, & du pronateur rond. Il donne chemin faisant des filets de côté & d'autre à tous ces muscles.

228. Il passe derriere la branche médiane de la veine basilique, en s'approchant du condyle interne. Il se glisse derriere au travers du pronateur rond, & descend entre les muscles sublime & profond, en leur donnant des rameaux.

229. Sous le muscle pronateur rond, il donne un rameau particulier, qui coule le long du ligament interosseux, derriere le muscle carré jusqu'au poignet, en donnant des filets à ce même muscle.

230. Ensuite le tronc, après quelques ramifications cutanées, passe sous le ligament transversal interne du poignet ou carpe dans la paume de la main, où il donne plusieurs rameaux, sçavoir deux aux muscles thénar & antithénar, deux aux parties latérales concaves du pouce, deux à celles de *l'index*, deux à celles du grand doigt, & une à la partie latérale voisine du doigt annulaire, après avoir communiqué avec un rameau du Nerf cubital. Ces rameaux vont jusqu'au bout des doigts, & donnent en passant aux tégumens, aux ligamens, aux tendons, &c.

231. Le Nerf cubital naît de l'union de la septieme paire cervicale & de la pre-

Le Nerf cubital.

miere paire dorfale. Il communique avec
la racine inférieure du Nerf médian.

232. Il defcend au côté interne du bras,
le long de la partie interne du mufcle
grand anconé, entre l'artere brachiale &
la veine bafilique. Il ne donne dans ce trajet que de petits filets de côté & d'autre
aux mufcles voifins & aux tégumens.

233. Il fe gliffe entre le condyle interne
de l'os du bras & l'olécrane, où il eft feulement couvert d'une efpece de ligament
& des tégumens. C'eft ce qui rend les coups
au coude fi fenfibles, même jufqu'au petit
doigt, où ce Nerf fe termine.

234. Il defcend enfuite tout le long du
mufcle cubital interne, en donnant des filets aux mufcles voifins, au mufcle carré
& aux tégumens, jufqu'à l'extrémité inférieure du *cubitus*, où il fe divife en deux
branches, une groffe & une petite.

235. La groffe branche, ou plutôt la
continuation du tronc même, paffe à côté
de l'os lenticulaire ou pififorme du carpe,
fous le gros ligament annulaire tranfverfe,
& gagne la partie de la paume de la main
qui répond aux deux derniers doigts, ou
il donne d'abord quelques filets aux tégumens & aux ligamens des os du carpe.

236. Il fe divife auffi-tôt après en trois
rameaux particuliers, dont un fait une efpece d'arcade en fe diftribuant aux petits

muscles voisins du pouce & aux muscles interosseux ; un autre se bifurque pour les parties latérales concaves voisines du doigt annulaire & du petit doigt ; le troisieme va à l'autre partie latérale concave du petit doigt, & aux muscles voisins.

237. La petite branche se tourne en dehors derriere le tendon du muscle cubital externe, & va gagner la partie de la convexité de la main qui répond aux deux derniers doigts. Elle se distribue aux parties latérales convexes de ces deux doigts, à peu près comme la précédente se distribue à leurs parties latérales concaves. Elle donne aussi au muscle hypothénar, au muscle métacarpien & aux tégumens. Elle communique avec un rameau du Nerf médian.

238. Le Nerf cutané interne est fort délié. Il naît de l'union de la septieme paire cervicale avec la premiere paire dorsale, mais principalement de celle-ci. Il passe sur les autres Nerfs brachiaux, & descend tout le long de la partie interne du bras, entre les tégumens & les muscles.

Le Nerf
cutané
interne.

239. Il se divise avant que de descendre, en deux branches, qui s'accompagnent de près jusques vers le condyle interne, à côté de la veine basilique, étant couvertes de la branche médiane de cette veine.

249. De ces deux branches l'une descend tout le long des tégumens qui couvrent le

muscle radial interne & le muscle radial
grêle, ou prétendu palmaire, & ensuite se
ramifie dans la peau qui couvre le poignet & le commencement de la paume de
la main.

241. L'autre branche se jette un peu plus
en arriere, & tout le long des tégumens qui
couvrent le muscle cubital interne & l'os
du coude, en s'y ramifiant jusqu'au petit
doigt.

Le Nerf radial. 242. Le Nerf radial, ainsi nommé parce qu'il va accompagner le rayon & l'ar-
tere radiale, naît de l'union de trois branches composées, dont la premiere vient
d'un tronc combiné de la quatrieme & de
la cinquieme paires cervicales, la seconde
du tronc propre de la sixieme paire, & la
troisieme d'un tronc combiné de la septieme paire cervicale & de la premiere
paire dorsale.

243. Le tronc du Nerf radial est situé
plus profondément que les autres Nerfs
brachiaux. D'abord il se tourne de devant
en arriere pour faire un contour particulier autour de l'os du bras, entre cet os &
les muscles anconés.

244. Ce contour du Nerf radial est oblique & en vis, conformément à l'impression que l'on voit à l'os même. Avant ce
trajet le Nerf donne des branches aux trois
muscles anconés, surtout à l'anconé long

& à l'anconé externe. Ensuite il tourne de derriere en devant, entre le muscle anconé externe & le muscle brachial.

245. Dans le passage, ou contour même il jette des rameaux cutanés, dont le plus considérable gagne le condyle externe de l'os du bras, & se distribue tout le long aux tégumens qui couvrent le rayon antérieurement & extérieurement, & à ceux qui couvrent les parties antérieures du poignet, & de la convexité de la main jusqu'au pouce.

246. Vers le pli du bras le tronc du Nerf radial se détourne en dehors, & descend entre l'extrémité inférieure du muscle brachial & l'extrémité supérieure du muscle long supinateur, en donnant des rameaux à ces muscles & aux voisins.

247. Etant parvenu à la tête du rayon, il se divise en deux, ou plutôt il jette une branche principale, qui va le long entre le rayon & le muscle long supinateur jusqu'au-delà du milieu du rayon, où elle se glisse entre le muscle long supinateur & le muscle radial.

248. Cette branche accompagne l'artere radiale externe près les tégumens, & étant parvenue vers la partie inférieure du rayon, elle se distribue en trois rameaux pour les parties convexes latérales de trois doigts & demi.

K iij

249. Un de ces rameaux va à la partie latérale interne du pouce & aux tégumens. Un autre se divise en deux pour la partie latérale externe du Pouce, & pour la partie latérale antérieure de *l'index* ; donnant toujours en passant des filets aux tégumens des os du métacarpe. Le troisieme rameau se divise en plusieurs pour gagner la partie latérale postérieure de l'index, les deux côtés du *medius* & la partie latérale antérieure de l'annulaire.

250. La branche même se distribue dans tout ce passage aux tégumens, & enfin aux muscles interosseux.

251. Le tronc radial, ou si l'on veut, la grosse branche de sa bifurcation, passe entre l'extrémité supérieure du rayon & le muscle supinateur court, donnant en passant à ce muscle, au petit anconé, au supinateur long, & au muscle radial externe.

252. Ensuite il se perd dans le muscle extenseur commun des doigts, dans ceux du poignet & du pouce, après avoir communiqué avec un rameau du Nerf musculo-cutané.

Le Nerf axillaire ou articulaire.

253. Le Nerf axillaire, ou articulaire prend son origine des deux dernieres paires cervicales, & paroît quelquefois n'être qu'une grosse branche du Nerf radial. Il va dans le creux de l'aisselle, derriere la tête de l'os du bras, entre les muscles

grand & petit rond, & se jette ou se contourne de dedans en arriere, & en dehors autour du col de cet os, en se glissant entre l'articulation & l'extrémité supérieure du muscle long anconé, pour aller gagner le muscle deltoïde.

254. Il se divise en plusieurs rameaux, qui vont gagner principalement le muscle deltoïde en haut & en bas, & s'y ramifient, donnant en chemin au muscle sousscapulaire, à l'extrémité supérieure du muscle long anconé, au grand & petit rond, au sur-épineux. Il donne même au muscle grand dorsal & au muscle anconé externe.

255. Les Nerfs dorsaux ou costaux sont au nombre de douze paires, comme il a été marqué au commencement de ce Traité; & ils mériteroient d'être appelés Nerfs intercostaux à plus juste titre que les grands Nerfs sympathiques auxquels on avoit donné ce nom.

Les Nerf dorsaux ou costaux.

256. Ils ont cela de commun ensemble, que dès leur sortie d'entre les vertebres du dos, & avant que d'accompagner les côtes, ils jettent ordinairement deux filets en devant pour communiquer avec le grand Nerf sympathique, ou prétendu Nerf intercostal, & plusieurs filets en arriere pour les muscles vertébraux & autres muscles voisins.

257. On nomme chacune de ces douze paires par le nombre des vertebres fous lefquelles elles paffent ; par exemple, la premiere paire, la feconde paire, &c.

258. La premiere paire entre dans la compofition des Nerfs brachiaux, comme il eft dit, & jette conjointement avec la feconde paire des rameaux thorachiques.

259. Les fept paires fupérieures vont chacune tout le long fous les vraies côtes jufqu'au *fternum*, & fe diftribuent aux mufcles intercoftaux, qu'elles percént auffi en dedans & en dehors pour aller aux grands dentelés, aux pectoraux, &c. & aux tégumens externes.

260. La feptieme paire étant arrivée à la portion cartilagineufe de la feptieme côte, defcend & fe diftribue entre les mufcles larges du bas-ventre.

261. Les cinq dernieres paires quittent les extrémités des fauffes côtes, pour fe diftribuer aux mufcles du bas-ventre.

262. L'onzieme paire donne auffi quelques filets au diaphragme, & enfuite fe gliffe entre le mufcle tranfverfe & le péritoine.

263. La derniere de toutes fe diftribue aux mufcles tranfverfes & aux obliques internes.

264. Tous ces Nerfs envoyent plufieurs ramifications à travers les mufcles aux

tégumens, & forment les Nerfs cutanés du thorax, des deux premieres régions du bas-ventre & de la portion supérieure des lombes.

265. Les cinq paires de Nerfs lombai-res ont cela de commun, qu'elles jettent en arriere des filets pour les muscles ver-tébraux, qu'elles communiquent ensemble, qu'elles communiquent avec le grand Nerf sympathique de chaque côté, & qu'elles sont couvertes par les muscles psoas. *Nerfs lombai-res.*

266. Leurs branches de communica-tion avec les grands Nerfs sympathiques sont longues, parce que ces Nerfs s'avan-cent beaucoup vers le devant des corps des vertebres lombaires.

267. On fait le dénombrement de ces paires de Nerfs selon le dénombrement des vertebres lombaires sous lesquelles elles passent.

268. Les Nerfs lombaires de la pre-miere paire passent entre la premiere & la seconde vertebre des lombes, & ils reçoivent chacun de leur côté un rameau de communication de la derniere paire dorsale, & en donnent un à la seconde pai-re des lombes, ou à une branche de cette seconde paire. *Premiere paire lombai-re.*

269. Chaque tronc communique aussi avec le grand sympathique voisin par un rameau assez long. Ensuite il produit trois

branches, une postérieure & deux antérieures. Des deux antérieures l'une est interne & l'autre externe, qui est plus grosse
que l'interne.

270. La branche postérieure perce le
muscle carré des lombes, se glissant entre les parties postérieures des muscles
obliques du bas-ventre, perce l'oblique
externe, & se distribue à la peau voisine,
jusqu'à la fesse. Cette branche donne aussi
aux muscles vertébraux & au muscle sacro-lombaire.

271. La branche antérieure externe
perce l'extrémité supérieure du muscle
psoas obliquement en dehors, passe à travers le muscle carré des lombes, & se
glisse le long de la crête de l'os des îles
jusques vers l'épine antérieure de cet os.

272. Elle donne des filets aux muscles
du bas-ventre, & se distribue sur la bande large, ou *fascia lata* aux tégumens voisins, à ceux de la partie antérieure externe
de la cuisse & aux glandes inguinales.

273. La branche antérieure interne perce aussi le muscle *psoas* presque au même
endroit, mais plus en devant, descend sur
ce muscle, passe sur le muscle iliaque
jusqu'au commencement du ligament tendineux de Fallope, où elle rencontre la
branche antérieure, s'unit avec elle, &
forme par cette union un Nerf particulier

qui va le long du même ligament & de la face interne de l'aponévrose du muscle oblique externe, jusqu'à l'ouverture communément appelée l'Anneau du muscle.

274. Ce Nerf particulier sort par l'ouverture aponévrotique du muscle oblique externe, & se divise de nouveau en plusieurs filets cutanés qui vont au *pubis* & aux tégumens des parties naturelles de l'un & de l'autre sexe, &c. Il en donne aussi aux cordons spermatiques, & aux cordons vasculeux, ou faux ligamens ronds.

275. Outre ces branches le tronc de la première paire donne près de son union avec le tronc de la seconde deux rameaux grêles, étroitement collés ensemble, qui descendent derriere le muscle *psoas*, traversent une des attaches tendineuses du petit muscle diaphragmatique sur la troisieme vertebre des lombes, & communiquent avec le grand sympathique.

276. Ces deux rameaux s'accompagnent ainsi jusqu'au ligament inguinal, ou ligament tendineux de Fallope. Ici l'un va suivre les vaisseaux spermatiques jusqu'aux testicules, l'autre passe sous le ligament à la peau & aux glandes de l'aîne.

277. Le tronc fait descendre de l'endroit de ce partage, tout droit en bas, un rameau qui s'unit avec la seconde paire

lombaire, ou plutôt avec une branche qui en part. Le tronc va ensuite contribuer à la naissance d'un gros cordon appelé Nerf crural.

Deuxie-
me paire
lombai-
re.

278. Les troncs des Nerfs lombaires de la seconde paire, sortent entre la deuxieme & la troisieme vertebres des lombes. Chacun de ces troncs ayant communiqué avec ceux de la premiere paire & avec le grand Nerf sympathique, donne d'abord plusieurs petits rameaux aux parties voisines du muscle *psoas*,, & un gros rameau en arriere pour le muscle carré des lombes, le sacro-lombaire, le long dorsal, & les muscles vertébraux voisins; après avoir percé le muscle carré.

279. Après cela le tronc donne une branche menue, qui dès son origine s'unit avec le rameau descendant du tronc de la premiere paire dont je viens de parler. Cette branche étant ainsi fortifiée perce la tête du psoas, va tout le long de ce muscle, gagne le trou aponévrotique, ou anneau du muscle oblique externe du bas-ventre, & se distribue aux glandes inguinales, à la graisse, au *scrotum* dans les hommes, & aux levres dans les femmes.

280. Ensuite le tronc jette encore deux branches qui s'accompagnent, après avoir jeté entre la naissance de ces deux branches un petit rameau à la partie supérieure

du *pfoas*. Ces deux branches percent le *pfoas* en différens endroits, puis accompagnent & vont paſſer ſous la partie ſupérieure du ligament tendineux de Fallope, & ſortent par là hors du bas-ventre.

281. En ſortant du bas-ventre ces mêmes deux branches s'uniſſent & ne font qu'un Nerf, qui ſe diſtribue par pluſieurs rameaux aux glandes inguinales, ſur l'aponévroſe crurale, aux tégumens des parties antérieures de la cuiſſe juſqu'au genou.

282. Quelques-uns de ces rameaux s'uniſſent aux rameaux du Nerf crural ; d'autres ſe diſtribuent aux tégumens de la partie interne de la cuiſſe. Il y en a un qui accompagne l'artere crurale, & jette une eſpece d'anſe autour d'une branche de cette artere.

283. Le tronc donne encore ſouvent un rameau qui s'unit avec un rameau de la troiſieme paire & avec un de la quatrieme, pour former avec eux un cordon particulier, qui paſſe par les muſcles obturateurs ſous le nom de Nerf obturateur.

284. Enfin le tronc deſcend, & ayant donné un rameau à la partie moyenne du muſcle *pfoas*, il s'unit au tronc de la troiſieme paire, & ſe termine, en contribuant à la formation du gros cordon du Nerf crural.

285. Les troncs des Nerfs lombaires de $\quad$ Troiſie-

 la troisieme paire, sortent entre la troisie-me & la quatrieme vertebres des lombes. Chacun de ces deux troncs communique en dessus avec la seconde paire, & en devant avec le grand Nerf sympathique, & il s'unit en bas avec le tronc de la quatrieme paire. Il jette en arriere entre les apophyses transverses un rameau considérable qui se distribue aux muscles vertébraux & aux muscles voisins.

286. Avant son union avec la quatrieme paire il donne une branche considérable qui descend en bas, & ayant reçu un rameau de communication de la seconde paire, s'unit avec une branche de la quatrieme paire pour la formation du Nerf obturateur.

287. Il jette encore avant son union avec la quatrieme paire un gros rameau qui descend en bas entre le muscle *psoas* & le muscle iliaque, & s'unit ensuite avec le cordon crural au côté externe de la partie inférieure du muscle *psoas*. On le peut regarder comme l'accessoire, ou l'associé du Nerf crural.

288. Le tronc, en traversant tout le long du muscle *psoas*, lui donne des filets aussi bien qu'au muscle iliaque, & jette un rameau en bas qui va sous le ligament tendineux de Fallope gagner le muscle pecti-né ; & enfin conjointement avec la bran-

che de la seconde paire il s'unit avec la quatrieme paire pour achever la formation du gros Nerf crural.

289. Les troncs de la quatrieme paire des Nerfs lombaires sortent entre la quatrieme & la cinquieme vertebres des lombes. Chaque tronc communique en dessus avec la troisieme paire, & en devant avec le grand Nerf sympathique, souvent même par deux filets.

Quatrieme paire lombaire.

290. Chaque tronc jette en arriere des branches aux muscles vertébraux & aux muscles voisins ; & ensuite avec les portions des autres paires lombaires dont il est déjà parlé, il acheve la formation du gros cordon crural.

291. Il produit du même endroit une branche très-considérable, qui étant unie à deux autres branches, sçavoir à une branche de la troisieme paire, & à une de la seconde, forme le Nerf obturateur.

292. Enfin le reste du tronc va en bas s'unir avec la cinquieme paire lombaire.

293. Le Nerf obturateur formé de la maniere marquée ci-dessus, se glisse tout le long de la partie latérale interne du muscle *psoas*, descend dans le bassin, & sort du bas-ventre par la partie supérieure des muscles obturateurs & du trou ovalaire des os innominés.

Le Nerf obturateur.

294. En sortant il donne aux muscles

obturateurs, & au muscle pectiné. Il se distribue ensuite par trois branches principales à toutes les portions du muscle *triceps* , & même produit des branches qui se glissent entre les portions du *triceps*, & vont au muscle grêle postérieur, ou interne.

Cinquieme paire lombaire.

295. La cinquieme paire des Nerfs lombaires passe entre la derniere vertebre des lombes & l'os *sacrum*. Chaque tronc communique en haut avec la quatrieme paire lombaire , & en devant avec le grand Nerf sympathique. Il jette en arriere des rameaux aux muscles vertébraux & aux muscles voisins, même aux muscles fessiers. En se recourbant en devant, après avoir percé , il donne aussi un petit rameau au Nerf crural.

Nerfs sacrés.

296. Ensuite le tronc descend sur la symphyse de l'os *sacrum* avec l'os des îles , entre dans le bassin, & avec la branche de communication qu'il à reçue de la quatrieme paire lombaire va se joindre aux Nerfs sacrés , & former avec eux une espece de *plexus*, ou entrelacement qui produit le plus gros & le plus grand Nerf de tout le corps appelé Nerf Sciatique , qui se distribue ensuite à toute l'extrémité inférieure du corps.

297. On appelle Nerfs Sacrés ceux qui viennent de l'os *sacrum* , dont les princi-

paux paſſent par les grands trous antérieurs de cet os , & les autres par les
échancrures latérales de l'extrémité de
l'os , & du *coccyx*.

298. On les compte auſſi par paires ,
& il s'en trouve ordinairement ſix , ſçavoir quatre groſſes paires qui ſortent par
ces grands trous , & deux qui paſſent deſſous. Ce nombre augmente quand il y a
cinq paires de grands trous. Il en paſſe
auſſi quelques petits filets par les trous
poſtérieurs.

299. La premiere paire eſt fort groſſe ,
la ſeconde l'eſt moins. Les paires ſuivantes
diminuent de groſſeur par degrés ; de ſorte
que les inférieures ſont très-menues.

300. Celles qui paſſent par les grands
trous s'uniſſent enſemble dès leur entrée
dans le baſſin , & avec la derniere paire
des Nerfs lombaires , forment l'entrelacement pour le gros Nerf ſciatique dont je
viens de parler. Elles jettent auſſi en arriere au travers des membranes des trous
poſtérieurs de l'os *ſacrum* des rameaux aux
tégumens voiſins.

301. Les troncs ainſi unis & entrelacés ,
outre le gros Nerf ſciatique, donnent encore
d'autres petites branches. Il eſt à propos
de faire connoître les plus conſidérables de
ces branches , auſſi-bien que celles des
Nerfs ſacrés inférieurs , avant que d'entrer

dans le détail des ramifications du gros
cordon fciatique.

301. Ceci a beaucoup de rapport avec
la difpofition des quatre dernieres paires
cervicales & de la premiere dorfale, qui
non-feulement s'entrelacent & forment les
Nerfs brachiaux, mais jettent encore plufieurs branches particulieres dès leur naiffance.

303. De cet entrelacement des Nerfs
facrés, principalement de la feconde paire,
fort une branche qui va fe diftribuer aux
véficules feminales, aux proftates, à l'*uterus*, aux trompes de Fallope, &c. Il en part
encore une autre branche, principalement
de la quatrieme paire, laquelle branche va
en partie aux endroits nommés, & en partie à la veffie & à l'inteftin *rectum*.

304. Le même entrelacement & en particulier la troifieme paire, unie dans les
uns avec la paire précédente, dans les autres avec la fuivante, & quelquefois avec
toutes les deux paires, produit une branche qui fort du baffin par-deffus le ligament de Fallope, paffe par la partie interne
de la tubérofité & de la petite branche de
l'os ifchion, & va fe diftribuer aux corps
caverneux & à leurs mufcles dans l'un &
l'autre fexe, aux parties voifines des parties naturelles, & aux fphincters de l'*anus*.

305. Les deux dernieres paires des Nerfs

facrés font très-petites. Celle qui eft immédiatement après les grands trous de l'os *facrum*, paffe de derriere en devant, de chaque côté, entre l'extrémité de cet os & le ligament du *coccyx*. Elle donne principalement aux mufcles de l'*anus* & aux tégumens voifins.

306. La paire fuivante ou la derniere de toutes les paires des Nerfs facrés, defcend prefque directement de l'extrémité du canal de l'os *facrum*, & fe diftribue auffi à l'*anus* & aux tégumens, &c.

307. De l'extrémité de la complication de tous les Nerfs facrés, immédiatement avant la formation entiere du gros tronc ou cordon du Nerf fciatique, il part extérieurement un rameau qui fe diftribue aux mufcles moyen & petit feffier. Poftérieurement il en part un autre qui va en partie aux mufcles des corps caverneux, &c. & en partie fe diftribue au grand mufcle feffier & aux tégumens voifins par plufieurs filets, tout le long jufques vers le jarret.

308. Le cordon du Nerf crural formé *Nerf crural.* par l'union & la complication des troncs de la premiere paire, de la feconde, de la troifieme, d'une portion de la quatrieme, & quelquefois fortifié par une branche de la cinquieme paire, comme il eft déjà dit, paffe par-deffous le ligament de Fallope,

& fort du bas-ventre, au côté externe de l'artere crurale qui est entre ce Nerf & la veine crurale.

309. En fortant du bas-ventre il fe divife en plufieurs branches, dont quelques-unes partent de fon union avec le rameau acceffoire de la troifieme paire; mais la plûpart fortent du gros cordon même.

310. Les branches qui partent de l'union de fon tronc avec le rameau acceffoire de la troifieme paire, defcendent fur le devant de la cuiffe. Etant parvenues vers la partie moyenne du mufcle couturier, elles le fuivent de côté & d'autre & fe difperfent dans les tégumens fur la partie antérieure & interne du genou.

311. Les antérieures de ces branches paffent fur la bande large ou aponévrofe crurale, & forment des Nerfs cutanés jufques fur le genou.

312. Les internes font de même, en allant le long du tendon du mufcle couturier jufqu'à fon attache au *tibia*, où elles fe difperfent auffi dans les tégumens. Il y en a quelquefois une qui va jufqu'à la malléole interne, & jufqu'au dos du pied.

313. Enfuite le cordon crural fe divife en un grand nombre de rameaux, qui defcendent & fe diftribuent dans les mufcles antérieurs, fçavoir le grêle ou droit antérieur, les deux vaftes & le crural,

donnant aussi en passant des rameaux au muscle *triceps*, au couturier, & même au grêle interne, & au demi-nerveux.

314. Il donne un rameau qui descend intérieurement entre les muscles couturier & *triceps*, suivant les vaisseaux cruraux jusqu'à la partie moyenne de la cuisse.

315. Ensuite le rameau s'approche des tégumens, & va tout du long derriere le muscle couturier, en lui donnant plusieurs filets, & continue toujours son chemin derriere le tendon de ce muscle jusqu'à son attache inférieure.

316. Ce même rameau étant parvenu au *tibia*, s'approche de la veine saphène, & suit presque la même route que cette veine jusqu'à la malléole interne, où il donne beaucoup de filets cutanés.

317. Il finit enfin en se ramifiant sur la partie supérieure interne du pied, où une des plus antérieures de ses ramifications est comme collée à la veine saphène.

318. Le gros cordon du Nerf sciati- ^{Nerf sciatique.} que étant formé, comme il est dit ci-dessus, ou comme il arrive aussi quelquefois, des deux dernieres paires lombaires sacrées, se glisse obliquement en arriere sous la grande échancrure de l'os des îles, & sous le muscle pyramidal ou pyriforme.

319. Il sort par-là du bassin en passant

entre le muscle pyriforme & le petit jumeau supérieur. Il va d'abord devant le muscle pyriforme, & passe aussi-tôt après derriere les deux muscles jumeaux & le muscle carré de la cuisse, en leur donnant des filets.

320. Ensuite il descend entre la tubérosité de l'os ischion & le grand trochanter, le long de la partie postérieure interne de l'os *femur*, entre le muscle *biceps* & le demi-nerveux, jusques vers le creux du jarret, en s'approchant un peu du condyle interne. Il donne en chemin des rameaux à ces muscles & au *triceps*, & diminue de sa grosseur, à mesure qu'il descend.

321. En sortant du bassin il donne aussi-tôt un rameau qui passe entre les extrémités ou portions du ligament sciatique, & va à l'*anus*, au périné, aux parties naturelles, &c. Ce rameau s'unit avec le rameau particulier que la troisieme paire sacrée y envoye, & qui s'y distribue aussi, comme il est marqué ci-dessus.

322. En passant entre la tubérosité de l'ischion & le grand trochanter, il produit deux rameaux, dont l'un se distribue au muscle grand fessier, & l'autre se divise en deux pour les deux autres muscles fessiers.

323. Au-dessous du grand trochanter,

où on le peut appeler Nerf sciatique crural, il jette en arriere un rameau qui descend avec la veine sciatique & se distribue aux tégumens, jusqu'au milieu du gras de la jambe. Ce rameau va quelquefois plus bas vers la malléole externe.

324. Le cordon du Nerf sciatique étant parvenu au creux du jarret, où on lui donne communément le nom de Nerf poplité, commence à se fendre en deux branches, qui s'accompagnent d'abord entre les extrémités charnues du petit *biceps* & du demi-nerveux, & ensuite s'écartent peu à peu en se glissant derriere les condyles du *femur* entre les extrémités supérieures des muscles gastrocnémiens, ou grands jumeaux.

325. L'une de ces deux branches principales ou capitales du Nerf sciatique est interne & grosse, l'autre est externe & moins grosse. Elles vont se distribuer à toute la jambe, & on leur peut donner dans ce trajet le nom de Nerfs sciatiques cruraux.

326. La grosse branche du Nerf sciatique crurale, autrement sciatique crurale interne, ou même, si l'on veut, Nerf poplité interne, descend derriere le muscle poplité à côté du muscle jambier grêle, communément appelé plantaire, & entre les muscles gastrocnémiens, ou grands jumeaux.

327. Enfuite cette groffe branche fciatique perce l'extrémité fupérieure du mufcle foléaire, & fe gliffe en bas entre ce mufcle & les grands mufcles fléchiffeurs communs des orteils, jufqu'à l'extrémité inférieure du *tibia*, vers la malléole interne.

328. Dans ce trajet elle jette de petits rameaux à l'articulation du genou, au mufcle gaftrocnémien, ou jumeau interne, aux autres mufcles nommés ci-devant, aux tégumens jufqu'en bas.

329. Outre ces petits rameaux elle en donne un plus grand en haut, dont un filet va au mufcle jambier poftérieur, & un autre perce le ligament interoffeux, & fe diftribue à l'extrémité fupérieure du jambier antérieur.

330. Avant que d'aller plus bas elle jette d'abord du côté externe un rameau long, qui defcend fur le derriere de la jambe entre les tégumens & le mufcle jumeau externe, à côté de la veine fciatique ou faphène externe.

331. Ce rameau long fe rencontre & s'unit en chemin avec un rameau de la branche fciatique externe ou petite fciatique, donne des filets de côté & d'autre jufqu'en bas; & après en avoir donné au tendon d'Achille, il paffe derriere & fous la malléole externe,

332. Au

332. Le même rameau se jette enfin au côté externe du pied, où il se distribue aux tégumens & aux muscles voisins, & se termine sur les deux côtés du petit orteil, & sur le côté externe du quatrieme orteil.

333. La grosse branche sciatique qu'on peut aussi appeler sciatique tibiale, après ces différentes ramifications passe derriere la malléole interne par un ligament annulaire particulier, va au dessous gagner la grande échancrure, ou voûte latérale du *calcaneum*, en se glissant d'abord entre l'os & le muscle *thénar*, & après entre l'os & l'extrémité ou attache postérieure du muscle court fléchisseur commun des orteils.

334. A cet endroit après avoir jetté de petits filets aux parties circonvoisines de ce trajet, elle se divise en deux rameaux nommés Nerfs plantaires, l'un interne qui est le plus gros, & l'autre externe.

335. Le Nerf plantaire interne se distribue au pied à proportion, comme le Nerf radial se distribue à la main. Il va gagner d'abord le long du côté interne de la plante du pied, donne des filets au muscle de thénar, au court fléchisseur commun des orteils & au muscle auxiliaire des lombricaux

336. Il donne ensuite quatre rameaux

Tome III.　　　　　　L

pour les parties latérales concaves, ou inférieures des trois premiers orteils, & pour la partie latérale voisine du quatrieme orteil. Le premier de ces rameaux ou Nerfs va au côté interne du premier ou gros orteil. Le second se fend en deux pour les côtés voisins du premier & du second orteil. Le troisieme Nerf fait une pareil bifurcation pour le second & pour le troisieme orteils. Le quatrieme Nerf en fait aussi une pour les parties latérales voisines du troisieme & du quatrieme orteils.

337. Ces Nerfs se communiquent de côté & d'autre par la rencontre de leurs extrémités au bout de chaque orteil, & les quatre Nerfs donnent en passant des filets aux muscles lombricaux, aux interosseux, aux ligamens & aux tégumens voisins.

338. Le Nerf plantaire externe ou petit plantaire passe entre le muscle auxiliaire des lombricaux & le court fléchisseur commun des orteils, donnant des filets à ces muscles, aux interosseux, & à l'hypothénar du petit orteil. Ensuite il se partage en deux rameaux.

339. Le petit rameau va vers l'interstice des deux derniers orteils, où il se bifurque pour les parties latérales inférieures voisines de ces deux orteils.

L'autre rameau va à la partie latérale inférieure externe du petit orteil.

340. Dans ce passage le Nerf plantaire externe donne à l'aponévrose plantaire, aux ligamens & aux tégumens, comme les autres.

341. La petite branche sciatique ou sciatique externe, que l'on nomme aussi sciatique péroniere, se jette en dehors sur la tête de l'os péroné. Elle se divise en plusieurs rameaux, dont trois ou quatre sont les principaux, sçavoir un postérieur, un antérieur supérieur, un antérieur interne, & un antérieur externe.

342. Le rameau postérieur descend tout le long entre le péroné & les tégumens jusqu'à la malléole externe, & se termine aux parties latérales externes du pied, après avoir donné chemin faisant plusieurs filets cutanés.

343. Vers le milieu du péroné il jette un petit rameau qui se rencontre avec un rameau particulier de la grosse branche ou branche tibiale du Nerf sciatique, avec lequel rameau il s'unit & fait la distribution dont il est parlé ci-devant à l'occasion de la grosse branche.

344. Le rameau postérieur de la petite branche sciatique étant parvenue à la mal-

léole externe, monte un peu fur le pied, & va vers la racine du quatrieme orteil, où il fe divife principalement en deux petits Nerfs ou rameaux fubalternes.

345. L'un de ces rameaux fubalternes fe bifurque fupérieurement pour les parties latérales voifines du troifieme & du quatrieme orteil. L'autre va à la partie latérale externe du quatrieme orteil, où il fe rencontre aufli avec un rameau du Nerf plantaire externe, qui fe diftribue aux deux derniers orteils.

346. Après le rameau poftérieur, la petite branche fciatique fe jette au dehors fur la tête du péroné, & après avoir donné quelques filets aux mufcles gaftrocnémiens & au foléaire, elle traverfe l'extrémité fupérieure du mufcle long péronier de derriere en devant.

347. Ayant traverfé cet endroit, elle fe glifle entre l'os & le mufcle, & jette antérieurement encore plufieurs petits filets aux parties voifines ; après quoi elle produit les trois autres rameaux marqués ci-deffus, dont voici la diftribution.

348. Le rameau antérieur fupérieur fe porte un peu tranverfalement entre la tête de l'os péroné & l'extrémité fupérieure du mufcle long extenfeur commun des orteils ; & après avoir donné des

filets à ce muscle & au long extenseur du pouce, il se distribue à l'extrémité supérieure du muscle jambier antérieur, & jette des filets aux tégumens circonvoisins.

349. Le rameau antérieur interne se glisse en bas le long de la face antérieure du ligament interosseux, entre le muscle long extenseur du pouce & le muscle jambier antérieur, donnant des filets de côté & d'autre à ces muscles.

350. Il passe ensuite sous le ligament annulaire des muscles extenseurs, derriere l'extenseur du pouce, & gagne le dessus du pied, en se glissant sous le muscle court extenseur commun des orteils. Il donne en passant des filets à ce muscle, & aux premiers muscles interosseux supérieurs.

351. Enfin après avoir communiqué par un filet avec le rameau antérieur externe qui suit, il se termine en se distribuant aux parties latérales voisines des deux premiers orteils.

352. Le rameau antérieur externe de la petite branche sciatique descend entre l'os péroné & le muscle long péronier, & ensuite entre le muscle péronier moyen & le long extenseur commun des orteils, en leur donnant des filets, de même

qu'aux ligamens voisins jusqu'à la convexité du pied.

353. Dans ce trajet ayant parcouru environ les deux tiers de la jambe, & étant parvenu vers le grand ligament annulaire, il se jette en devant & passe par-dessus. Là il se divise en deux portions, dont l'une va vers le pouce, & l'autre vers les derniers orteils.

354. La premiere portion de ce rameau donne un Nerf à la partie latérale interne du pouce ou gros orteil, se distribue ensuite aux tégumens voisins de la convexité du pied, & enfin sur les parties latérales voisines du pouce & du second orteil.

355. L'autre portion qui se tourne vers les derniers orteils, fait d'abord une union avec un filet de la premiere portion, & s'unit encore après avec un filet du rameau antérieur interne.

356. Cette union se divise aussi-tôt de nouveau pour les parties latérales voisines des deux autres orteils, & pour les tégumens. Un filet de cette même union se rencontre & s'unit aussi avec un rameau de la grosse branche sciatique.

Nerfs inter- costaux. 357. On avance pour l'ordinaire que les grands Nerfs sympathiques, *communément dits* Nerfs intercostaux, commencent chacun par un filet de la sixieme paire de la moelle allongée, & par deux filets de la cinquieme ; & que ces filets composent d’abord un Nerf fort grêle, qui rétrograde pour sortir du crâne par le canal osseux de l’apophyse pierreuse de l’os des tempes, & grossit à mesure qu’il descend.

358. Mais après avoir examiné avec attention la prétendue naissance de ces filets, ils m’ont paru plutôt monter de la base du crâne avec la carotide interne, & aller de derriere en devant pour se joindre à la sixieme & à la cinquieme paire, & j’ai trouvé l’angle de leur union avec ces deux paires tourné vers le devant, & si aigu qu’on ne les peut pas regarder comme des Nerfs récurrens.

359. Ayant depuis ce tems-là, c’est-à-dire, depuis près de vingt ans, trouvé la même disposition de cet angle dans tous les sujets que j’ai disséqués, j’ai toujours été dans l’opinion que ce qu’on avoit pris comme la premiere racine & comme une espece de tige descendante du Nerf appelé intercostal, n’en étoit qu’une branche ascendante, qui en entrant dans le crâne se divisoit en filets, & par ces filets s’associoit étroitement avec les deux paires nommées.

360. L’observation particuliere que M.

Petit, Docteur en médecine a communiquée à l'Académie Royale des Sciences sur la différente groffeur des portions du Nerfs de la fixieme paire, paroît entiérement démonftrative, en ce qu'il a trouvé ce Nerf plus gros en devant entre le filet du prétendu intercoftal & l'orbite, qu'en arriere entre le même filet & la naiffance de la fixieme paire. Ses expériences fur la coopération réelle de ce Nerf dans l'organe de la vue, le confirment encore davantage.

361. Ces Nerfs font communément appelés intercoftaux. Ce nom ne répond nullement à leur fituation, ni à l'étendue de leur route, comme on verra ci-après. J'ai cru que celui de grands Nerfs fympathiques leur conviendroit mieux, à caufe de leurs communications très-fréquentes avec la plûpart des autres Nerfs principaux de tout le corps humain.

362. La fituation de ces deux Nerfs en général eft tout le long des parties latérales des corps de toutes les vingt-quatre vertébres, immédiatement devant les racines de leurs apophyfes tranfverfes, & le long des parties latérales de la face internes de l'os *facrum*.

363. Dans toute cette étendue ils repréfentent deux cordons, divifés & comme entrecoupés d'efpace en efpace par un

grand nombre de petites tumeurs ganglioformes, moyennant lefquelles ils communiquent en arriere avec les ganglions de la moelle épiniere par des filets collatéraux fort courts, & produifent en devant toutes leurs ramifications particulieres.

364. Ces tumeurs ganglioformes, ou ganglions, différent plus ou moins, en volume, en couleur & confiftance ; on les peut regarder comme autant d'origines ou de germes difperfés de cette grande paire de Nerfs fympathiques, & par conféquent comme autant de petits cerveaux. J'en parlerai plus particulierement dans le Traité de la Tête, je ne m'arrêterai ici qu'à fuivre la diftribution de ces Nerfs & la route de leurs ramifications.

365. A l'égad du nombre des ganglions, il fuffit de les rapporter en général, à peu près comme les Nerfs vertébraux, en cervicaux, en dorfaux, en lombaires & en facrés, fans en déterminer le nombre en particulier.

366. Le premier ganglion cervical eft le plus confidérable de tous les ganglions en grandeur & en groffeur ; mais auffi l'eft-il le moins en confiftance ? Il repréfente affez une tumeur olivaire fort oblongue & un peu mollaffe Il eft fitué longitudinalement devant la racine des trois pre-

mieres vertébres du cou, & immédiatement derriere le pharynx.

367. Ce ganglion produit de son extrémité supérieure, ou sommité une espece
de nerf menu & mollasse, qui monte avec
l'artere carotide interne du même dans
le canal osseux de l'apophyse pierreuse
de l'os des tempes.

368. Ce Nerf dès son entrée dans le
canal osseux se divise en plusieurs filets
plexiformes, qui environnent l'artere carotide dans le même passage, & en accompagnent les courbures jusqu'à l'entrée dans
le crâne. Ils sont fort adhérens à l'artere,
& ils sont de même que leurs troncs très-
tendres, & n'ont souvent ni la consistance
ni la couleur des filets nerveux, étant un
peu rougeâtres,& quelquefois comme mucilagineux. Il ne faut pas prendre pour
ces filets plexiformes quelques portions
déchirées de la dure-mere qui tapissent
le même canal osseux.

369. De ces filets il s'en trouve deux
ou trois principaux qui ne paroissent qu'une
simple division du petit tronc, & qui à
l'entrée dans le crâne se rassemblent de
nouveau & forment un petit tronc plus
ferme que le tronc inférieur. Le petit
tronc supérieur se divise aussi-tôt après
en filets, dont un s'unit avec le Nerf de
la sixieme paire, & les autres se joignent

à la cinquieme, comme il a été marqué ci-deſſus. J'ai trouvé le filet qui va à la ſixieme paire, & qui n'eſt pour l'ordinaire que ſimple, tout-à-fait diviſé ou double juſqu'à ſon union avec la ſixieme paire.

370. Immédiatement deſſous l'orifice inférieur du gros canal de l'apophyſe pierreuſe de l'os des tempes, juſqu'au bas du condyle occipital du même côté, c'eſt-à-dire, juſqu'au ſommet du premier ganglion cervical, le petit tronc montant eſt moins mollaſſe, & un peu plus fort que dans le canal.

371. Le premier ganglion cervical eſt d'une conſiſtance médiocre & fort adhérent au tronc de la huitieme paire, ou Nerf ſympathique moyen, par pluſieurs petits filets de communication.

372. Il communique auſſi de côté & d'autre par des branches courtes avec la neuvieme & la dixieme paire de la moelle allongée, avec la premiere, la ſeconde, & quelquefois la troiſieme des paires cervicales, & même avec la branche que la huitieme paire envoie au larynx.

373. Il donne en paſſant des filets au pharynx, aux petits muſcles voiſins, & à l'artere carotide, dont il reçoit des vaiſſeaux capillaires très-fins, mais aſſez apparens dans les inflammations; leſquels vaiſſeaux

forment une efpece de raifeau fin avec les filets nerveux

374. Enfin il jette en bas un filet nerveux très-long, qui defcend vers la poitrine en s'uniffant avec d'autres, dont il fera parlé dans la fuite.

375. Après tout cela le ganglion fe termine en bas par un cordon ou tronc fort menu, qui defcend fur les mufcles vertébraux antérieurs du cou, fuivant la même route que la huitieme paire & l'attere carotide du même côté, avec lefquelles il eft lié par des expanfions membraneufes comme dans une efpece de gaîne jufqu'à la derniere vertèbre du cou.

376. Dans ce trajet le tronc ou cordon defcendant communique du côté externe ou poftérieurement avec la troifieme, la quatrieme, la cinquieme & fouvent la fixieme des paires cervicales, par des branches courtes & plus ou moins obliques, dont il paroît un peu groffi à mefure qu'il defcend.

377. Aux endroits de ces communications on trouve dans le tronc ou cordon de petits ganglions, qui dans quelques fujts font prefque impercepribles. Il eft diffici'e de déterminer quelle extrémité de ces branches en eft l'origine, & quelle en eft l'infertion.

378. Du côté interne où antérieure-

ment le tronc jette deux ou trois filets, qui defcendent obliquement vers la trachée artere pour entrer dans la poitrine, il en part un filet au-deſſous du premier ganglion cervical, lequel filet paſſe devant l'artere carotide, s'unit à un filet de la huitieme paire, & forme avec lui un petit cordon particulier.

379. Ce petit cordon defcend devant la veine fous-claviere, & s'unit plus bas avec un filet qui naît derriere l'artere fous-claviere, defcend auſſi, comme on verra dans la fuite. Il jette en paſſant des filets à l'œfophage & aux parties voiſines.

380. Le tronc étant vis-à-vis la derniere vertèbre du cou, forme un petit ganglion nommé le dernier ganglion cervical, ou ganglion cervical inférieur. Ce petit ganglion eſt aſſez ferme, & quelquefois double.

381. Auſſi tôt après, le tronc fe tourne de dedans en dehors vers la racine de la premiere côte, derriere l'artere fouclaviere, où il forme un autre ganglion plus grand, qu'on appelle premier ganglion thorachique ou dorfal.

382. Ces deux ganglions font fort près l'un de l'autre, comme s'ils alloient fe toucher, n'étant féparés que par une petite portion du tronc qui eſt très courte,

quelquefois double, & qui forme en quelques sujets une espece de petit plexus derriere l'artere sous-claviere.

383. Il part du dernier ganglion cervical sur le devant un petit cordon nerveux, qui passe devant l'artere sous-claviere, se courbe aussi en dessous, & se termine au sommet du premier ganglion dorsal, ensorte qu'il s'en forme une anse nerveuse qui embrasse l'artere sous-claviere.

384. Ces deux ganglions communiquent par des branches courtes & plus ou moins obliques avec les Nerfs vertébraux voisins, sçavoir avec les sixieme & septieme des paires cervicales, & quelquefois avec la quatrieme, par un filet long qui en descend. Le premier ganglion dorsal communique aussi avec la premiere paire dorsale.

385. Le dernier ganglion cervical (quelquefois le premier dorsal) jette en bas un filet de communication au grand Nerf récurrent de la huitieme paire, & de cette union il sort un filet qui passe derriere le tronc commun de l'artere axillaire & de l'artere carotide, s'unit avec un filet de la huitieme paire, & entre dans la composition d'un entrelacement appelé *plexus* pulmonaire.

386. De la petite portion plexiforme du

tronc qui joint le dernier ganglion cervical & le premier dorfal enſemble derriere l'artere ſous-claviere, il deſcend un
filet particulier qui s'unit au petit cordon commun du grand ſympathique & de
la huitième paire, lequel cordon deſcend
devant la ſouclaviere, comme il eſt dit
ci-deſſus. Ils vont enſemble compoſer le
plexus cardiaque.

387. Du côté droit ce filet deſcend
vers le ventricule du même côté du cœur,
& ſe gliſſe entre l'aorte & l'artere pulmonaire, où il fait enſuite une communication avec quelques filets du Nerf recurrent gauche de la huitieme paire.

388. Du côté gauche il part un filet
du dernier ganglion cervical, & un autre
du premier ganglion thorachique ou dorſal, qui s'uniſſent auſſi comme pour faire
une eſpece d'anſe, dans laquelle il ne paſſe
pourtant rien.

389. De cette union, ou anſe il ſe forme
un Nerf particulier, qui deſcend entre
l'arcade ou courbure de l'aorte & la branche gauche de l'artere pulmonaire, où il
communique avec un filet de la huitieme
paire, & forme un plexus ganglioforme,
conjointement avec de pareilles unions &
communications du côté droit.

390. De ce *plexus* ganglioforme que
l'on peut prendre pour la naiſſance ou

l'origine du *plexus* cardiaque supérieur, descend quantité de filets qui se répandent sur les troncs des gros vaisseaux sanguins, sur les oreillettes, & sur les ventricules du cœur.

391. Les principaux de ces filets vont se glisser derriere l'aorte dans le tissu cellulaire, entr'elle & le tronc de l'artere pulmonaire, où ils se partagent en beaucoup de Nerfs déliés qui passent devant & derriere l'aorte pour se répandre sur la base du cœur & sur les oreillettes.

392. Les filets qui descendent du tronc même, entre le premier & le dernier ganglions cervicaux, s'unissent & s'entrelacent dans la poitrine avec les filets du dernier ganglion cervical & du premier ganglion thorachique ou dorsal, pour concourir à la formation du *plexus* cardiaque, & en partie à celle du *plexus* pulmonaire.

393. Le filet long du premier ganglion cervical y contribue aussi. Il descend le long du côté interne du tronc, & s'unit ensuite aux filets du dernier ganglion cervical, à ceux du premier ganglion dorsal, & au grand Nerf récurrent.

394. De ces unions il se forme dans plusieurs sujets un cordon particulier qui se rencontre derriere l'aorte avec un pareil cordon de l'autre côté. Ces deux cordons

forment ensemble une espece de tronc subalterne, long environ d'un travers de doigt, dont il part à droite & à gauche, & entre-deux plusieurs filets qui se distribuent aux parties voisines.

395. Depuis le premier ganglion dorsal le tronc descend tout le long devant la tête & le cou de toutes les côtes sur les ligamens de leurs articulations avec les vertèbres. Il fait sur la derniere fausse côte un petit détour, & s'avance plus vers le corps des vertébres.

396. Dans cette descente le tronc forme entre chaque côte un petit ganglion, & communique en arriere entre chaque côte par deux petits filets très-courts & plus ou moins obliques, avec le Nerf costal ou voisin.

397. De ces deux filets de communication l'un est plus oblique & souvent plus délié que l'autre; l'un se jette en arriere vers le ganglion du Nerf costal ou dorsal voisin, & l'autre s'avance sur la tête de la côte pour gagner le tronc du Nerf sympathique, ce qui fait souvent paroître l'un de ces deux filets plus antérieur & plus long que l'autre.

398. Depuis la moitié de cette descente dans le thorax jusqu'à la derniere vertèbre du dos, le tronc jette pour l'ordinaire cinq branches obliquement en bas sur la

partie latérale & vers la partie antérieure des corps des vertebres.

399. Les quatre premieres de ces cinq branches obliques viennent ordinairement des cinquieme, sixieme, septieme & huitieme ganglions thorachiques ; & la derniere des mêmes branches tire son origine de plusieurs ganglions suivans. La premiere est la plus longue, & la derniere en est la plus grosse.

400. Toutes ces branches s'approchent à mesure qu'elle descendent jusqu'à côté de la derniere vertèbre du dos, où elles s'unissent en formant un gros cordon court comme un cordon collatéral, qui perce la portion latérale supérieure du muscle inférieur du diaphragme, en donnant quelques filets à sa face supérieure.

401. Ce gros cordon, ou tronc collatéral étant arrivé au-dessous du diaphragme, & après avoir donné quelques filets à sa face inférieure, produit derriere la glande sur-rénale une espece de ganglion irrégulier, longuet & recourbé, qu'on appelle ganglion ou *plexus* sémilunaire.

402. La convexité de ce *plexus* ou ganglion sémilunaire est tournée obliquement en arriere & en bas ; la concavité en devant & en haut. L'une de ses cornes est en haut, & l'autre en devant ; de sorte que le ganglion sémilunaire du côté droit

& celui du côté gauche font tournés l'un vers l'autre par leurs cornes inférieures.

403. Les deux ganglions ſémilunaires du grand Nerf ſympathique, ſçavoir celui du côté droit & celui du côté gauche, communiquent entr'eux derriere l'eſtomac ſur l'artere cœliaque. Il communiquent auſſi avec la huitieme paire, ou Nerf ſympathique moyen, principalement par le cordon ſtomachique poſtérieur de la même paire.

404. De la communication réciproque de ces deux ganglions ſémilunaires, il ſe forme une eſpece de *plexus* mitoyen, qui en partie embraſſe l'artere cœliaque, & en partie ſe diſperſe par le méſocolon.

405. Le ganglion ſémilunaire du côté droit, avec une grande portion voiſine du *plexus* cœliaque & quelques filets du *plexus* ſtomachique, forme un entrelacement conſidérable appelé *plexus* hépatique.

406. Le plexus hépatique, ayant communiqué avec quelques filets du Nerf diaphragmatique, produit pluſieurs filets nerveux qui embraſſent l'artere hépatique & la veine-porte en maniere de gaîne réticulaire, & accompagnent les branches de ces vaiſſeaux dans toute la ſubſtance du foie. Le *plexus* hépatique donne auſſi à la véſicule du fiel, aux canaux biliaires,

au duodenum, au pancréas, & aux glandes
fur-rénales.

407. Le ganglion fémilunaire gauche,
formé par un cordon antérieur, ou tronc
collatéral du côté gauche, produit plufieurs rameaux qui compofent le *plexus*
fplénique, à peu près de la même maniere que ci-deffus.

408. Le *plexus* fplénique, ayant communiqué avec le *plexus* hépatique, & par
le moyen du *plexus* ftomachique avec la
huitieme paire, embraffe l'artere fplénique, donne au pancréas, & enfin fe
diftribue à la rate.

409. Le ganglion fémilunaire gauche
eft quelquefois accompagné d'un fecond
ganglion particulier qui donne des filets
à la rate.

410. Chaque ganglion fémilunaire donne de fa convexité des rameaux qui,
joints aux filets des premiers ganglions
lombaires, forment un entrelacement appelé *plexus* rénal, lequel embraffe l'artere rénale, fe diftribue aux reins, aux
glandes fur-rénales, & jette un filet ou
plus qui accompagne les vaiffeaux fpermatiques.

411. Le même *plexus* rénal concourt
auffi avec le ganglion fém.lunaire à la
formation du grand *plexus* méfentérique, & communique par plufieurs filets

avec le *plexus* coronaire ſtomachique.

412. Celui du côté droit communique
en particulier avec le *plexus* hépatique ;
celui du côté gauche avec le *plexus* ſplénique, & chacun par deux filets avec le
vrai tronc, à côté des deux premieres vertèbres des lombes. Cette portion du tronc
principal eſt communément appelé cordon inférieur du Nerf intercoſtal.

413. Les deux ganglions ſémilunaires,
ſçavoir le droit & le gauche, s'envoient
mutuellement des trouſſeaux nerveux qui
s'entrelacent & forment par leur union
une eſpece de ganglion plat ou entrelacement plexiforme, immédiatement ſous
le diaphragme, devant la ſymphyſe de la
derniere vertèbre du dos avec la derniere
des lombes.

414. De cette union plexiforme, qu'on
appelle vulgairement *plexus* ſoléaire, partent pluſieurs filets qui ſe diſperſent en
maniere de rayons dans le méſocolon &
dans le méſentere. Le diaphragme en reçoit auſſi.

415. Il en ſort encore quantité d'autres
filets, qui avec des filamens détachés de
ceux-là, forment une eſpece de gaîne,
capſule ou enveloppe nerveuſe autour de
l'artere méſentérique ſupérieure, & en
renferme toutes ſes ramifications juſqu'autour des inteſtins, en donnant auſſi aux

glandes méfentériques. C'eft ce qu'on appelle *plexus* méfentérique fupérieur, qui vient principalement des filets du *plexus* hépatique, du *plexus* rénal & du ganglion fémilunaire du côté droit.

416. Le *plexus* méfentérique fupérieur dès fon origine jette en bas le long de l'aorte, derriere la portion defcendante du méfocolon, depuis l'artere méfentérique fupérieure jufqu'à l'artere méfentérique inférieure, plufieurs filets ou trouffeaux nerveux différemment entrelacés, dont il naît auffi une enveloppe nerveufe qui embraffe l'artere méfentérique inférieure, & fes ramifications de la même maniere jufques dans les inteftins. C'eft ce qu'on a nommé *plexus* méfentérique inférieur.

417. Les trouffeaux nerveux defcendans qui font entre les deux arteres méfentériques, & qu'on peut appeler trouffeaux arriere-méfentériques, reçoivent quelques filets de communication de l'un ou de l'autre *plexus* rénal. Ils communiquent auffi avec le tronc même du grand Nerf fympathique par des filets qui defcendent obliquement des ganglions lombaires Ils donnent enfuite de côté & d'autre un filet de Nerfs qui accompagnent les vaiffeaux fpermatiques.

418. Les trouffeaux arriere-méfentériques ayant produit le *plexus* méfenté-

rique inférieur, jette d'autres trousseaux en dessous qui descendent sur l'extrémité de l'aorte, derriere le contour inférieur du colon.

419. Ces trousseaux inférieurs sont fortement attachés aux parties voisines du péritoine, & forment avec des filets du tronc même de l'un & de l'autre côté un troisieme *plexus*, qu'on peut appeler *plexus* sous-méfentériques, ou plexus hypogastriques.

420. Le *plexus* sous-méfentérique ou hypogastrique à l'extrémité de l'S romain ou du contour inférieur du colon, devant la derniere vertèbre des lombes, se fend en deux ganglions plats qui embrassent le commencement de l'intestin *rectum* en arriere, & de-là se disperfent à cet intestin, à la veffie, aux vaiffeaux spermatiques; & après avoir communiqué par des filets latéraux avec l'un & l'autre tronc du grand Nerf sympathique, ils distribuent des filets de Nerfs à toutes les parties contenues dans le baffin.

421. Le tronc du grand Nerf sympathique après avoir fourni les cinq rameaux qui composent le cordon, ou tronc collatéral, devient plus menu. Etant arrivé à l'onzieme vertèbre du dos, il s'approche du cordon collatéral, & perce comme lui la partie latérale du muscle inférieur du diaphragme.

422. Il s'avance enſuite plus en devant ſur le corps des vertèbres, & groſſit auſſitôt après par des filets de communication des deux dernieres paires dorſales.

423. Il continue ainſi en bas, en ſe gliſſant entre le muſcle pſoas & les tendons voiſins du petit muſcle du diaphragme, ſur les parties latérales des corps des vertèbres lombaires & de la face antérieure de l'os *ſacrum*.

424. Ici les deux troncs ſympathiques, ſçavoir celui du côté droit & celui du côté gauche, s'approchent peu à peu l'un de l'autre, & forment à l'extrémité de l'os *ſacrum* une communication en maniere d'arcade renverſée.

425. Dans ce trajet il reçoit pour l'ordinaire deux filets de chaque ganglion des Nerfs lombaires & des ſacrés, & forme auſſi de petits ganglions dans ces endroits entre chaque vertèbre, qui donnent des filets aux parties voiſines, & d'autres qui communiquent avec les trouſſeaux nerveux des *plexus* méſentériques.

426. Les paires des filets qui viennent des deux ou trois premiers ganglions lombaires, deſcendent un peu. Ceux qui ſuivent montent plus ou moins à proportion. Il eſt à remarquer en paſſant que l'on voit des vaiſſeaux ſanguins capillaires entre & tout le long des filets de chaque paire.

427. L'arcade

427. L'arcade renverſée, ou l'union inférieure des deux troncs donne conjointement avec les deux derniers Nerfs ſacrés des filets au *rectum*, aux muſcles releveurs de l'anus & aux muſcles du coccyx.

428. *Nota.* Le grand Nerf ſympathique, depuis la premiere vertebre du cou juſqu'à l'extrémité de l'os *ſacrum*, communique par des filets avec tous les Nerfs vertébraux, comme on a déjà dit. Mais il eſt remarquable que ſes filets de communication ſont petits & menus dans la poitrine, où le tronc du Nerf ſympathique eſt gros; & que deſſous le diaphragme ils ſont plus forts, où le tronc diminue en groſſeur, principalement ſur l'os *ſacrum*, où le tronc eſt très-menu. La même choſe eſt à obſerver par rapport aux ganglions du tronc, excepté le premier ganglion cervical.

SECTION VII.

TRAITÉ SOMMAIRE DES PARTIES
du Corps humain, avec le dénombrement des arteres, des veines & des Nerfs de chacune de ces parties, & l'histoire générale des tégumens.

ARTICLE I.

Introduction. 1. LE corps de l'homme en général est composé de parties fermes & de parties liquides. On donne communément aux parties fermes les nom de parties solides, & aux liquides celui de fluides. Les parties fermes sont de deux especes, les unes sont dures, & plus ou moins compactes; les autres sont molles, & plus ou moins flexibles.

2. L'histoire des parties fermes ou solides est le principal objet de l'anatomie proprement, qui signifie dissection, on n'entend pas seulement la décomposition artificielle du corps humain, mais la démonstration & la description méthodique des parties décomposées.

NOTA. *On verra dans l'Avertissement pourquoi ce traité est placé ici.*

3. L'histoire des parties liquides ou fluides n'y a lieu que par occasion, & comme en passant. On en fait une exposition particulière sous le nom de physiologie, ou d'économie animale.

4. Les Anatomistes rapportent communément toutes les parties fermes du corps humain, à certaines classes générales qu'on exprime par des noms & termes communs, comme par autant de dénominations génériques, dont voici les plus ordinaires : os, cartilage, ligament, fibre, membrane, vaisseau, artere, veine, nerf, muscle, glande, graisse, viscere, organe, &c.

5. Les anciens qui avoient établi une division générale des parties du corps humain sur la seule apparence externe de leur structure, en appeloient quelques-unes similaires ou simples, & les autres organiques ou composées. Je les regarde comme des termes d'anatomie, par lesquels on désigne généralement plusieurs parties qui paroissent avoir à peu près une même structure. Et comme on en fait souvent mention, dans cette idée, je mets ici en faveur des commençans une explication courte de ceux que l'on nomme le plus souvent.

6. Os. On appelle os en général les parties les plus dures, les plus solides, les plus fermes & les plus inflexibles de toutes celles dont le corps humain est composé.

M ij

Explication des termes généraux d'anatomie.

On en peut voir le détail par l'expofition que j'en ai faite dans le Traité particulier des Os Secs & dans celui des Os frais.

7. Cartilage. C'eft une matiere blanchâtre & en quelque maniere de couleur de perle, moins dure que l'os, plus dure qu'aucune autre partie du corps, unie, polie, fouple & élaftique, c'eft-à-dire capable de reffort. Voyez le Traité des Os frais.

8. Ligament. C'eft une fubftance blanche, fibreufe, ferrée, compacte, plus fouple & pliante que le cartilage, difficile à rompre ou à déchirer, & qui étant tirée ne prête prefque point, ou ne prête que très-difficilement J'en ai parlé plus au long, auffi-bien que du cartilage, dans le Traité des Os frais.

9. Fibres. On donne ce nom général à des filets déliés, qui paroiffent les parties les plus fimples de toutes les parties folides du corps, & qui par leur arrangement particulier & leur différente connexion, compofent les autres. Les fibres différent par rapport à leur fubftance, étant ou membraneufes, ou charnues, ou tendineufes, ou même offeufes. On les diftingue par rapport à leur direction en droites, en obliques, en longitudinales, en tranfverfes, en circulaires, en fpirales. Par rapport à leur volume ; il y en a de groffes, de fines, de longues, de courtes.

10. MEMBRANE. On entend par ce terme un tiſſu ſouple des fibres arrangées, ou entrelacées ſur un même plan. Les membranes ſont plus ou moins épaiſſes, ſelon le plus ou moins de fineſſe de leurs fibres, & ſelon la pluralité de leurs plans particuliers. Ces plans particuliers ſont appelés lames, que l'on diſtingue en externes, internes, moyennes, &c.

11. La différence des membranes en général dépend de la diverſité des fibres dont elles ſont compoſées. On donne le nom de pellicules à de petites portions de membrane, ſurtout quand ces portions ſont minces. Il y a des lames membraneuſes qui tiennent enſemble ſelon l'étendue de leur ſurface, par le moyen d'un tiſſu particulier, compoſé de ces ſortes de pellicules, ou portions membraneuſes, ou fibreuſes. On l'appelle tiſſu ſpongieux ou tiſſu cellulaire.

12. VAISSEAU. On appelle vaiſſeaux certains tuyaux, conduits, ou canaux plus ou moins flexibles, & ſouples, compoſés de différentes membranes particulieres, dont les couches portent ordinairement le nom de tuniques. Il y en a qui ſont diviſés en branches, & encore ſubdiviſés en rameaux & en ramifications, diminuant de volume à meſure, mais ſans perdre leur cavité.

13. Les vaiſſeaux en général ſervent à

contenir certaines liqueurs, ce qui a fait nommer les vaisseaux selon la différence de ces liqueurs, vaisseaux sanguins, vaisseaux lactés, vaisseaux lymphatiques, &c. On appelle en général vaisseaux capillaires, les dernieres & les plus fines extrémités de toutes sortes de vaisseaux.

14. Artere. Veine. Sinus. Les vaisseaux sanguins sont de deux sortes; les uns reçoivent le sang du cœur, & le distribuent à toutes les parties du corps, & on les nomme arteres. Les autres reçoivent le sang des parties, & le rapportent au cœur. On donne à ceux-ci le nom de veines, & on en appelle quelques-uns sinus.

15. Les arteres ont plus d'épaisseur que les veines, & par-là on les distingue dans le corps mort disséqué. Elles se font sentir dans le vivant par un certain battement qu'on appelle pouls. Les veines sont plus près de la surface du corps que les arteres.

15* Les veines ont encore cela de particulier qu'elles sont garnies intérieurement de valvules ou soupapes, c'est-à dire de petites pochettes membraneuses, attachées d'espace en espace aux parois de leur cavité. L'ouverture de ces valvules est fort large, & regarde la grande capacité de la portion veineuse à laquelle chaque valvule est attachée. Leur fond est plus étroit, tourné vers la petite capacité de la même portion.

Elles font dans quelques endroits fimples & folitaires, & dans d'autres elles font double, triples, &c.

16. NERF. Les anatomiftes appellent nerfs les cordons blancs qui fortent du cerveau, du cervelet & de la moelle de l'épine, & qui fe répandent dans toutes les parties du corps en maniere de filets & de filamens, & par une efpece de ramification.

17. On en peut regarder chaque cordon particulier comme un vaiffeau membraneux, dont la cavité eft occupée par quantité de cloifons membraneufes, longitudinales & remplies de filets médullaires ou moelleux entre ces cloifons, depuis un bout jufqu'à l'autre.

18. MUSCLE. TENDON. Par le premier terme en entend des faifceaux de fibres, que les anatomiftes appellent fibres motrices, plus ou moins longues, rouges ou rougeâtres.

19. La portion moyenne des fibres motrices en eft la principale, & elle eft différente de fes extrémités, étant ordinairement rouge, groffe, mollette & capable de contraction ou raccourciffement, au lieu que les extrémités de cette même fibre font blanches, déliées, ferrés, & ne prêtent pas.

20. La portion moyenne de la fibre motrice eft particulierement appelée fibre charnue, & forme ce que l'on appelle pro-

prement chair. Les extrémités de la fibre motrice sont en particulier nommées fibres tendineuses, & les corps qu'elles forment sont appelés tendons.

21. Glande. On appelle glandes certains pelotons particuliers, & certaines masses, ou molécules distinguées de toutes les autres parties du corps humain, par leur contour, leur forme, leur consistance, leur tissu & leur connexion.

22. Elles sont en général composées d'arteres, de veines, de nerfs, d'autres vaisseaux particuliers, & d'une substance particuliere qui fait la liaison intime de tous ces vaisseaux différemment pliés, repliés, entortillés, entrelacés & plus ou moins empaquetés dans une même enveloppe membraneuse.

23. Leur fonction en général est de séparer de la masse du sang par le moyen de certains vaisseaux propres, appelés vaisseaux secrétoires, certaines liqueurs qui en découlent ou immédiatement, ou par d'autres vaisseaux propres, nommés vaisseaux excrétoires, & ou s'amassent dans des réservoirs particuliers, ou se répandent dans des cavités communes, ou sont poussées hors du corps.

24. Graisse. Moelle. Ces deux termes sont assez équivoques. On appelle graisse en général la substance onctueuse, mollasse,

blanche ou jaunâtre, & plus ou moins épaiſſe, qui ſe trouve amaſſée entre la peau & les muſcles, dans les interſtices des muſcles, autour des viſceres &c. & qui eſt compoſé en partie d'un tiſſu ſpongieux ou cellulaire, purement membraneux, & en partie d'une matiere huileuſe plus ou moins épaiſſe. On donne en particulier le nom de graiſſe à cette matiere huileuſe dont je viens de parler, ſurtout quand elle eſt ſéparée du tiſſu cellulaire. Elle eſt encore appelée par les anatomiſtes corps graiſſeux, ou corps adipeux.

25. La moelle n'eſt qu'une eſpece de graiſſe dans la cavité des os, & ne differe de la ſubſtance qu'on appelle communément graiſſe, que par la fineſſe du tiſſu membraneux, la délicateſſe de la matiere huileuſe, & la ſituation dans les os mêmes. Le terme de moelle eſt équivoque de la même maniere que je viens de marquer par rapport à la graiſſe.

26. VISCERE. ORGANE. On donne communément le nom de Viſceres aux parties renfermées dans une grande cavité, ſans y être attachées par toute l'étendue de leur ſurface ou circonférence, comme ſont l'eſtomac, les inteſtins, &c. dans le ventre, & le poumon, dans la poitrine.

27. Le terme d'organe, qui ſignifie la même choſe qu'inſtrument, convient en

général à toute partie capable de quelque
fonction, soit que cette partie soit plus
composée ou qu'elle le soit moins; par
exemple l'organe de la vue, les organes
de la respiration, &c.

28. On divise ordinairement le corps
humain en tête, en tronc & en extrémités. On fait ensuite la subdivision du
tronc en cou, en thorax ou poitrine, &
en abdomen ou bas-ventre; & celles des
extrémités en deux supérieures, appelées
en général bras, & deux inférieures, nommées en général jambes.

29. Les anciens divisoient le corps humain en trois grandes cavités qu'ils appeloient ventres, & en quatre extrémités. Ils
nommoient la tête ventre supérieur, la
poitrine ventre moyen, & l'abdomen
ventre inférieur, ou bas-ventre. De ces
trois noms on n'a conservé que le dernier. A l'égard du cou, les uns le rapportent à la tête, les autres à la poitrine.

30. Le plus naturel & le moins embar-
rassant est de diviser le corps humain simplement en tête, en cou, en poitrine, en
ventre, en bas-ventre, en bras & en jambes,
& ensuite diviser chacune de ces portions
principales en d'autres portions subalternes.

31. Chacune de ces portions doit être
considérée & examinée non-seulement par
rapport à leur surface ou conformation

externe, mais encore par rapport à leur composition ou ſtructure interne, auſſi-bien que par rapport aux viſceres & par rapport aux organes qu'elles ſoutiennent.

32. Cela a donné lieu aux anciens de diviſer les principales portions du corps humain en parties contenantes & en parties contenues, & de faire encore la diviſion de parties contenantes en parties contenantes communes & en parties contenantes propres. On a donné aux parties contenantes communes le nom de tégumens, & on a compris par ce terme principalement la peau & la membrane graiſſeuſe.

33. On diviſe la tête ſelon ſes parties externes, en chevelure ou partie chevelue, & en face ou viſage. Les parties externes de la tête.

34. La chevelure ou partie chevelue couvre tout ce qui répond à la portion ſupérieure de l'os coronal ou frontal, aux os pariétaux, à l'os occipital, à la portion ſupérieure & à la portion inférieure de l'os des tempes.

35. Le haut de la chevelure, ou partie chevelue, eſt appelé ſommet de la tête, ou fontanelle ; le derriere eſt nommé occiput ; les côtés portent le nom de tempes. Le ſommet eſt diſtingué de l'occiput par une eſpece de tourbillon de la chevelure. Les tempes ſe terminent en bas par les oreilles.

M vj

36 Les arteres de chaque côté de la partie chevelue de la tête :

> L'artere carotide externe, en général.
>
> L'artere temporale.
>
> L'artere occipitale.
>
> L'artere angulaire, par communication.
>
> L'artere cervicale poſtérieure, par communication.
>
> L'artere vertébrale, par communication.
>
> L'artere carotide interne, par communication.

37. Les veines de chaque côté de la partie chevelue de la tête.

> La veine jugulaire externe en général.
>
> La jugulaire externe poſtérieure.
>
> La veine temporale.
>
> La veine occipitale.
>
> La veine vertébrale.
>
> La jugulaire externe antérieure, par communication.
>
> La Jugulaire interne, par communication.
>
> Le ſinus latéral de la dure-mere, par communication.
>
> La veine axillaire, par communication.
>
> La veine céphalique du bras, par communication.

38. Les nerfs de chaque côté de la partie chevelue de la tête.

Les nerfs sous-occipitaux, communément dits nerfs de la dixieme paire de la moelle allongée.

La neuvieme paire de la moelle allongée.

La premiere paire cervicale.

La seconde paire cervicale, par communication.

Les nerfs diaphragmatiques, par communication.

Le rameau frontal du nerf orbitaire, communément nerf ophthalmique.

Le petit nerf sympathique appelé portion dure du nerf auditif.

Le moyen nerf sympathique, ou nerf de la huitieme paire de la moelle allongée par communication.

Le grand nerf sympathique, communément nerf intercostal, par communication.

39. LA FACE OU LE VISAGE comprend tout ce qui dans toute l'étendue superficielle de la tête se présente entre la chevelure ou partie chevelue & le cou ; sçavoir, le front, les sourcils, les paupieres, les yeux, le nez, la bouche, le menton, les joues, les oreilles.

40. L'ŒIL. Parties externes. La portion antérieur du globe de l'œil, la mem-

brane blanche ou conjonctive, la cornée transparente, l'iris, la prunelle, la caroncule lacrymale, les angles des paupieres, les cils ou poils de chaque paupiere. Parties internes en général : le globe de l'œil, la tunique ou membrane sclérotique, autrement coronée opaque; la choroïde, l'arachnoïde, le cristallin, l'humeur vitrée, l'humeur aqueuse; la chambre antérieure, la chambre postérieure, le muscle, le nerf optique.

41. L'OREILLE. Parties externes : la grande conque, la convexité de cette conque, ou le derriere de l'oreille, le grand bord, le pli ou helix, la concavité, l'éminence large, ou anthelix, la petite éminence antérieure, ou tragus ; la petite éminence postérieure, ou antitragus, le lobule ou l'extrémité inférieure de l'oreille, le conduit.

42. LE NEZ. Parties externes : l'extrémité supérieure ou racine du nez, la voute ou le dos, les aîles, les narines, la cloison des narines. Parties internes : la cavité & le fond des narines, les anfractuosités, les sinus maxillaires, les sinus sphénoïdaux, & même les sinus frontaux.

43. LA BOUCHE. Parties externes : les levres, une supérieure & une inférieure; les angles ou les commissures des levres, le bord & la portion rouge de l'une & de

l'autre levre, la foſſette qui deſcend depuis la cloiſon des narines juſqu'au bord de la levre ſupérieure; le pli tranſverſal, qui ſépare la levre inférieure d'avec le menton.

44. Les parties internes de la bouche ſont en général : le palais, la cloiſon du palais, la luette, les amygdales, les gencives, le filet des levres, la langue, ſa pointe, ſa racine, ſes côtés, ſon filet. Les autres parties internes de la bouche, comme ſont les glandes, les membanes, les muſcles, &c. ſeront expoſées dans le traité particulier, de même que celles de l'œil, du nez, de l'oreille.

45. Les joues. Les joues ſont les parties latérales de la face, qui s'étendent depuis les yeux & les tempes juſqu'en bas, entre le nez & l'oreille de chaque côté. On en appelle la partie ſupérieure qui eſt ordinairement éminente, la pomette.

46. Le menton eſt la protubérance qui termine la face en devant par en bas, & qui ſe continue enſuite en deſſous juſqu'au cou. On appelle cette partie la baſe du menton, ou la gorge du menton, pour la diſtinguer de la gorge du cou, qui en eſt ſéparée par une eſpece de pli depuis une oreille juſqu'à l'autre. Le menton a quelquefois ſur le milieu un enfoncement ou une foſſette.

47. Les arteres qui répondent en général

de chaque côté du visage extérieurement.

La carotide externe.

La carotide interne, par communication.

L'artere vertébrale, par communication.

L'artere cervicale, par communication.

48. Les veines qui se distribuent en général à chaque côté du visage, extérieurement.

La jugulaire externe.

La jugulaire interne, par communication.

La veine vertébrale, par communication.

49. Les nerfs qui se répandent en général sur chaque côté du visage extérieurement, & qui y ont rapport.

Le nerf olfactif. Le nerf optique.

Le nerf orbitaire, ou la premiere branche de la cinquieme paire de la moelle allongée.

Le nerf maxillaire supérieur.

Le nerf maxillaire inférieur.

Le nerf trochléateur, autrement pathétique, ou de la quatrieme paire.

Le nerf moteur externe, ou musculaire externe, autrement de la sixieme paire:

Le petit nerf sympathique, autrement portion dure du nerf auditif.

Le nerf sympathique moyen, autrement de la huitieme paire.

Le grand nerf sympathique, ou nerf sympathique universel, communément dit le nerf intercostal.

Le nerf de la neuvieme paire, ou grand nerf hypogloffe.

La seconde paire des nerfs cervicaux.

50. Les arteres du front.

L'artere temporale, branche de la carotide externe.

L'artere angulaire, branche de la carotide interne.

La carotide interne, par communication.

51. Les veines du front.

La veine frontale, anciennement la veine préparate.

La veine temporale.

La veine angulaire.

Le finus orbitaire.

Le finus longitudinal supérieur de la dure mere, par communication.

Le finus longitudinal inférieur de la dure-mere, par communication.

La veine jugulaire interne, par communication.

52. Le nerfs du front.

Le nerf orbitaire, autrement nerf ophtalmique, ou la premiere

branche de la cinquieme paire de
la moelle allongée.

Le nerf maxillaire supérieur.

Le nerf maxillaire inférieur.

Le petit nerf sympathique, autrement la portion dure du nerf
auditif.

53. Les arteres qui vont à l'œil.

L'artere temporale, branche de la
carotide externe.

L'artere maxillaire externe ou angulaire, branche de la carotide
externe.

L'artere maxillaire interne, branche
de la carotide externe.

La carotide interne.

54. Les veines qui ont rapport à l'œil.

La veine temporale, branche de la
jugulaire externe postérieure.

La veine angulaire, branche de la
jugulaire externe antérieure.

La veine frontale, anciennement
la veine préparate, branche de
la jugulaire externe antérieure.

Le sinus orbitaire.

Les sinus longitudinaux de la dure-
mere, par communication.

La jugulaire interne, par communication.

55. Les nerfs qui fournissent à l'œil.

Le nerf olfactif, par communication.

Le nerf optique.

Le nerf moteur commun, de la troifieme paire.

Le nerf trochléateur, ou de la quatrieme paire.

Le nerf orbitaire, autrement ophthalmique , branche de la cinquieme paire.

Le nerf maxillaire fupérieur, branche de la cinquieme paire.

Le nerf moteur externe, ou de la
fixieme paire.

Le petit nerf fympathique, ou de
la portion dure du nerf auditif.

Le grand nerf fympathique, ou nerf
fympathique univerfel , communément dit nerf intercoftal.

56. Les arteres qui fe diftribuent au
nez.

Les mêmes que celles de l'œil, &
que je viens de nommer, dont
la carotide interne donne au nez
par communication.

L'artere orbiculaire des levres, par
communication.

57. Les veines qui ont rapport au nez.
Toutes celles que j'ai nommées ci-
deffus pour l'œil.

58. Les nerfs qui fourniffent au nez.
Les nerfs olfactifs.

Le nerf orbitaire ou ophthalmique ,

branche de la cinquieme paire,
en partie immédiatement, en partie par communication.

Les nerfs moteurs communs ou de la
troifieme paire, par communication.

Les nerfs maxillaires fupérieurs, branche de la fixieme paire.

Le petit nerf fympathique.

Le nerf fympathique moyen, par
communication.

59. Les arteres qui vont à l'oreille.

L'artere temporale, branche de la
carotide externe.

L'artere auriculaire, branche de la
temporale.

L'artere occipitale, par communication.

L'artere vertébrale, par le moyen
de l'artere bafilaire, qui en eft la
continuation.

La carotide interne, par communication avec l'artere bafilaire.

60. Les veines qui rapportent de l'oreille.

La veine temporale.

La veine occipitale.

La veine cervicale.

La veine maxillaire, toutes trois branches de la jugulaire externe

La jugulaire interne, par plufieurs
communications.

Le sinus pierreux, ou lithoïde de la dure-mere.

61. Les nerfs qui se distribuent à l'oreille.

Le nerf maxillaire inférieur, troisieme branche de la cinquieme paire.

Le nerf auditif, la septieme paire.

Le petit nerf sympathique, dit communément la portion dure du nerf auditif.

Le nerf Hypoglosse externe, ou de la neuvieme paire de la moelle allongée, par communication.

Le nerf sous-occipital, ou de la dixieme paire, par communication.

La seconde paire cervicale.

Le nerf sympathique moyen ou de la huitieme paire.

Le nerf sympathique universel, communément intercostal.

62. Les arteres qui vont à la bouche & à la langue, &c.

L'artere mentonniere.

L'artere coronaire, ou orbiculaire des levres, toutes deux branche de la carotide externe.

L'artere maxillaire interne,

L'artere sublinguale.

63. Les veines qui rapportent de la bouche, de la langue, &c.

La veine maxillaire externe.

La veine maxillaire interne.

Les veines ranines, toutes trois branches de la jugulaire externe.

La jugulaire interne, par plusieurs communications.

La veine gutturale supérieure, branche de la jugulaire interne.

La veine axillaire, quand elle fournit la gutturale.

64. Les nerfs qui se distribuent à la bouche, à la langue, aux glandes salivaires, &c.

Le nerf maxillaire supérieur.

Le nerf maxillaire inférieur, toutes deux branches de la cinquieme paire.

Le petit nerf sympathique, ou la portion dure du nerf auditif.

Le nerf sympathique moyen, ou la huitieme paire.

La neuvieme paire de la moelle allongée.

La seconde paire des nerfs cervicaux.

Le grand nerf sympathique, ou Nerf intercostal, par communication.

65. La joue de l'un & de l'autre côté est pourvue d'arteres & de veines par les ramifications voisines de l'artere & de la

veine temporale & maxillaire. Elle tire
ses nerfs de la portion dure du nerf auditif, du nerf maxillaire supérieur & du
nerf maxillaire inférieur.

66. Le cou en général est divisé en Les parties du cou en général.
gorge ou partie antérieure ; en chignon
ou partie postérieure, & en parties latérales. La gorge commence par une éminence, & se termine par une fossette. Le
chignon commence par une fossette, appelée le creux de la nuque, qui s'efface
en descendant. Le cou renferme le larynx & une portion de la trachée-artere,
le pharynx & une portion de l'œsophage,
les muscles peauciers, les sterno-mastoïdiens, les sterno-hyoïdiens, les thyro-
hyoïdiens, les omo-hyoïdiens, les *jple-
nius*, les *ccm,lexus*, les muscles vertébraux qui couvrent les sept premieres vertebres, & la portion de la moelle épiniere qui y répond.

67. Les arteres qui vont au cou.
    Les arteres carotides en général.
    Les carotides externes, les carotides
      internes.
    Les arteres vertébrales, les arteres
      cervicales.
68. Les veines qui rapportent du cou.
    Les veines jugulaires en général.
    Les jugulaires externes, les jugulai-
      res internes.

Les veines cervicales, les veines vertébrales.

69. Les nerfs qui se distribuent au cou.

Les petits nerfs sympathiques, ou de la portion dure de l'un & de l'autre nerf auditif.

Les nerfs sympathiques moyens, ou de la huitieme paire de la moelle allongée.

Les nerfs accessoires de la huitieme paire.

La neuvieme paire de la moelle allongée.

Les nerfs sous-occipitaux, ou de la dixieme paire.

Les sept paires cervicales.

Les grands nerfs sympathiques, communément dits nerfs intercostaux.

Des parties de la poitrine. 70. Sous le nom de poitrine on comprend communément tout ce qui répond à l'étendue du *sternum*, des côtes & des vertèbres du dos, soit au dehors, soit au dedans. Les anatomistes l'appellent Thorax.

71. On divise le thorax en partie antérieure, nommée particulierement poitrine; en partie postérieure, sous le nom de dos; en parties latérales, appelées simplement côtés, & distinguées en côté droit & en côté gauche.

72. Les

72. Les parties externes du thorax, outre la peau & la membrane graisseuse, sont principalement les mamelles & les muscles qui couvrent la surface externe des côtes, & remplissent leurs intervalles. Dans les mamelles se rencontre le mamelon & le petit cercle coloré qui environne le mamelon. Les muscles sont principalement ceux-ci : les grands & petits pectoraux, les sous-claviers, les grands dentelés, les dentelés postérieurs supérieurs, les grands dorsaux, les vertébraux, auxquels on peut ajouter ceux qui couvrent les omoplates.

73. Les parties internes du thorax sont renfermées dans la grande cavité de cette portion du tronc, à laquelle cavité les anciens ont donné le nom de ventre moyen, comme j'ai dit ci-dessus, & à laquelle les modernes donnent simplement celui de cavité de la poitrine. Cette cavité est tapissée d'une membrane appelée plevre ; elle est partagée en deux cavités latérales par une cloison membraneuse, nommée médiastin, qui n'est qu'une production ou une duplicature de la plevre.

74. Ces parties internes sont principalement le cœur, le péricarde, le tronc de l'aorte, la grande courbure de l'aorte, les troncs des arteres carotides, les arteres sous-clavieres, les troncs des arteres verté-

brales, des arteres axillaires, la portion supérieure de l'aorte descendante, les arteres intercostales, la veine cave supérieure, la veine azygos, les veines sous-
clavieres, les troncs des veines jugulaires,
des veines vertébrales, des veines axillaires, une portion de la trachée artere,
une portion de l'œsophage ; le conduit
lacté ou canal thorachique, les poumons, l'artere pulmonaire, les veines
pulmonaires, &c.

75. Les arteres & les veines particulieres & propres du thorax sont :

Les arteres & les veines thorachiques supérieures & inférieures.

Les arteres & les veines mammaires,
internes & externes.

Les arteres & les veines intercostales, supérieures & inférieures.

Les arteres & les veines spinales,
avec les sinus veineux du canal de
l'épine vertébrale.

76. Les nerfs qui se distribuent au
thorax :

Les sympathiques moyens ou la huitieme paire.

Les sympathiques universels, ou
grands sympathiques, communément dits nerfs intercostaux.

La derniere paire cervicale.

Les douze paires dorsales.

Les nerfs diaphragmatiques.

77. La cavité de la poitrine se termine en bas par le diaphragme, qui la sépare d'avec celle du bas-ventre.

78. Le bas-ventre commence immédiatement au-dessous de la poitrine, & se termine par le fond du bassin des os innominés. On divise la circonférence en régions. Antérieurement on en compte trois, sçavoir la région épigastrique ou supérieure, la région ombilicale ou moyenne, & la région hypogastrique ou inférieure. Postérieurement on n'en compte qu'une, sous le nom de région lombaire.

79. La région épigastrique commence immédiatement sous la pointe xiphoïde par un petit enfoncement superficiel, appelé le creux de l'estomac, & se termine pour l'ordinaire dans l'adulte au-dessus du nombril, à la hauteur d'une ligne transversale, qu'on tireroit depuis l'extrémité des dernieres fausses côtes du côté droit, jusqu'à l'extrémité des dernieres fausses côtes du côté gauche.

80. On fait une subdivision de cette région en trois parties, sçavoir une moyenne, appelée Épigastre, & en deux latérales, nommées Hypochondres. L'épigastre comprend l'espace antérieur qui est entre les fausses côtes d'un côté & les fausses côtes de l'autre côté. Les hypo:

Les parties du bas ventre.

chondres font les efpaces couverts des fauffes côtes.

81. La région ombilicale commence dans l'adulte au-deffus de l'ombilic à la hauteur de la ligne tranfverfale dont je viens de parler, & fe termine au-deffous de l'ombilic, à la hauteur d'une ligne qu'on tireroit parallelement à l'autre ligne, depuis la crête de l'os de îles, du côté droit, jufqu'à la crête de l'os des îles, du côté gauche.

82. On divife encore cette région en trois parties, une moyenne, appelée proprement région ombilicale, & deux latérales, nommées communément les flancs, & anciennement les îles, du latin *ilia*. Ces parties latérales répondent à l'efpace qui eft entre le bas des fauffes côtes & le haut de l'os des îles.

83. La région hypogaftrique s'étend depuis les bornes inférieures de la région ombilicale jufqu'en bas. On la divife auffi en trois parties, une moyenne, appelée *Pubis*, & deux latérales, qu'on appelle les Aînes.

84. La région lombaire eft la partie poftérieure du bas-ventre, & comprend l'efpace qui eft depuis les dernieres côtes de chaque côté, & la derniere vertebre du dos, jufqu'à l'os *facrum* & les parties voifines de la crête de l'os des îles. Les parties la-

térales de cette région sont appelées Lombes, & la partie moyenne qui les distingue, est nommée dans les animaux le Rable.

85. Enfin le fond du bas-ventre qui répond au bassin du squelette, se termine en devant par les parties naturelles ou honteuses, & en arriere par les fesses & par l'*anus*, appelé vulgairement le Siege, ou le Fondement. Les fesses sont séparées l'une de l'autre par une raie qui mene à l'*anus*, & chaque fesse est bornée en bas par un grand pli qui la distingue du reste de la cuisse.

86. Cette région comprend aussi de côté & d'autre le muscle carré des lombes, ou lombaire externe, la portion inférieure du muscle sacro-lombaire, celle du long dorsal, celle du grand dorsal, les muscles vertébraux voisins, le muscle sacré, &c.

87. L'espace qui est entre l'*anus* & les parties naturelles porte le nom de périné, & il est divisé également en parties latérales par une espece de gouttiere bien marquée, qui s'étend plus loin dans l'homme que dans la femme, comme on verra dans un autre Traité particulier.

88. La cavité du bas-ventre, formée par les parties qui viennent d'être exposées en général, & qui sont recouvertes de la peau & de la membrane adipeuse, est tapissée en dedans d'une membrane particuliere, appelée Péritoine. Elle est séparée

de la cavité du thorax par le diaphragme, & terminée en bas par les muscles releveurs de l'*anus*.

89. Elle renferme le ventricule, les inteſtins, que l'on diviſe en trois grêles, appelés *Duodenum*, *Jejunum*, *Ileum*; & en trois gros, nommés *Cæcum*, *Colon*, *Rectum*; le Méſentere, le Méſocolon, l'Epiploon, le Foie & la Véſicule du fiel, la Rate, le Pancréas, les Glandes méſentériques, les Veines lactées, le Réſervoir du chyle, les Reins, les Capſules atrabilaires ou Glandes ſur-rénales, les Ureteres, la Veſſie, les Parties naturelles internes de l'un & de l'autre ſexe.

90. Les principales arteres du bas-ventre :

    La portion inférieure de l'artere mammaire interne, laquelle portion on peut appeler Artere épigaſtrique ſupérieure.

    L'aorte inférieure.

    L'artere cœliaque.

    L'artere méſentérique ſupérieure.

    Les arteres rénales, anciennement émulgentes.

    Les arteres ſpermatiques.

    L'artere méſentérique inférieure.

    Les arteres lombaires.

    Les arteres iliaques.

    Les arteres hypogaſtriques.

Les arteres épigaſtriques inférieures.
Les arteres hémorrhoïdales.
Les arteres honteuſes.

91. Les principales veines du bas-ventre :

La portion inférieure des veines mammaires internes.
Les veines rénales.
Les veines lombaires.
Les veines ſpermatiques.
Les veines iliaques.
Les veines hypogaſtriques.
Les veines hémorrhoïdales externes.
Les veines épigaſtriques.
La grande veine-porte , ou veine-porte ventrale.
Le ſinus de la petite veine-porte , ou veine-porte hépatique.
La grande veine méſaraïque.
La veine ſplénique.
La petite veine méſaraïque , ou veine hémorrhoïdale interne.

92. Les principaux nerfs du bas-ventre.

Les nerfs ſtomachiques formés par l'extrémité des nerfs ſympathiques moyens, ou de la huitieme paire.
Les grands nerfs ſympathiques ou faux nerfs intercoſtaux ; portion inférieure.
Les deux ganglions ſémilunaires, ou plexiformes.

Le *plexus* ſtomachique.

Le *plexus* hépatique.

Le *plexus* ſplénique.

Le *plexus* rénal de chaque côté.

Le *plexus* méſentérique ſupérieur.

Le *plexus* méſentérique inférieur.

Les nerfs lombaires.

Les nerfs ſacrés.

La naiſſance des nerfs cruraux.

La naiſſance des nerfs ſciatiques.

Les parties de l'un & de l'autre extrémité ſupérieure.

93. La diviſion générale d'un bras entier eſt la même que celle de l'extrémité ſupérieure du ſquelette, en épaule, en bras, en avant-bras & en main. On ajoute ici le moignon de l'épaule, l'aiſſelle ou le creux de l'aiſſelle, le coude, le pli du bras & le creux de la main

94. Le corps ou ventre du muſcle deltoïde fait le moignon de l'épaule; le creux de l'aiſſelle eſt formé par le bord voiſin du muſcle grand pectoral, & par celui du muſcle grand dorſal. Le coude répond à l'olécrane : le pli du bras eſt devant l'articulation de l'os du bras avec les os de l'avant-bras : le creux de la main eſt au milieu de la paume de la main.

95. Le bras depuis le moignon de l'épaule eſt principalement couvert du muſcle *biceps*, du brachial, & des trois muſcles anconés voiſins : l'avant-bras eſt garni de ceux qui meuvent le rayon ſur l'os du

coude, & le poignet sur l'avant-bras : la
main a peu de parties charnues confidérables, excepté le mufcle thénar & l'hypothénar, qui par leur intervalle forment le
creux de la main.

96. Les arteres de toute l'extrémité fupérieure, ou du bras en général :

> L'artere axillaire.
>
> L'artere humérale ou fur-humérale.
>
> Les arteres fcapulaires.
>
> L'artere articulaire ou fous-humérale.
>
> L'artere brachiale.
>
> Les arteres collatérales.
>
> L'artere cubitale.
>
> L'artere radiale
>
> L'artere interoffeufe antérieure.
>
> Les arteres interoffeufes poftérieures.
>
> Les arcades artérielles ou arcades
> palmaires.

97. Les veines de toute l'extrémité fupérieure, ou du bras en général :

> La petite veine céphalique.
>
> La jugulaire externe, par commu-
> nication avec la petite céphali-
> que.
>
> La veine axillaire.
>
> Les veines mufculaires ou huméra-
> les.
>
> Les veines fcapulaires.
>
> La veine céphalique du bras
>
> La veine bafilique du bras.

N v

Les veines fatellites de l'artere brachiale.

La veine profonde fupérieure, ou
profonde du bras.

La veine médiane, la médiane cubitale, ou médiane bafilique ; la médiane radiale, ou médiane céphalique ; la médiane moyenne, ou
grande médiane.

La veine profonde de l'avant-bras.

La veine bafilique de l'avant-bras,
ou veine cubitale.

La veine céphalique de l'avant-bras,
ou veine radiale.

Les veines fatellites de l'avant-bras.

La céphalique du pouce.

La falvatelle, ou auriculaire.

Les aréoles veineufes du dos de la
main.

98. Les nerfs de toute l'extrémité fupérieure, ou du bras en général.

Les nerfs brachiaux en général, formés par les quatre ou cinq dernieres paires cervicales, & la premiere dorfale.

Le nerf mufculo-cutané.

Le nerf médian.

Le nerf cubital.

Le nerf cutané interne.

Le nerf radial.

Le nerf axillaire ou articulaire.

99. Les extrémités inférieures du corps entier font auffi divifées chacune comme celles du fquélette, en cuiffe, en jambe & en pied.

100. La cuiffe charnue commence antérieurement à côté du pli de l'aîne. Poftérieurement elle commence un peu au-deffus de la moitié inférieure de la feffe. Elle fe termine en devant par le genou fur la rotule, & en arriere par le creux, qu'on appelle le jarret. Elle eft principalement formée par les mufcles qui environnent le *femur*, & qui font enfermés dans l'aponévrofe du *fafcia lata* ; fçavoir par le grand feffier, les deux vaftes, le crural, le *biceps*, le *triceps*, le demi-membraneux, le demi-tendineux, le grêle interne, le grêle externe & le couturier.

101. La jambe eft très-peu garnie de mufcles en devant ; elle l'eft beaucoup en arriere, où les mufcles gaftrocnémiens ou grands jumeaux, & le mufcle foléaire forment une efpece de ventre appelé communément le mollet, ou le gras de la jambe. Elle commence antérieurement par le genou fous la rotule, & poftérieurement par le jarret. Elle fe termine en bas par les malléoles.

102. Le pied, outre les parties marquées dans l'expofition du fquélette, eft encore divifé de la maniere fuivante. On en appelle

la convexité, fur-tout vers l'articulation avec la jambe, le cou du pied. La partie inférieure, qui eſt comme la baſe de toute l'extrémité inférieure, eſt nommée la plante du pied. Il eſt très-peu garni de parties charnues, de même que la main.

103. Les arteres de toute l'extrémité inférieure de chaque côté :

> L'artere obturatrice, branche de l'hypogaſtrique.
>
> L'artere feſſiere, branche de l'hypogaſtrique.
>
> L'artere ſciatique, par communication.
>
> L'artere honteuſe, par communication.
>
> L'artere crurale.
>
> L'artere poplitée.
>
> L'artere tibiale antérieure.
>
> L'artere tibiale poſtérieure.
>
> L'artere péroniere.
>
> L'artere plantaire, ou arcade de l'artere plantaire.

104. Les veines de toute l'extrémité inférieure de chaque côté :

> La veine obturatrice.
>
> La veine feſſiere.
>
> La veine crurale.
>
> La grande veine ſaphene.
>
> La veine ſciatique.
>
> La petite veine ſaphene, ou ſaphene externe.

La veine poplitée, ou jarretiere.

Les veines tibiales.

La veine péroniere.

La veine plantaire.

105. Les nerfs de toute l'extrémité inférieure de chaque côté.

Le nerf crural, formé par la complication des cinq gros nerfs lombaires, principalement des quatre premiers.

Le nerf sciatique, sorti de l'association des deux derniers lombaires avec les trois premiers des gros nerfs sacrés.

Le grand nerf sympathique, ou prétendu intercostal, par communication avec les nerfs lombaires & les nerfs sacrés.

Le nerf poplité.

Le nerf sciatique interne, ou nerf poplité interne.

Le nerf sciatique externe, ou nerf poplité externe.

Le nerf plantaire externe.

Le nerf plantaire interne.

ARTICLE II.

TRAITÉ DES TÉGUMENS.

Intro-
duction. 1. TOUT l'assemblage des parties du corps humain est revêtu de plusieurs enveloppes communes ou universelles, que les anatomistes appellent tégumens.

2. On a été quelque tems partagé sur le nombre des tégumens. Les anciens en ont compté jusqu'à cinq, sçavoir l'épiderme, ou la surpeau, la peau, la membrane adipeuse ou graisseuse, le panni-cule charnu & la membrane commune des muscles.

3. Les trois premieres de ces enveloppes sont vraiment communes ou univer-selles, c'est-à-dire s'étendent sur tout le corps, & le couvrent entierement; mais à proprement parler, ces trois enveloppes n'en sont que deux, car je regarde l'épiderme plutôt comme une partie de la peau, & comme son épiphyse, que comme une enveloppe.

4. Les deux autres dont on a parlé autrefois, ne sont que des enveloppes parti-culieres & bornées à certains endroits du corps.

§. I. *La Peau.*

5. La peau eſt un tiſſu fort étendu, compoſé de pluſieurs ſortes de fibres, ſça-voir tendineuſes, membraneuſes, ner-veuſes & vaſculaires, dont l'entrelace-ment eſt d'autant plus merveilleux qu'il eſt très-difficile à développer, étant fait en tout ſens à peu près comme l'étoffe d'un chapeau.

6. C'eſt ce tiſſu qu'on appelle commu-nément Cuir, & qui fait comme le corps de la peau. Il réſiſte aux déchiremens, il prête en tous ſens, & reprend enſuite ſon étendue ordinaire, comme on le voit par l'embonpoint, la groſſeſſe & les enflures. Il eſt plus épais & plus ſerré dans certains endroits, que dans d'autres.

7. Son épaiſſeur & ſa conſiſtance ne l'accompagnent pas également par tout, car aux parties poſtérieures du corps il eſt pour l'ordinaire plus épais & moins ſerré que ſur le devant, & il eſt preſque également épais & ſerré dans le creux des mains & aux plantes des pieds. Il eſt cependant pour l'ordinaire plus difficile à pénétrer au ventre qu'au dos par des inſtrumens pi-quans.

8. La ſurface externe de ce tiſſu ſe ter-mine en de petites éminences qu'il a plu aux Anatomiſtes d'appeler Mamelons, auxquels les filets capillaires des nerfs

cutanés aboutiffent en forme de petits pinceaux rayonnés.

9. Ces mamelons différent beaucoup entr'eux en figure & en arrangement fur les différentes parties du corps humain, de forte qu'on les peut diftinguer en plufieurs efpeces.

10. Ils font pour la plûpart applatis & plus ou moins larges, féparés les uns des autres, & comme entrecoupés par des fillons dont les interftices forment des lozanges irréguliers. La figure pyramidale qu'on leur attribue en général n'eft pas naturelle, & ne paroît que quand ils font refferrés par le froid, par maladie, par coction, ou autre préparation artificielle qui change leur conformation ordinaire.

11. Les' mamelons de la paume de la main, de la plante des pieds, & de toute l'étendue voifine des doigts, ont plus de hauteur qu'ailleurs, mais ils font plus menus, étroitement collés enfemble, & comme pofés debout les uns contre les autres par des rangées particulieres qui repréfentent toutes fortes de lignes fur la peau, fçavoir de droites, de courbes, d'ondoyées, de fpirales, &c. Ces dernieres fortes fe voyent affez fréquemment aux endroits de la paume de la main les plus proches des premieres phalanges des doigts.

12. La portion rouge des levres eſt compoſée de mamelons en forme de poils ou
de velouté qui ſont très-fins & collés les
uns ſur les autres.

13. Il y en a une autre eſpece particuliere ſous les ongles. Les mamelons y
ſont plus pointus, ou en quelque façon
coniques, & tournés obliquement vers les
extrémités des doigts. On en peut encore
faire des eſpeces particulieres de ceux qui
ſe trouvent à la peau chevelue de la tête,
au *ſcrotum*, &c.

14. Les mamelons de la premiere &
de la ſeconde eſpece paroiſſent environnés
autour de leurs baſes d'une ſubſtance molle,
mucilagineuſe, mais aſſez tenace, qui
remplit le fond des interſtices de ces
mamelons, comme une eſpece de réſeau ou de crible, dont les mailles ou
trous environnent chaque mamelon. On
l'appelle communément corps réticulaire
ou corps muqueux.

15. L'origine de ce corps réticulaire
n'eſt pas encore bien développée, & on n'a
pas déterminé par des preuves démonſtra-
tives s'il forme ſéparément une enveloppe
univerſelle, ou s'il appartient plutôt au
corps de la peau qu'aux mamelons & à
l'épiderme.

16. Pour démontrer ce corps réticulaire
dans les cours publics ou particuliers, on

se sert communément des langues cui—
de bœuf ou de mouton. Mais cette d—
monstration est fausse, séduisante, & ne
fait que donner des idées erronées à la
plupart des assistans. J'en parlerai encor
dans la suite.

17. Dans les inflammations on obser—
naturellement un réseau particulier e
vaisseaux capillaires, plus ou moins étend
sur la surface de la peau. Les Anatomistes
curieux démontrent évidemment ce rai—
seau par leurs injections fines & subtiles
qui peuvent être regardées comme des
inflammations artificielles. Ni les unes n
les autres ne prouvent que dans l'état na
turel ces vaisseaux capillaires soient des
vaisseaux sanguins proprement dits, c'est
à-dire des vaisseaux qui contiennent princi—
palement la portion rouge du sang.

18. Il y a plus d'apparence que ce lacis
vasculaire n'est qu'une continuation, ou
production des arteres & des veines ca—
pillaires d'une extrême finesse, qui dans
leur état naturel ne laissent presque passe—
que la portion séreuse ou lymphatique du
sang, pendant que la portion rouge sui—
le grand chemin par des ramifications
moins étroites, & qui retiennent plus pro—
prement le nom de vaisseaux sanguins.

19. Ce lacis ou réseau vasculaire est
différemment disposé & figuré dans les

différens endroits du corps, car il eſt tout autre ſur la peau du viſage qu'ailleurs, & il eſt même très-différent dans différens endroits du viſage, comme l'inſpection par les verres lenticulaires les plus ſimples le démontre. On pourroit peut-être par-là expliquer pourquoi une partie du corps rougit plus facilement qu'une autre.

20. La ſurface interne du corps de la peau eſt toute parſemée de petits grains ou pelotons appelés communément glandes cutanées. On les nomme auſſi glandes miliaires, à cauſe de quelque reſſemblance qu'elles ont avec les grains de millet.

21. Ces grains, ou petits pelotons ſont en partie enchâſſés dans l'épaiſſeur de la peau par différentes petites foſſettes qui répondent à autant de petites boſſes ou calottes du corps graiſſeux. Leurs tuyaux excrétoires s'ouvrent à la ſurface de la peau, tantôt à côté, tantôt à travers des mamelons, comme on le peut voir au bout des doigts, même ſans l'aide du microſcope.

22. Ils ſont pour la plûpart les ſources de la ſueur. Il y en a qui fourniſſent une matiere onctueuſe & graſſe, plus ou moins épaiſſe, comme à la peau chevelue de la tête, au dos, derriere les oreilles, au bout du nez, où on exprime dans cer-

tains sujets assez facilement cette matiere
en maniere de petits vers. On l'appelle
en général la crasse de la peau.

23. La macération dans l'eau commune
ou autre liqueur convenable, rend ces
grains, ou corpuscules assez sensibles, surtout dans la peau du bout du nez, &
dans celle du creux de l'aisselle. Feu M.
Duvernay a montré à l'Académie Royale
des Sciences assez clairement la structure
de quelques-unes de ces glandes cutanées
qui paroissent comme des circonvolutions
de petits intestins chargés de vaisseaux
capillaires. L'illustre M. Morgagni, Professeur à Padoue, a donné le nom de glandes sébacées à celles qui fournissent la
matiere onctueuse dont je viens de parler.

24. Outre ces pelotons ou grains, l'é-
paisseur de la peau renferme d'autres petits
corps fermes & même un peu durs, d'une
figure presque ovale. Ce font des racines
ou si l'on veut des oignons ou bulbes
dont naissent les poils. On en trouve aussi
au-delà de l'épaisseur ou de la surface interne de la peau. J'en dirai plus ci-après.

25. La peau a plusieurs ouvertures considérables, dont quelques-unes portent des
noms propres, comme la fente des paupieres, les narines, la bouche, le trou
externe des oreilles, l'*anus*, & l'ouverture
des parties naturelles.

26. Elle est encore percée d'une infinité de petits trous, appellés pores, qui sont de deux sortes ; les uns sont plus ou moins sensibles, comme les orifices des conduits laiteux des mamelles, les orifices des canaux excrétoires des glandes cutanées ; & les passages des poils.

27. Les autres pores sont imperceptibles à la vue seule, étant assez sensibles par le microscope. Ils sont encore prouvés par la transpiration cutanée, & par l'intromission de la partie subtile des remedes topiques, ce qui pourroit donner lieu de diviser ces pores en artériels & en veineux.

28. Il reste encore à remarquer dans la peau ses attaches & ses plis. Elle est collée partout à la membrane graisseuse, comme je le dirai en parlant de cette membrane ; il suffit de dire ici qu'elle y est plus étroitement attachée à quelques endroits qu'à d'autres, comme à la paume des mains & à la plante des pieds, au coude & au genou.

29. A l'égard des plis de la peau, il y en a qui dépendent de la conformation de la membrane adipeuse ou cellulaire comme ceux du cou & des fesses ; il y en a qui n'en dépendent pas, comme les rides du front, celles des paupieres, &c. car elles sont formées par les muscles cuta-

nés, & difposées plus ou moins à contre-fens de ces mufcles. Elles deviennent plus fenfibles avec l'âge.

30. Il fe trouve encore une efpece de plis particuliers à la peau du coude, à celle du genou, à celle des condyles des doigts & des orteils, lefquels plis ne dépendent ni de la conformation de la membrane adipeufe, ni d'aucun mufcle.

31. Enfin il y a des plis ou plutôt une forte de lignes qui traverfent différemment la paume de la main, la plante des pieds, & la partie ou face des doigts qui répond à la paume & à la plante. Ces lignes font l'occupation des difeurs de bonne-aventure, dont la fuperftition eft condamnée par l'églife, & la vanité très-méprifée des vrais fçavans.

§. II. *La Surpeau ou l'Épiderme.*

32. Tout cet appareil de la peau eft extérieurement recouvert d'une toile très-mince & tranfparente qui y eft étroitement attachée; c'eft ce qu'on appelle l'épiderme, ou furpeau.

33. La fubftance de l'épiderme paroît bien uniforme du côté de la peau, & compofée au dehors de plufieurs petites lames écailleufes d'une grande fineffe, mais partout fans apparence de tiffu fibreux ou vafculeux, excepté de petits filamens qui l'attachent aux mamelons, & dont peut-être ils ont été détachés.

34. Cette substance est ferme & serrée, quoique susceptible de quelque gonflement ou épaississement, comme la simple macération dans l'eau commune, & les cloches ou ampoules qui s'élevent sur la peau par les vésicatoires ou autrement, le font voir ; de sorte que par-là elle paroît être une espece de tissu spongieux. Elle prête considérablement dans les enflures, mais elle n'y résiste pas toujours comme le corps de la peau.

35. L'origine de l'épiderme est aussi obscure que sa génération est évidente, prompte, & même surprenante, en ce qu'elle se répare autant de fois qu'elle est détruite. Il y a lieu de croire qu'elle tire sa naissance d'une matiere qui suinte des mamelons, de sorte que les anciens paroissent avoir eu quelque raison de l'appeler efflorescence de la peau.

36. Il ne faut pas s'imaginer que c'est action de l'air qui desseche cette matiere mucilagineuse, & lui donne la forme d'épiderme, car l'épiderme se trouve également formé dans le *fœtus*, qui nage continuellement dans l'eau ; il se régénere au palais de la bouche, après en avoir été enlevé par les alimens trop chauds, & ailleurs même sous les emplâtres qu'on y auroit appliquées.

37. Les attouchemens durs & réitérés

le détachent plus ou moins imperceptible-
ment, & auffi-tôt il en renaît une nouvelle
portion ou couche, qui fouleve la premiere, & à laquelle en pareil cas il arrive
auffi un pareil détachement par la naiffance
d'une troifieme couche nouvelle.

38. C'eft à peu près de cette maniere que
fe forment les callofités aux pieds, aux
mains & aux genoux, & qu'arrive la pluralité des lames ou couches que l'on croit
avoir obfervées comme naturelles. Cependant il eft pour l'ordinaire plus épais dans
le creux des mains & aux plantes des pieds
qu'ailleurs.

39. L'épiderme eft fort adhérent aux
mamelons cutanés, dont on le peut féparer avec de l'eau bouillante, ou ce qui
eft mieux & altere moins, en le faifant
tremper pendant quelque tems dans l'eau
froide. La féparation par le fcapel n'eft pas
impoffible, mais elle ne découvre rien de
fa ftructure.

40. Il eft beaucoup plus adhérent au
corps réticulaire, qu'on leve ou détache
facilement avec lui, de forte que l'un paroît être une vraie portion & continuation
de l'autre.

41. On croit que la couleur de l'épiderme eft naturellement blanche, & que
fa couleur apparente n'eft proprement que
celle du corps réticulaire. Néanmoins en
examinant

examinant à part l'épiderme des Mores, on n'y trouve d'autre blancheur que celle d'une lame mince & transparente de corne noire.

42. L'épiderme couvre la peau dans toute so étendue, excepté les endrois occupés par les ongles. Il est marqué des mêmes sillons & des mêmes lozanges que la peau, & on y voit les mêmes ouvertures & les mêmes pores ; & quoiqu'on puisse dire qu'il passe les bornes superficielles de la peau par les grandes ouvertures, néanmoins il y perd le nom d'épiderme.

43. Cependant les petits trous ou pores par où passe la sueur étant bien examinés, il semble que l'épiderme s'y insinue pour achever les tuyaux excrétoires des glandes cutanées. Les niches ou fossettes des poils sont aussi garnies de ces allongemens de l'épiderme, & les poils mêmes en paroissent recevoir une espece d'écorce : les canaux presqu'imperceptibles des pores cutanés en sont intérieurement garnis.

44. Par une longue macération de la peau dans l'eau, on en peut détacher avec l'épiderme tous ces allongemens, de façon qu'ils entraînent avec eux les poils, leurs racines ou oignons, & mêmes les glandes axillaires.

45. Par cette remarque on pourra expliquer comment les cloches ou ampoules

Tome III.   O

qui s'élevent sur la peau, & restent gonflées pendant un tems considérable, sans laisser la sérosité extravasée échapper par ces trous, qui en ce cas devroient être agrandis par la dilatation & la tension de l'épiderme soulevé.

46. Car quand il se détache ainsi du corps de la peau, il arrache aussi & entraîne des portions de ces petits tuyaux cutanés, qui ne pouvant être renversés par la sérosité, se plissent & bouchent les pores de l'épiderme soulevé, à peu près comme les tuyaux des balons à jouer. Ce sont peut-être ces petites portions de l'épiderme détaché que l'on a pris pour les valvules des tuyaux cutanés.

§. III. *Usages de la Peau.*

47. C'est principalement & proprement le tissu filamenteux, nommé cuir ou corps de la peau, qui sert d'enveloppe universelle à tout le corps, & de base à toutes les autres parties cutanées, dont chacune a ses usages particuliers.

48. Il est assez capable de résister, au moins jusqu'à un certain degré, aux injures externes, à l'impression, au frottement & au choc de plusieurs choses, qui peuvent rencontrer le corps de l'homme, & pourroient en offenser, blesser ou déranger les parties, si elles ne se trouvoient par-là à couvert.

49. Les mamelons sont l'organe du toucher. Il contribuent à une évacuation universelle qu'on appelle en général transpiration insensible. Ils servent aussi à faire pénétrer du dehors au dedans les particules les plus subtiles, ou l'impression de certaines choses appliquées extérieurement à la peau. De ces trois usages le premier dépend des extrémités nerveuses, le second des productions artérielles, & le troisiéme des continuations veineuses.

50. Les glandes cutanées sont des filtres d'une humeur onctueuse, plus ou moins délayée ou épaisse. Elles sont aussi les principales sources de la crasse & de la sueur. Mais sans l'épiderme, les fonctions des mamelons, & de ces glandes seroient troublées & causeroient de grands dérangemens.

51. Pour expliquer la mécanique de l'organe du toucher, il faudroit avoir parlé auparavant des sens en général; mais comme ce n'est pas ici leur place, il suffit de faire observer qu'il y a pour le moins deux sortes de toucher, l'un général, & l'autre particulier.

52. Le toucher particulier est accompagné d'une certaine impression caractérisée, qui fait discerner d'une maniere très-distincte les objets, & c'est ce qu'on appelle proprement le tact, dont l'organe

propre eſt au bout de la face interne des doigts. L'autre ſorte ou le toucher géné-ral, eſt plus vague & ne donne pas ce diſ-cernement caractériſé. C'eſt ce qu'on ex-prime par le ſimple terme d'attouchement.

53. Ces différences du toucher dépen-dent de celles des mamelons, qui pa-roiſſent effectivement plus ſerrés & plus compoſés de filamens nerveux au bout des doigts, qu'ailleurs ; car les cordons de nerf qui vont particulierement aux doigts, ſont à proportion beaucoup plus forts que ceux qui ſe diſtribuent aux autres parties du corps.

54. L'épiderme ſert à maintenir les pin-ceaux ou filamens nerveux des mame-lons dans une ſituation égale, à les em-pêcher de flotter confuſément, & à modi-fier les objets. Le tact particulier, auſſi-bien que le toucher en général eſt plus ou moins exquis, ſelon la fineſſe ou l'épaiſſeur de l'épiderme, dont la calloſité affoiblit, & même fait perdre l'un & l'autre.

55. Un autre uſage de l'épiderme eſt de régler les évacuations cutanées dont j'ai parlé, & dont la tranſpiration inſenſible eſt la plus conſidérable. On entend par-là une exhalaiſon fine, ou une eſpece de fu-mée très-ſubtile, qui ſort pour l'ordinaire très-imperceptiblement, quoique plus ou moins copieuſement, par les pores de la

peau. On la peut appeler transpiration cutanée, pour la distinguer de la transpiration pulmonaire, dont je parlerai ailleurs.

56. Cette exhalaison cutanée se fait assez sentir quand on applique le bout des doigts ou la paume de la main sur la surface d'un miroir ou autre corps poli, que l'on voit aussi-tôt ternie, & comme couverte d'une vapeur condensée. Il me paroît que la partie convexe de la main & des doigts ne fournit pas tant de cette exhalaison que la paume de la main & les parties internes des doigts, principalement celles de leurs extrémités; ce qui prouve en même tems une propriété de cette rosée pour entretenir les pinceaux nerveux dans un état convenable au toucher particulier.

57. On apporte aussi pour preuve de la transpiration insensible, la fameuse expérience de trente années faite par Sanctorius, qui avoit observé que cette évacuation imperceptible d'une journée, égaloit toutes les autres évacuations sensibles de quinze jours.

58. Le calcul de ce celebre italien, ne s'est pas trouvé le même dans d'autres climats; témoin la longue expérience faite par M. Dodart de l'Académie Royale des Sciences; témoin celle de M. Morin de la même Académie; témoin enfin le *Statica*

Britannica de M. Keil. Encore ne peut-on pas sçavoir par la balance si c'est la transpiration cutanée qui est la plus grande, ou si c'est celle des poumons.

59. J'ai trouvé il y a très-long-tems le moyen de la rendre en quelque maniere sensible à la vue, depuis sa sortie des pores jusqu'à plus d'un demi pied de distance. Ce moyen, dont je fis mention dans une these imprimé à Copenhague, est de regarder l'ombre de sa tête nue ou de celle d'une autre personne sur une muraille blanche dans un beau soleil, principalement en été. Alors on voit très distinctement l'ombre d'une fumée voltigeante qui sort de la tête & monte en haut, sans que l'on s'apperçoive de la fumée même. Cette expérience réussit aussi avec un chien, une poule, &c.

60. C'est à peu près de la même maniere que l'exhalaison invisible des charbons ardens jette une ombre très-visible, & que les écoulemens imperceptibles d'un réchaut, d'une bassinoire, ou d'un poële ou il y a du feu, font paroître tremblans les objets plus ou moins éloignés que l'on regarde en ligne droite un peu au-dessus & à côté de ces choses.

61. L'évacuation insensible de la peau se fait simplement & sans artifice par les plus petits pores, dont il a été parlé ci-

devant, à peu près comme on voit la fumée sortir des entrailles d'un animal nouvellement tué & ouvert. C'est une décharge particuliere & continuelle de la sérosité du sang par les vaisseaux capillaires de la peau.

62. Elle est naturellement très moderée, & elle est plus grande ou abondante pendant l'été, devant un bon feu, après de grands mouvemens du corps, & dans le tems de la distribution du chyle, que pendant l'hiver, dans les endroits froids, dans l'inaction & avant le repas.

63. La matiere qui transpire paroît plus ou moins saline, comme on le peut expérimenter en appliquant sa langue à la paume de la main, principalement quand elle n'a pas été lavée depuis peu. C'est peut être pourquoi une plaie fait moins de douleur par l'attouchement d'un doigt garni de soie, que par celui d'un doigt nud. On pourroit par la même raison prévenir, ou pour le moins diminuer cet inconvénient, sans autre artifice que de bien laver les mains & les doigts avant que de panser.

64. La matiere des deux autres évacuations cutanées dont j'ai fait mention ci-devant, sçavoir la crasse & la sueur, proviennent principalement des glandes de la peau. Elles différent toutes deux selon les différens endroits du corps, comme on le

voit dans la craſſe & dans la ſueur de la tête, des aiſſelles, des mains & des pieds, &c.

65. La craſſe de la peau eſt une humeur plus ou moins onctueuſe ou graiſſeuſe, qui s'amaſſe inſenſiblement ſur l'épiderme, s'y épaiſſit & y fait une eſpece de vernis, lequel avec le tems devient nuiſible, en bouchant le paſſage de la tranſpiration cutanée.

66. Cet amas de craſſe ſe forme plutôt l'hiver que l'été, c'eſt pourquoi on a plus de peine à tenir les mains propres dans le froid que dans le chaud, & j'ai expérimenté moi-même que ce vernis devient pour lors comme glacé, & rend la peau plus ſenſible au froid : car plus ſouvent je me lave les mains pendant l'hiver, moins elles ſont ſenſibles au froid quand je travaille aux diſſections anatomiques.

§. IV. *La Membrane adipeuſe & la graiſſe.*

67. La ſeconde enveloppe générale du corps humain eſt ce qu'on appelle communément la membrane adipeuſe, ou le corps graiſſeux. Ce n'eſt pas une membrane ſimple, mais un tiſſu de pluſieurs feuillets membraneux, attachés les uns aux autres inégalement de diſtance en diſtance, de ſorte qu'ils forment quantité d'interſtices plus ou moins étendus qui communiquent enſemble. On donne à ces interſtices le nom

de cellules, & ce qui est composé de telles cellules est appelé tissu cellulaire.

68. L'épaisseur de la membrane adipeuse n'est pas égale par tout le corps, & dépend de la pluralité des feuillets qui la composent. Ce tissu feuilleté, ou cellulaire, est fort adhérent à la peau, s'insinue entre les muscles en général, entre leurs fibres en particulier, & communique même avec les membranes qui tapissent l'intérieur du bas-ventre & de la poitrine.

69. Cette structure est évidemment démontrée tous les jours par les bouchers; car lorsqu'ils soufflent l'animal nouvellement tué, ils gonflent non-seulement la membrane adipeuse, mais le vent se répand dans les interstices des muscles, pénétre jusqu'aux visceres, & y produit par-tout une espece d'emphysême artificiel.

70. Ces interstices cellulaires sont comme autant de petits sacs ou sachets remplis d'un suc huileux, onctueux, & plus ou moins ferme ou coulant, que l'on appelle graisse, & dont le plus ou le moins de fermeté dépend non-seulement de la consistance particuliere de ce suc, mais aussi de l'étendue ou de la petitesse des cellules plus ou moins divisées & subdivisées.

Ov

71. Tout le monde fçait que l'illuftre monfieur Malpighi a beaucoup travaillé là-deffus, que dans les oifeaux & dans les grenouilles, dont les vifceres & les vaiffeaux font tranfparens, il a entrevu une efpece de conduits adipeux ou graiffeux, & qu'en preffant ces conduits il a obfervé des gouttes huileufes rouler indiftinctement dans les petites ramifications de la veine porte.

72. La fabrique du favon, la compofition de l'onguent appelé *Nutritum*, les différens mélanges des huiles avec des liqueurs falines & acides, donnent quelque idée de la formation de la graiffe dans le corps humain; mais l'organe qui la fépare de la maffe du fang, & dont il s'agit principalement ici, n'eft pas encore affez connu.

73. La graiffe ou matiere graiffeufe eft plus coulante dans les vivans que dans les morts. On voit qu'elle fe fond par la chaleur des doigts en la maniant, & que ce font en partie les facs membraneux qui l'empêchent de couler. Pour l'en faire fortir entierement, on met le tout dans un vaiffeau fur le feu : alors les facs cellulaires crevent & fe ramaffent en forme de pelottes irrégulieres, qui nagent dans la vraie graiffe ou fubftance huileufe, fondue & coulante.

74. Cette matiere ou fubftance s'amaffe & augmente par le repos & la bonne chere. Elle diminue & fe confume par la fatigue & par le peu de nourriture. On conçoit affez cet effet par rapport aux alimens; il n'eft pas moins aifé de concevoir que le repos continuel & une vie oifive la rendent moins coulante, & par conféquent capable d'embarraffer le paffage de la tranfpiration cutanée, & d'empêcher la déperdition naturelle qui fe fait par-là.

75. La fatigue au contraire la met en fonte, & la fait peu à peu accompagner la matiere de la tranfpiration cutanée hors du corps. On croit qu'elle rentre dans la maffe du fang par les veines capillaires, quand la nourriture manque, & qu'elle y fupplée jufqu'à un certain degré.

76. On explique par-là les longues abftinences de quelques animaux; mais il me femble que le feul empêchement de l'exhalaifon cutanée par le repos continuel & l'inaction de ces animaux, y a bonne part.

77. La différence de l'épaiffeur de la membrane adipeufe eft déterminée, & fe remarque affez régulierement en certains endroits du corps, tant par rapport à l'agrément que par rapport à l'utilité.

78. Elle eft plus confidérable aux endroits où les interftices des mufcles auroient laiffé des creux & des vides très-défagréables,

lesquels sont remplis & comme tamponnés par cette matiere graisseuse, qui en même tems souleve la peau, & lui donne une certaine forme agréable & proportionnée.

79. L'embonpoint ordinaire, la maigreur externe, un cadavre dépouillé de sa graisse par la dissection, surtout le visage, font assez la preuve de ce que je viens de dire.

80. Dans quelques endroits du corps elle sert de coussinets & de matelas, comme aux fesses, où les feuillets & les cellules sont en grand nombre. Dans d'autres parties cette membrane n'a point de feuillets ou en a peu, & par conséquent a peu de graisse ou n'en a point; par exemple au front, aux coudes, &c.

81. Il y a des endroits où son épaisseur paroît comme étranglée, ou entrecoupée par un rétrécissement naturel en forme de pli; par exemple, dans le pli qui sépare l'arriere-menton d'avec le cou, & dans celui qui distingue les fesses d'avec le reste de la cuisse, on la voit entierement enfoncée, & en quelque maniere percée par une espece de point ou de fossette, comme cela paroît dans le nombril des personnes grasses.

82. Ces enfoncemens & ces plis ne s'effacent jamais, quand même on seroit prêt à créver de graisse, parce qu'ils sont naturels & dépendent de la conformation particu.

liere de la membrane graisseuse, dont les feuillets manquent dans ces endroits.

83. La graisse, ou matiere graisseuse, est aussi d'une grande utilité par rapport aux muscles, dont elle entretient la souplesse nécessaire à leurs actions, & dont elle empêche, ou adoucit en quelque maniere les frottemens mutuels. Cet usage est à peu près semblable à celui de la matiere onctueuse qui se trouve dans les articulations, & dont j'ai parlé dans le Traité des Os frais.

84. Enfin cette graisse, comme une substance huileuse assez fine dans son état naturel, peut encore servir de quelque défense contre le froid, qui fait souvent plus d'impression sur les personnes maigres que sur les graisses. (C'est ainsi que pour se rendre moins sensibles à la rigueur de l'hiver, & pour prévenir les engelures, des voyageurs se frottent les extrémités, surtout les pieds, avec des huiles spiritueuses, comme celle de therébentine, &c.

85. Cette masse graisseuse qui sert de tégument & d'enveloppe générale au corps humain, est différente de celle qui se trouve dans le bas-ventre, dans la poitrine, dans le canal de l'épine du dos, & dans les articulations des os , & dans les os mêmes.

86. Mais la différence de toutes ces mas-

ſes particulieres de Graiſſe conſiſte principalement, comme j'ai déjà dit ci-deſſus
dans l'épaiſſeur, ou la fineſſe des pellicules
dans la largeur, ou la petiteſſe des cellules,
dans la conſiſtance, ou la fluidité, comme
auſſi dans le plus ou moins de ſubtilité de
la matiere onctueuſe.

§. V. *Les Ongles.*

87. Les ongles ſont regardés par les uns
comme une production des mamelons
de la peau, & par les autres comme une
continuation de l'épiderme. Le ſentiment
des derniers s'accorde avec l'expérience
faite par la macération, au moyen de laquelle on peut adroitement tirer de la main
& du pied leur épiderme tout entier, comme un gant & comme une chauſſette.

88. En faiſant cette expérience, on voit
les ongles ſe détacher des mamelons &
ſuivre l'épiderme, auquel ils demeurent
entierement unis comme une eſpece d'appendice; néanmoins leur ſubſtance & leur
ſtructure paroiſſent très-différentes de celles de l'épiderme.

89. Leur ſubſtance eſt comme cornée
& compoſée de pluſieurs plans ou couches
de fibres longitudinales ſoudées enſemble.
Ces couches aboutiſſent à l'extrémité de
chaque doigt. Elles ſont preſque d'une
égale épaiſſeur, mais elles ſont différentes
en longueur.

90. Le plus externe de ces plans est le plus long, & les plans intérieurs diminuent par degrés jusqu'au plan le plus interne, qui est le plus court de tous; de sorte que l'ongle augmente par degrés en épaisseur, depuis son union avec l'épiderme, où il est le plus mince, jusqu'au bout du doigt, où il est le plus épais.

91. Les extrémités graduées ou racines de toutes les fibres dont ces plans sont composés, sont creuses pour recevoir autant de mamelons très-menus & fort obliques qui y sont enchâssés. Ces mamelons sont une continuation de la vraie peau, qui étant parvenue jusqu'à la racine de l'ongle, forme un repli sémilunaire dans lequel la racine de l'ongle se niche.

92. Après ce repli sémilunaire la peau se continue sous toute la surface interne de l'ongle, & les mamelons s'y insinuent, comme je viens de dire. Le repli de la peau est accompagné de l'épiderme jusqu'à la racine de l'ongle extérieurement & il est très-adhérent à cette racine.

93. On distingue communément dans l'ongle trois parties, sçavoir; la racine, le corps, & l'extrémité. La racine est blanche & en forme de croissant. Elle est cachée entierement, ou pour la plus grande partie sous le repli sémilunaire dont je viens de parler.

94. Le croiſſant de l'ongle & le repli de la peau ſont à contre-ſens l'un de l'autre. Le corps de l'ongle eſt latéralement voûté : il eſt tranſparent & de la couleur de la peau mamelonée. L'extrémité ou le bout de l'ongle n'eſt attaché à rien , & croît toujours à meſure que l'on le coupe.

95. Le principal uſage des ongles eſt d'affermir le bout des doigts & des orteils , & d'empêcher qu'en maniant & en preſſant des choſes dures, le bout ne ſe renverſe vers la convexité de la main ou du pied ; car dans les doigts c'eſt du côté de la paume de la main ; & dans les orteils, c'eſt du côté de la plante du pied que ſe font les plus fréquentes & les plus fortes impreſſions, quand on manie & quand on marche. Ainſi ils ſervent plutôt d'arcboutans, que de boucliers.

§. VI. *Les Poils.*

96. Les poils n'appartiennent pas moins aux tégumens que les ongles. Ce ſont une eſpece de roſeaux ou joncs dont la racine appelée oignon ou bulbe eſt du côté graiſſeux de la peau. Le tronc ou le commencement de la tige perce l'épaiſ-ſeur de la peau, & le jet ou le reſte de la tige s'avance au-delà de la ſurface externe de la peau, juſqu'à une certaine diſtance, qui eſt très-différente dans les différentes parties du corps humain.

97. En examinant les différens poils avec le microscope, on en trouve la racine plus ou moins ovale, dont la grosse extrémité est du côté de la graisse, & même en plusieurs endroits dans le corps graisseux même. La petite extrémité de cet ovale est du côté de la peau, & même dans le corps de la peau en certains endroits.

98. Cette racine ovale est en dehors revêtue d'une membrane plus ou moins blanche, très-forte, & comme élastique. Elle est attachée au corps graisseux, ou au corps de la peau, ou à l'un & à l'autre par quantité de vaisseaux extrémement déliés, & des filets nerveux d'une grande finesse.

99. En dedans de la racine paroît comme une espece de glu, dont il s'avance quelques filamens d'une extrême finesse vers la petite extrémité de l'oignon, ou ces filamens s'unissent & forment la tige qui passe par le petit bout de l'oignon, & va à la peau. Dans ce passage la membrane de l'oignon s'allonge en maniere de tuyau fort court, qui embrasse étroitement la tige, & s'y unit tout à-fait.

100. Ensuite la tige du poil s'avance vers la surface de la peau, & perce d'abord le fond d'une petite fossette entre les mamelons, ou même d'un mamelon particulier, dans laquelle fossette elle rencontre l'épiderme, qui paroît là se renver-

ser autour d'elle, & s'y unir entierement.
Il suinte par les parois de la fossette une
espèce d'onctuosité qui se répand sur la tige & l'accompagne plus ou moins, à mesure
qu'elle s'allonge hors de la peau en forme
de poil.

101. Les poils différent selon les différentes parties du corps, en longueur, en
grosseur, & en consistance. On donne le nom
de cheveux à ceux de la tête, de sourcils
à ceux qui sont rangés en arcade au-dessus
des yeux, de cils à ceux du bord des paupieres, de barbe à ceux qui environnent
la bouche & couvrent le menton. Par tout
ailleurs ils n'ont point de nom particulier.
Leur différence en longueur, grosseur, &c.
dans toutes ces parties, est assez connue.

102. Leur figure naturelle paroît plutôt
cylindrique qu'angulaire. Celle-ci peut être
accidentelle. A l'égard de la couleur, on la
peut rapporter à celle de la glu ou matiere
médullaire de l'oignon, dont la différente
consistance rend aussi les poils plus ou moins
souples ou rudes. Leur étendue en ligne
directe ou en courbure & en différentes
circonvolutions, ne peut dépendre que de
la filiere d'où sort la tige.

103. Leur usage par rapport au corps
humain en général, n'est pas assez connu
pour en pouvoir parler avec quelque cer-
titude. Par rapport à quelques parties du

rps on peut trouver quelques-uns de
urs ufages particuliers; comme on verra
ins l'expofition de ces parties.

.VII. *Les prétendus Tégumens des Anciens.*

104. Outre les tégumens dont je viens
e faire la defcription, les anciens en ont
ncore compté deux autres, fçavoir; le
annicule charnu, & la membrane com-
aune des mufcles.

105. Le pannicule charnu n'a lieu que
lans les quadrupedes, & ne fe trouve
oint dans l'homme, dont les mufcles
utanés font en petit nombre, & pour la
lupart de très-peu d'étendue, excepté ce-
ui qui porte le nom particulier de mufcle
peaucier, & qui eft cependant trop borné
pour pouvoir être compté parmi les tégumens.

106. A l'égard de la membrane commune des mufcles, il n'y en a point qui couvre le corps comme tégument univerfel;
ce ne font que des épanouiffemens particuliers de la membrane de certains mufcles, & des expanfions aponévrotiques de
quelques autres.

107. Les allongemens des feuillets de la
membrane graiffeufe, ou cellulaire pourroient auffi avoir donné lieu à cette erreur,
principalement dans les endroits ou la membrane adipeufe, ou cellulaire eft fort unie
avec la membrane propre des mufcles.

SECTION VIII.

TRAITÉ DU BAS-VENTRE.

Intro-
duction.

1. J'AI donné dans le Traité Sommaire des parties du corps humain l'exposition & la division du bas-ventre en général, avec un dénombrement assez ample de ses parties externes & internes, tant de celles dont il est composé, que de celles qu'il enferme & qu'il soutient. C'est pourquoi il est inutile de répéter ici les mêmes généralités. Je conseille néanmoins d'en faire la revue, avant que de venir au détail dont il s'agit dans ce traité particulier.

Confor-
mation
du Bas-
Ventre.

2. Sur le devant toute l'étendue du bas-ventre forme une convexité oblongue comme une voûte ovale, plus ou moins saillante dans l'état naturel, selon le plus ou le moins d'embonpoint, selon qu'il est plus ou moins vide, ou chargé d'alimens, de boissons, &c. ou selon les différens degrés de grosseur. La religion hypogastrique & l'ombilicale sont plus exposées à ces variétés que l'épigastrique.

3. Sur les côtés entre les hypocondres & les hanches le bas-ventre est ordinairement un peu rétréci. En arriere sur le

milieu de la région lombaire, il est légerement enfoncé, & forme une espece
de concavité transversale, qui répond à la
courbure naturelle de la portion lombaire
de l'épine du dos, dont il est parlé dans
le Traité des Os.

4. Cette convexité antérieure du bas-
ventre, & cet enfoncement de la région
lombaire varient, selon qu'on est debout,
assis, agenouillé, couché tout de son long,
ou couché les cuisses fléchies. Cela dépend
de l'attitude particuliere que chacune de
ces situations donne au bassin des os innominés.

5. Quand on est debout, la convexité du
ventre & la concavité des lombes, sont
plus considérables que dans la plupart des
autres situations. Car alors l'extrémité inférieure de l'os *sacrum* est plus reculée,
& par conséquent les os *pubis* sont abaissés
à proportion. Par cette attitude du bassin
les intestins tombent naturellement sur le
devant, & en poussant le ventre, augmentent sa convexité, en même tems que l'inflexion des vertebres lombaires étant par
la même raison plus grande, fait aussi plus
paroître l'enfoncement des lombes.

6. Quand on est à genoux, les os *pubis*
sont encore plus abaissés que quand on est
debout; ce qui non seulement donne plus de
creux aux lombes & plus de pente au Bas-

Ventre & à ses visceres, mais cause aussi
ses muscles une espece de tiraillement q
incommode beaucoup certaines personne
même jusqu'à les faire tomber en défai-
lance.

7. Ce plus d'abaissement du *pubis*, quan
on est agenouillé, dépend en partie de
tension de l'un & de l'autre muscle grê
antérieur, dont le tendon inférieur est da
cette attitude violemment entraîné au-de
sous de la poulie condyloïdienne du *fema*

8. Quand on est assis à la maniere la plus o
dinaire, & en sorte que les cuisses selon leu
longueur soient à peu près de niveau avec
plan du siege, alors le creux ou l'enfoncemei
des lombes & la saillie du ventre diminuen

9. Dans cette situation, le bassin étan
appuyé sur les tubérosités des os ischion
& ces tubérosités étant fort près du de
vant du bassin, il arrive que le tron
en pesant sur l'os *sacrum* abaisse le bassi
en arriere, & le fait monter en-devant.

10. Quand on est couché tout de son long
ou sur le dos, les cuisses tout-à-fait éten
dues, le ventre a moins de convexité, mai
il est en même tems un peu bandé & moin
souple ; au lieu que les cuisses étant alor
pliées ou levées, on le sent mollasse & san
tension. On trouve aussi dans cette situa-
tion la région lombaire comme applatié
& moins enfoncée.

11. Dans cette même situation sur le
dos, toutes les fois qu'on souleve la tête,
ou qu'on fait le moindre effort pour la sou-
ever, on sentira sur le devant du Bas-Ven-
re une espece de tension plus ou moins
roide, selon les degrés d'effort qu'on em-
ploie pour soulever la tête.

12. Ces variétés & ces changemens de la
conformation externe du Bas-Ventre ont
tant de rapport avec quantité d'autres phé-
nomenes dans l'économie animale du corps
humain, qu'il seroit trop long, & même
hors de propos d'en expliquer toutes les
particularités dans un ouvrage purement
anatomique, où il faut s'étendre autant
qu'il est possible sur une bonne exposition
de la vraie structure, & se contenter d'en
indiquer les principaux usages. Le reste
appartient à un ouvrage particulier, comme j'ai dit au commencement de celui-ci,

13. J'ai parlé en général des tégumens
du Bas-Ventre dans le Traité sommaire,
La surface de la peau paroît ici moins marquée de mamelons ou de bossettes pa-
pillaires, qu'ailleurs. La portion antérieure
de cette peau, non-seulement est plus mince & d'un tissu plus serré que la portion
postérieure, comme j'ai déjà dit à l'endroit
cité ; mais ce tissu a encore cela de particulier, qu'il peut naturellement augmenter
beaucoup en largeur, & en longueur, &

Tégu-
mens du
Bas-
Ventre.

pendant un certain tems, quelquefois d'une maniere extraordinaire, fans diminuer d'épaiffeur à proportion.

14. L'épiderme participe auffi naturellement de cette particularité. Je ne parle ici que de ce qui s'obferve dans l'état naturel de corpulence & de groffeffe. Je n'ai pas encore pu développer dans le tiffu même de cette peau & de fon épiderme, la vraie ftructure d'où cette particularité dépend. J'ai feulement obfervé dans le cadavre d'une femme dont le ventre étoit retréci & affaiffé, un grand nombre de lofanges fuperficielles difpofées en maniere de réfeau dans la furface de la peau du ventre.

15. Les traces de ces lofanges fuperficielles étoient dans l'épiderme. Elles étoient compofées de plufieurs lignes très-fines, qui faifoient enfemble une petite largeur. Les aires ou mailles de ces lofanges, qui paroiffoient avoir environ deux lignes de largeur, étoient plates & fort minces.

16. Par la maniere dont Stenon ouvroit les cadavres, en faifant deux incifions longitudinales des tégumens, & en laiffant une bande de la peau & de la membrane adipeufe dans leur place, on démontre affez évidemment la concurrence des productions aponévrotiques ou tendineufes,

&

& celle des arteres des veines & des nerfs pour la compofition de la peau du Bas-ventre. On en peut encore faire le même ufage dans celle qui fe trouve ailleurs, comme je dirai dans un ouvrage particulier.

17. Les cellules de la membrane adipeufe qui couvre la convexité du Bas-Ventre, ont un arrangement affez irrégulier, & même une efpece d'ordre très-fymmétrique. J'ai découvert cet arrangement par la méthode dont je me fuis toujours fervi pour l'ouverture des cadavres dans mes cours d'anatomie, tant publics, que particuliers. Cette méthode eft de faire dans les tégumens au deffous du nombril deux incifions obliques, fçavoir une à chaque côté depuis le nombril jufques dans l'aîne, & de féparer par-là une portion angulaire de ces tégumens, que je renverfe enfuite fur les parties naturelles, pour leur fervir de couverture pendant la démonftration.

18. Cette portion triangulaire ainfi renverfée, il fe préfente fur la furface interne de la membrane adipeufe une ligne longitudinale comme une efpece de raphé, par la rencontre de ces rangées cellulaires, qui forment fucceffivement les unes fur les autres des angles vis-à-vis la ligne blanche des mufcles du Bas-Ventre. Les

cellules de ces rangées font plus oblongues que les autres, & comme ovales, en maniere de grains de froment.

Cavité du Bas-Ventre.

19. COMPOSITION. La pointe xiphoïde du *sternum*, les portions cartilagineuses de la derniere paire des vraies côtes, celles des quatre paires suivantes des fausses, entierement la cinquieme ou derniere paire de toutes les côtes, les cinq vertebres lombaires, & les os innominés avec l'os *sacrum* & le coccyx, font la charpente de la cavité du Bas-Ventre.

20. Le diaphragme, les mufcles nommés spécialement mufcles du Bas-Ventre, les mufcles carrés des lombes, les mufcles pfoas & les mufcles iliaques, les mufcles du coccyx & du *rectum*, en forment principalement le contour, dont toute la furface interne eft revêtue d'une expenfion membraneufe, appellé Péritoine. Le tout eft couvert des tégumens dont je viens de parler. On pourroit encore ajouter ici comme partie acceffoire de cette cavité, les portions des mufcles grands dorfaux, des mufcles facro-lombaires, des mufcles vertébraux, & même des mufcles feffiers, &c.

21. FIGURE INTERNE. Elle eft irrégulierement ovale, quoique fymmétrique. Par devant elle eft uniformément voûtée en ovale, & fa plus grande capacité répond aux environs du nombril & à la partie voi-

sine de l'hypogastre. En haut elle est bornée par une portion de voûte très-inclinée. En arriere elle est comme divisée en deux recoins ou loges par la saillie de la colonne vertébrale des lombes. En bas elle se retrécit peu à peu jusqu'au petit bord du bassin, & aussi-tôt après elle s'élargit encore un peu jusqu'au coccix & aux tubérosités des os ischion, où elle se termine par l'intervalle de ces trois parties.

§. I. Le péritoine.

22. Ayant levé par la dissection les muscles du Bas-Ventre, on découvre d'abord une enveloppe membraneuse très-considérable, immédiatement adhérente à la surface interne des muscles transverses, & à celle de tout le reste de la cavité du Bas-Ventre, dont elle couvre & enveloppe les visceres comme une espece de sac. On lui a donné le nom de péritoine, terme Grec, qui signifie tendu alentour.

23. Le péritoine en général est une membrane d'un tissu assez serré, néanmoins très-souple, capable d'une grande extension, après laquelle il peut encore reprendre son étendue ordinaire, ou celle qu'il avoit déjà eue. C'est ce que l'on voit dans la grossesse, dans l'hydropisie, & dans ceux qui ont le Ventre gros par embonpoint, ou par réplétion.

24. Il paroît compofé, felon fon étendue en largeur, pour le moins de deux portions, l'une interne & l'autre externe, lefquelles portions plufieurs anatomiftes ont pris pour une duplicature de deux lames membraneufes réellement diftinguées. Mais à proprement parler il n'y en a qu'une qui mérite le nom de lame membraneufe, fçavoir la portion interne, qui fait comme le corps du péritoine. La portion externe n'eft qu'une efpece d'apophyfe fibreufe, ou folliculeufe de l'interne. On l'appelle affez convenablement le tiffu cellulaire du péritoine.

25. La vraie lame membraneufe, communément appelée lame interne, eft fort liffe & polie du côté qui regarde la cavité & les vifceres du Bas-Ventre, & on en trouve la face ou furface interne toujours mouillée d'une férofité qui parcît fuinter par des pores prefque imperceptibles.

26. On découvre ces pores en renverfant une portion du péritoine fur le bout d'un doigt, & en la tirant là deffus de côté & d'autre, car alors on apperçoit, même fans microfcope, les pores dilatés, & des gouttelettes en fortir très-diftinctement.

27. Les fources de ces gouttelettes & de cette férofité de la face interne du péritoine, ne font pas encore bien connues; peut-être fe fait-elle par la tranffudation

ou par une tranfpiration, telle qu'on l'obferve dans l'ouverture des animaux nouvellement tués. Les grains blanchâtres
qu'on y trouve dans certains fujets morts
de maladie, ne décident rien pour les
glandes qu'on prétend y être dans l'état
naturel.

28. Le tiffu cellulaire ou la portion externe du péritoine, eft fort adhérente aux
parties qui forment les parois internes de la
cavité du Bas-Ventre. Il n'eft pas d'une égale
épaiffeur partout ; dans quelques endroits
il y en a très-peu, & même il n'en paroît
prefque rien du tout, comme aux portions
tendineufes, ou aponévrotiques de la face
interne des mufcles tranfverfes & de la
face inférieure du diaphragme.

29. Dans d'autres endroits il a plus d'é-
paiffeur, & forme des cellules épanouies en
feuillets très-fins, lefquels deviennent quelquefois fi larges & fi épais par maladie,
qu'on les prendroit pour autant de lames
particulieres.

30. Il y a des endroits où ce tiffu reffemble entierement à une membrane adipeufe, y étant rempli de graiffe, comme
du côté & autour des reins, le long des
portions charnues des mufcles tranfverfes auxquels il eft adhérent. Son épaiffeur
environne tout-à-fait certaines parties,
comme la veffie, les ureteres, les reins,

les vaiſſeaux ſpermatiques, &c. C'eſt ce qu'on appelle communément & improprement la duplicature du péritoine.

31. Le tiſſu cellulaire, outre ces différentes épaiſſeurs, a auſſi des allongemens auxquels on a donné le nom de productions du péritoine. Il y en a deux qui accompagnent & enveloppent les cordons des vaiſſeaux ſpermatiques dans l'homme, & les cordons vaſculaires, vulgairement ligamens ronds de la matrice. Il y en a encore deux autres qui paſſent ſous les ligamens de Fallope, ou ligamens tendineux des muſcles du Bas-Ventre, avec les vaiſſeaux cruraux qu'ils enveloppent, & ſe perdent enſuite inſenſiblement, à meſure qu'ils deſcendent.

32. On peut encore ajouter à ces quatre allongemens de ce tiſſu cellulaire du péritoine, un cinquieme, qui s'étend ſur le cou de la veſſie, & peut-être un ſixieme qui accompagne enſuite le *rectum*. Tous ces allongemens vont au dehors de la cavité du Bas Ventre, & peuvent être appelés externes, pour les diſtinguer d'autres qui vont en dedans, & ſont nommés internes, dont il ſera parlé dans la ſuite.

33. Les gros vaiſſeaux ſanguins, ſçavoir l'aorte, & la veine-cave, ſont auſſi renfermés dans l'épaiſſeur de la portion cellulaire du péritoine. En un mot ce tiſſu en

veloppe immédiatement & en particulier les parties que l'on dit communément être situées dans la duplicature du péritoine.

34. La vraie lame, ou portion membraneufe du péritoine, eft attachée par l'intermede de la portion cellulaire à la furface interne de la cavité du Bas Ventre, mais elle n'accompagne pas ordinairement dans l'homme les allongemens externes de la portion cellulaire, elle couvre fimplement la bafe, ou l'origine de ces allongemens, fans interrompre ni changer le niveau de la furface de la portion membraneufe.

35. Cette portion a auffi des allongemens, mais bien différens de ceux de la portion cellulaire, car ils vont de dehors en dedans, c'eft à dire de la convexité du grand fac du péritoine ils s'avancent dans la cavité même du fac, les uns plus, les autres moins, & cela en différentes manieres, à peu près comme fi un gros balon étoit enfoncé par différens endroits de fa convexité du dehors en dedans, & que ces enfoncemens s'avançaffent dans la cavité du balon. On peut au lieu d'un gros balon fe repréfenter une groffe veffie.

36. De ces allongemens internes ou enfoncemens de la vraie lame ou portion

membraneuse du péritoine, les uns sont simplement repliés en maniere de duplicature, les autres sont épanouis en forme de poches ou de bourses renversées, qui enveloppent quelque viscere, d'autres sont d'abord produits par une duplicature, & se terminent ensuite par un écartement cave qui enferme aussi quelque organe; quelques uns sont étendus alternativement en simples duplicatures & en cavités particulieres; enfin il y en a qui ne font qu'une légere éminence dans la cavité du grand sac du péritoine.

37. On peut rapporter à la premiere de ces quatre ou cinq especes d'allongemens ou productions internes du péritoine, les ligamens membraneux du Bas ventre, comme ceux du foie, du colon, &c. La seconde espece se présente dans la membrane externe du foie, & dans la rate; la troisieme dans le mésentere; la quatrieme dans la membrane ou tunique externe de l'estomac, dans le mésocolon, & en deux dans l'Epiploon; la cinquieme sur les reins & sur les ureteres.

38. La portion cellulaire du péritoine, outre ces allongemens externes dont j'ai parlé ci dessus, en a encore autant d'internes que la portion membraneuse dont ils occupent toutes les duplicatures, & garnissent toutes les cavités du côté des

visceres que ces cavités enveloppent.

39. Les usages du péritoine en général paroissent assez évidens par l'exposition que je viens d'en donner ; les principaux sont de tapisser la cavité du Bas-Ventre, d'envelopper comme dans un sac commun les visceres contenus dans ce ventre, de leur fournir des tuniques, ou enveloppes particulieres, de former des allongemens, des attaches, des replis, des gaînes , &c. comme on verra dans suite.

40. La rosée fine qui suinte partout de la surface interne du péritoine empêche les inconvéniens qui pourroient arriver par le frottement continuel & les ballottemens plus ou moins considérables auxquels les visceres du Bas-Ventre sont exposés en partie naturellement, & en partie à l'occasion des différens mouvemens externes.

N^a. 41. C'est ordinairement la coutume de montrer, avant que d'ouvrir le péritoine, quatre cordons ligamenteux nommés vaisseaux ombilicaux, parce qu'ils tiennent à l'ombilic, & que trois de ces cordons ont été réellement vaisseaux dans le fœtus, sçavoir une veine ombilicale & deux arteres ombilicales. Cette coutume est une espece de nécessité dans les démonstrations publiques d'anatomie, où il n'y a qu'un Cadavre pour toutes. Cependant j'en renvoye la description à d'autres en-

droits de ce traité, sçavoir celle d'un ligament veineux à l'histoire du foie, celle
de deux ligamens artériels & d'un quatrieme ligament appelé ouraque, à l'exposition de la vessie.

42. Il suffit ici d'avertir que trois de ces
cordons ou ligamens ombilicaux sont renfermés & soutenus chacun dans la duplicature d'un allongement membraneux
que le péritoine jette du côté de la cavité
du Bas-Ventre en maniere de faux. Je mon-
trai en l'anné 1726, aux écoles de médecine, dans les dissections & les démonstrations que j'y fis moi-même publiquement, la maniere de bien faire voir ces
faux ombilicales, & de les distinguer d'a-
vec les cordons ligamenteux.

§ II. *Le ventricule.*

43. Situation générale. L'estomac,
autrement dit ventricule, est un grand
réservoir en forme de sac, placé en partie
dans l'hypocondre gauche, & en partie
dans l'épigastre.

44. Figure. La figure de l'estomac ressemble à celle d'une cornemuse c'est-à-
dire elle est oblongue, recourbée, ample,
& grosse par une extrémité, rétrécie & petite par l'autre. Cette figure paroît mieux
quand l'estomac est médiocrement rempli
de vent ou de quelqu'autre matiere liquide.

45. PARTIES EXTERNES. La courbure de l'eſtomac y fait diſtinguer deux arcades, une grande, qui regne le long de ſa plus grande convexité, & une petite qui eſt directement oppoſée. Je donne à ces deux arcades le nom de grande courbure & de petite courbure de l'eſtomac, & j'appelle faces de l'eſtomac, ou côtés de l'eſtomac, les portions latérales qui ſont entre les deux courbures ou arcades.

46. Le ventricule ou eſtomac a deux extrémités, une groſſe, plus ou moins arrondie, & une petite en maniere d'entonnoir recourbé. Il a deux ouvertures, qu'on appelle orifices de l'eſtomac, une entre la groſſe extrémité & la petite courbure; l'autre au bout de l'extrémité retrécie. La premiere ouverture eſt une continuation de l'œſophage, & l'autre s'abouche avec le canal des inteſtins. On appelle cette derniere ouverture en particulier pylore.

47. SITUATION PARTICULIERE. L'eſtomac eſt ſitué dans l'hypochondre gauche & dans la région épigaſtrique, mais non pas de la maniere que la plûpart des figures le repréſentent. Il eſt couché tranſverſalement, obliquement, & preſque latéralement, de ſorte que la groſſe extrémité avec l'orifice voiſin de cette extrémité eſt à gauche, & la petite extrémité avec ſon orifice ou le pylore, eſt à droite, plus bas & plus

inclinée que l'autre. C'est pourquoi il faut distinguer ces deux orifices avec les anciens anatomistes, en orifice supérieur, & en orifice inférieur.

48. La grosse extrémité de l'estomac est dans l'hypochondre gauche, pour l'ordinaire immédiatement sous le diaphragme. Cependant l'orifice voisin, ou l'orifice supérieur de l'estomac n'y est pas, il est presque vis-à-vis & attenant le milieu du corps des dernieres vertebres du dos.

49. La petite extrémité de l'estomac ne va pas jusqu'à l'hypochondre droit, elle se recourbe obliquement de devant en arriere vers l'orifice supérieur, mais plus bas, de sorte que le pylore se trouve environ à deux travers de doigt éloigné du corps des vertébres, immédiatement au-dessous de la petite portion du foie, par conséquent plus bas & plus en devant que l'autre orifice d'environ la même distance. Cette extrémité de l'estomac a quelquefois du côté de la grande courbure une dilatation particuliere.

50. Selon cette situation particuliere & la plus naturelle, l'estomac, surtout quand il est plein, est placé de façon que la grande courbure est plus tournée en devant qu'en bas, & la petite courbure plus en arriere qu'en haut.

51. L'une des faces ou convexités laté-

rales regarde obliquement en haut, & l'autre obliquement en bas. Elles ne font pas en devant & en arriere comme on les voit dans un cadavre ouvert, où les inteſtins ne ſoutiennent plus cette ſituation naturelle.

52. Si on diviſe l'eſtomac le long de ſes courbures en deux moitiés égales, on verra que les deux orifices ne ſe trouvent pas dans le même plan de cette diviſion, comme on le pourroit penſer ſuivant l'idée vulgaire, mais que l'orifice diaphragmatique ou œſophagien reſte entier ſur la face que je nomme ſupérieure, & l'orifice inteſtinal ſur la face inférieure.

53. Ainſi le corps du ventricule, loin de faire un même plan avec l'œſophage, comme le repréſentent les figures deſſinées d'après un eſtomac tiré hors du Ventre & mis ſur une table ou ſur une planche, forme une eſpece d'angle ou pli en traverſant le petit muſcle diaphragmatique, lequel pli fait tourner l'orifice ſupérieur un peu en arriere.

54. STRUCTURE. Le ventricule eſt compoſé de pluſieurs parties, dont les principales ſont les différentes couches qui font ſon épaiſſeur, & auxquelles les anatomiſtes donnent le nom de tuniques. On en compte ordinairement quatre, dont on fait enſuite des ſubdiviſions, ſçavoir l'ex-

terne commune, la musculeuse ou charnue, la nerveuse ou aponévrotique, la
veloutée ou l'interne.

55. La premiere tunique, ou la plus
externe est simplement membraneuse, &
une des productions internes, ou la continuation du péritoine. C'est ce qui paroît
évidemment par la connexion de l'orifice
supérieure avec le diaphragme, où la tunique externe ou membraneuse de l'estomac se continue réellement avec la membrane qui tapisse la surface inférieure du
diaphragme. C'est ce qui a donné occasion
de la nommer tunique commune.

56. La seconde tunique qui est la charnue ou musculeuse, est composée de plusieurs plans de fibres, que l'on peut rapporter à deux principaux, l'un externe &
l'autre interne. Le plan extérieur est longitudinal en différens sens, & suit en quelque maniere la direction des courbures &
des convexités de l'estomac. Le plan interne est transversalement circulaire.

57. Les fibres du plan externe de la tunique charnue biaisent d'espace en espace,
& sont entrecoupées en plusieurs endroits
par de petites lignes obliques, blanchâtres & comme tendineuses. Ce plan externe est fortifié par un plan ou trousseau
particulier, qui se trouve le long de la petite arcade ou courbure, & dont les fi-

bres paroiſſent moins obliques que celles du grand plan.

58. Les fibres du plan interne ou circulaire de la tunique charnue du ventricule ſont plus fortes que celles du plan externe. Elles ſont plutôt des ſegmens de cercles qui s'uniſſent d'eſpace en eſpace, que des cercles entiers; car elles ſont auſſi entrecoupées par quantité de petites lignes blanchâtres & comme tendineuſes, fort obliques, qui repréſentent enſemble une eſpece de réſeau, dont les aréoles ou mailles ſont fort étroites en travers.

59. Ces cercles ou tours circulaires à meſure qu'il s'avancent ſur la groſſe extrémité de l'eſtomac, vont en diminuant, & y forment une eſpece de tourbillon charnu, dont le centre eſt au milieu de cette extrémité.

60. Entre le plan externe & l'interne, autour de l'orifice ſupérieur, il y a deux plans particuliers, larges d'environ un travers de doigt ou plus, & fort obliques, qui embraſſent réciproquement cet orifice, & ſe croiſent de côté & d'autre à leurs rencontres ſur les faces latérales où ils ſe diſperſent.

61. Le long du milieu de chaque face latérale de la petite extrémité, il y a une bande tendineuſe ou ligamenteuſe large de trois ou quatre lignes, qui ſe termine

au pylore. Ces deux bandes font entre la tunique externe ou commune & la tunique charnue, & elles font fort adhérentes à l'externe.

62. Entre la tunique externe ou membraneufe & la tunique charnue il y a un tiffu cellulaire fort adhérent à la tunique externe, & qui fe gliffe entre les fibres charnues jufqu'à la troifieme tunique, comme on s'en peut convaincre en foufflant ce tiffu. On a fait une tunique à part fous le nom de tunique cellulaire ; mais ce n'eft qu'une portion de la tunique membraneufe, comme la portion cellulaire du péritoine.

63. La troifieme tunique appelée communément la tunique nerveufe, foutient par fa convexité une grande diftribution réticulaire de vaiffeaux capillaires & de nerfs. Par fa concavité elle paroît d'un tiffu fort lâche, & comme cotoneux ou filamenteux, qui loge quantité de petits grains glanduleux, principalement du côté de la petite courbure, & autour de l'extrémité pylorique de l'eftomac.

64. Ce tiffu fpongieux eft femblable à une efpece de coton très-fin. Il paroît affez bien par un peu de macération dans l'eau claire, qui le fait beaucoup gonfler en très-peu de temps ; il eft foutenu par un

réseau de filamens ligamenteux ou aponévrotiques très-fins & obliquement croisés, à peu près pareils à celui de la troisieme tunique des inteſtins , dont il ſera
parlé ci-après , & il eſt adhérent à la convexité de la tunique veloutée de l'eſtomac.

65. La quatrieme tunique de l'eſtomac
eſt nommée veloutée , à cauſe de quelque
reſſemblance au velours qu'on s'eſt ima-
giné y voir, quand on l'a fait flotter dans
l'eau claire. Les anciens l'ont appelé tunique fongueuſe , & peut-être ce terme
s'accorde-t-il mieux avec la vraie ſtructure
de cette tunique. On y découvre un grand
nombre de petits trous qui répondent
aux grains glanduleux dont je viens de
parler.

66. Ces deux tuniques ont plus d'étendue que les deux autres,& forment enſemble des rides ſaillantes dans la ſurface interne, ou concavité de l'eſtomac, leſquelles
ſont pour la plupart tranſverſales, quoiqu'irrégulieres & ondoyantes. Il y en a
auſſi de longitudinales qui ſe croiſent enſuite avec celles-là ; mais vers le pylore
elles deviennent toutes longitudinales &
s'y terminent.

67. A l'orifice ſupérieur de l'eſtomac ,
ces rides ſont comme rayonnées , & paroiſſent une continuation des plis longitu-

dinaux de l'œfophage. Elles ont cependant plus d'épaiffeur, & forment à leur rencontre avec les plis longitudinaux de l'œfophage une efpece de couronne qui borne l'orifice fupérieur de l'eftomac, & le diftingue d'avec l'extrémité de l'œfophage.

68. Les intervalles de ces rides contiennent fouvent une glaire plus ou moins épaiffe, dont le refte de la cavité de l'eftomac paroît auffi mouillé. Cette glaire eft plus coulante dans les vivans, & fournie par les glandes ftomachiques. On la peut appeler liqueur gaftrique, ou fuc ftomacal.

69. Dans la furface interne de la petite extrémité de l'eftomac, à l'endroit où elle aboutit au canal inteftinal, on obferve un rebord circulaire large & peu épais, qui laiffe dans le milieu de fon contour une ouverture plus ou moins arrondie. C'eft l'orifice inférieur de l'eftomac, & ce qu'on appelle pylore, terme grec qui fignifie portier.

70. Ce rebord eft un repli ou redoublement des deux tuniques internes de l'eftomac, fçavoir, de la nerveufe & de la veloutée. Il eft en partie formé par un paquet circulaire des fibres charnues, immédiatement emboîtées dans la duplicature nerveufe, & diftinguées, non-feule-

ment des autres fibres charnues de l'extrémité de l'eſtomac, mais auſſi de celles
du canal inteſtinal par un cercle blanchâtre fort délié, qui paroît à travers la
tunique externe ou commune autour de
l'union de ces deux parties.

71. La figure du pylore eſt comme celle
d'un anneau tranſverſalement applati,
dont le bord interne qui eſt du côté du centre, eſt un peu enfoncé & s'avance dans le
canal inteſtinal en maniere d'une eſpece
d'entonnoir large & tronqué. Il eſt naturellement plus ou moins pliſſé vers ce bord
interne, à peu près comme l'ouverture
d'une bourſe preſque ſerrée. Tout ceci eſt
fort différent de ce que les figures ordinaires & les préparations séches repréſentent.
C'eſt une eſpece de ſphincter, qui par ſon
action peut rétrécir l'orifice inférieur de
l'eſtomac, mais ne paroît pas pouvoir le
fermer entierement.

72. ARTERES DE L'ESTOMAC. Les principales ſont la coronaire ſtomachique,
qui va le long de la petite courbure de
l'eſtomac, & les deux gaſtriques, ſçavoir
la grande ou gauche, & la petite ou droite, qui toutes deux enſemble ne font qu'un
ſeul tuyau continu ou une gaſtrique commune, dont le trajet occupe la grande courbure. La coronaire ſtomachique ſe continue de la même maniere avec la pylori-

que, en ne faifant avec elle qu'un tuyau continu.

73. Ces deux arcades artérielles jettent l'une vers l'autre fur les côtés ou faces latérales de l'eftomac quantité de branches. Les branches à mefure qu'elles s'avancent fe ramifient en divers fens par des divifions & des fubdivifions très-fréquentes, dont la plus grande partie font des communications réciproques en fe rencontrant.

74. Il réfulte de ces fréquentes ramifications & communications des arcades artérielles de l'eftomac, deux différens réfeaux, dont l'un qui eft gros fe trouve entre la tunique externe ou commune & la tunique charnue, où il eft foutenu par le tiffu cellulaire, & l'autre qui eft très-fin accompagne la furface de la tunique appelée nerveufe. Ce dernier vaiffeau eft une production du premier, & eft formé par le moyen de plufieurs détachemens courts qui en partent, & traverfent les petits intervalles des fibres de la tunique charnue.

75. Par des injections artificielles, on peut encore faire voir un troifieme réfeau extrêmement fin de vaiffeaux capillaires, qui rampent entre les grains & les mamelons de la tunique interne ou veloutée de l'eftomac. Ces vaiffeaux dans leur

état naturel ne paroiſſent pas purement
ſanguins, ou donner paſſage à la portion
rouge du ſang, comme on le pourroit ju-
ger par l'inflammation & par les injections
anatomiques.

76. Les arteres de l'eſtomac viennent
originairement de l'artere cœliaque par le
moyen de l'artere hépathique, de la ſplénique & de la coronaire. La pylorique &
la méſentérique ſupérieure y contribuent
par des communications plus ou moins
voiſines ou immédiates. Elles communiquent auſſi avec les mammaires internes
& les diaphragmatiques particulieres, &
par le moyen de l'épigaſtrique gauche avec
la méſentérique inférieure.

77. Les veines de l'estomac. Elles
ſont des ramifications de la veine-porte en
général, & en particulier de la grande méſaraïque, de la ſplénique & même de
l'hémorrhoïdale interne, dont on peut voir
la diſtribution dans le Traité des Veines.
Elles accompagnent plus ou moins les arteres, & forment à peu près de pareilles
arcades & de pareils réſeaux, avec cette
différence, qu'elles ſont à proportion plus
groſſes, leurs aréoles réticulaires plus
amples, & leurs communications externes
plus fréquentes.

78. Ners de l'estomac. On trouve
entre la tunique commune & la tunique

charnue de l'eſtomac, quantité de nerfs plus ou moins déliés. Pluſieurs de ces nerfs s'accompagnent en maniere de trouſſeau plat, ou de bande large le long de la petite courbure de l'eſtomac, depuis l'orifice ſupérieur juſqu'à l'inférieur : tous les autres ſe diſperſent en différens ſens ſur les côtés, ſur les extrémités & vers la grande courbure, en faiſant d'eſpace en eſpace des lacis réticulaires, dont quantité de filets ſe détachent & percent juqu'aux tuniques internes.

79. Ils tirent principalement leur origine des nerfs ſympathiques moyens ou de la huitieme paire, moyennant le *plexus* coronaire ſtomachique, formé autour de l'orifice ſupérieur de l'eſtomac, par l'épanouiſſement de l'extrémité des deux gros cordons qui deſcendent le long de l'œſophage ſous le nom de nerfs ſtomachiques. Les grands nerfs ſympathiques, communément appelés nerfs intercoſtaux, y contribuent auſſi par des filets de communication que le *plexus* ſtomachique reçoit des ganglions ſémilunaires, du *plexus* hépatique, & particulierement du *plexus* ſplénique.

80. Usages. L'eſtomac reçoit en général tout ce que la bouche & la langue y font paſſer par le canal de l'œſophage, mais il ſert particulierement à recevoir les

alimens & à les garder comme en dépôt pendant plus ou moins de tems, selon leur plus ou moins de consistance ou de liquidité, pour les digérer, c'est-à-dire les mettre en état de fournir ensuite la liqueur nourriciere qu'on appelle chyle.

81. Cette opération qu'on nomme en général digestion, par où commence la chylification, s'exécute en partie par la pénétration de la liqueur gastrique qui suinte continuellement de la tunique veloutée, & en partie par le mouvement continuel de contraction & de relâchement de la tunique charnue; mouvement très-foible dans l'homme & très-insuffisant pour la digestion, sans les mouvemens réciproques du diaphragme & des muscles du Bas-Ventre.

82. Le pylore ou cercle charnu de l'orifice inférieur de l'estomac sert à retenir & à faire séjourner les alimens, jusqu'à ce qu'ils ayent acquis la fluidité suffisante pour passer sans effort par l'ouverture de cet orifice. Je dis sans effort, car une irritation particuliere de la tunique charnue de l'estomac, & encore plus une contraction violente du diaphragme & des muscles du Bas-ventre pousseroient bientôt le contenu de l'estomac vers sa petite extrémité, & lui feroient passage par le pylore.

83. Les mouvemens doux & alternatifs

des fibres orbiculaires de la tunique charnue peuvent aider à faire paſſer naturellement par l'orifice inférieur de l'eſtomac
ce qui eſt ſuffiſamment digéré. Ce mouvement eſt appelé mouvement périſtaltique,
ou mouvement vermiculaire par ceux qui
le croyoient ſucceſſivement réitéré, à peu
près comme celui qu'on obſerve dans les
vers de terre quand ils rampent.

84 Le terme de trituration peut con-
venir ici, pourvu qu'on ne l'explique pas
par un broyement ſec & violent, mais par
une agitation douce des fibres charnues,
accompagnée d'un arroſement continuel
de la liqueur gaſtrique.

85. La ſituation preſque tranſverſale de
l'eſtomac aide auſſi à y faire ſéjourner les
alimens, & même peut ſervir à rendre la
durée de ce ſéjour, pour ainſi dire, arbi-
traire, par les attitudes qu'on ſe donne;
car étant couché ſur le côté gauche, les
alimens, y demeurent plus long-tems, &
étant ſur le côté droit, ils paſſent plus
vîte, &c.

86. L'obliquité de l'eſtomac peut tirer
de peine ceux qui prévenus de la fauſſe idée
du prétendu niveau de ſes deux orifices,
ſe tourmentent inutilement pour expliquer
comment les choſes peſantes qu'on auroit
avalées peuvent remonter à ce niveau pour
paſſer dans les inteſtins.

§ III.

§ III. *Les intestins en général.*

87. SITUATION GÉNÉRALE. Depuis le pylore jusqu'au fond du bas-ventre, est un canal très-long, courbé & recourbé en dif-férens sens par beaucoup de circonvolutions, ou pour mieux dire, contours, que l'on appelle intestins.

88. VOLUME. Ce canal ainsi replié ou tortillé forme un paquet considérable qui occupe la plus grande partie de la cavité du Bas-ventre, où il est attaché selon toute son étendue à des productions ou continuations membraneuses du péritoine, principalement à celles qu'on appelle mésentere & mésocolon, dont il sera parlé ci-après.

89. Les courbures du canal intestinal forment alternativement deux arcades différentes, l'une petite, par laquelle ce canal est attaché au mésentere & au mésocolon ; l'autre grande, qui est à l'opposite & sans attache. Ce canal en son entier a ordinairement sept fois & souvent huit fois au moins la longueur de tout le corps du sujet dans les adultes.

90. DIVISION. Toute cette étendue n'est pas égale en volume ni en épaisseur, c'est ce qui a donné lieu de regarder ses différentes portions comme autant d'intestins particuliers, & de les diviser en grêles & en gros.

Tome III,   Q

91. Et comme on a encore trouvé quelque différence dans ces deux claſſes, on a auſſi ſubdiviſé chacune en trois, que l'on a diſtinguées par des noms particuliers; ſçavoir les inteſtins grêles par les noms de *duodenum*, de *jejunum* & *ileum*, & les gros par ceux de *cæcum*, de colon & de *rectum*.

92. Struture. Tuniques. Les inteſtins en général ſont compoſés de pluſieurs tuniques, à peu près comme le ventricule. La premiere & la plus externe eſt une continuation du méſentere, ou d'autres replis & allongemens du péritoine.

93. Cette tunique eſt ordinairement appelée la tunique commune. Elle eſt auſſi garnie en dedans d'un tiſſu cellulaire comme celle de l'eſtomac. M. Ruyſch met cette garniture au nombre des tuniques, & l'appelle tunique cellulaire.

94. La ſeconde tunique des inteſtins eſt charnue, ou muſculeuſe. Elle eſt compoſée de deux plans, l'un externe & l'autre interne. Le plan externe eſt très mince, & ſes fibres ſont longitudinales. Le plan interne eſt plus épais, & ſes fibres ſe contournent tranſverſalement autour de la circonférence du cylindre inteſtinal.

95. Je ne dis pas que ces fibres internes ſoient ſpirales, ni qu'elles forment autant d'anneaux entiers, car elles paroiſſent plu-

ôt des segmens de cercles, ou des parties d'anneaux, qui sont disposés à peu près comme dans l'estomac, & environnent entierement le canal de l'intestin.

96. Ces deux plans sont fortement collés ensemble, de sorte qu'il est très difficile de les séparer. Ils sont encore adhérens à la tunique commune par le tissu cellulaire dont j'ai parlé, qui est plus sensible du côté du mésentere, que du côté opposé.

97. La troisieme tunique est appelée nerveuse, & ressemble en quelque maniere à celle de l'estomac. Elle a un plan particulier qui lui sert comme de base & de soutien, & qui est composé de fibres obliques très-fines, cependant très fortes, & comme tendineuses, ou ligamenteuses.

98. Pour voir ce plan distinctement il faut remplir de vent une portion d'intestin, & ensuite en séparer la membrane commune, & ratisser les fibres charnues.

99. Cette tunique soutient deux réseaux vasculaires, l'un artériel & l'autre veineux, accompagnés d'une grande quantité de filamens nerveux. Le réseau vasculaire avec son accompagnement nerveux, est une production des vaisseaux & des nerfs mésentériques, & comme il entoure tout-à-fait le canal des intestins ; on a voulu en faire une tunique à part sous le nom de tunique vasculaire.

100. La tunique nerveuse produit de sa face interne ou concave quantité de portions de cloisons plus ou moins circulaires, qui contribuent à la formation de ce qu'on appelle valvules conniventes, dont il sera parlé dans la suite. Cette troisieme tunique paroît aussi soutenir différens grains glanduleux qu'on découvre dans la cavité des intestins.

101. La quatrieme tunique, ou la plus interne, est très-mollasse. On la nomme tunique veloutée. Elle a la même étendue que la troisieme tunique, qui lui sert de soutien, & dont elle tapisse aussi les cloisons. Elle n'est pas uniforme partout le canal, comme on le verra dans le détail des intestins en particulier.

§ IV. *Les intestins grêles.*

102. Ce n'est qu'un seul canal continu & uniforme dont trois portions sont différemment nommées, sans être réellement distinguées par des marques précises qui déterminent l'étendue ou plutôt la longueur de chacune de ces portions, & qui en caractérisent au juste les limites.

103. La premiere portion & la plus petite de tout ce canal est appelée *duodenum* : la seconde qui est beaucoup plus longue, porte le nom de *jejunum*, & la troisieme, qui surpasse encore la seconde en longueur, est nommée *ileum*.

104. NOM. La premiere portion des in-teftins grêles a été appelée *duodenum* par rapport à la longueur de douze travers de doigt que les anciens lui ont attribuée, & que les modernes ne lui difputeront pas beaucoup fi l'on prend cette mefure avec les bouts des doigts du fujet.

Le duodenum.

105. SITUATION. CONNEXION. auffi-tôt que cet inteftin a pris fa naiffance du pylore, il fait d'abord une petite courbure en arriere, obliquement de haut en bas, enfuite il forme une feconde courbure vers le rein droit, auquel il eft plus ou moins attaché, & de-là il paffe devant l'artere rénale, la veine rénale & la veine cave, en remontant infenfiblement de droite à gauche jufques devant l'aorte & devant les dernieres vertebres du dos. Il continue fa route au-delà obliquement en devant par un contour léger que l'on peut regarder comme une troifieme courbure, & comme l'extrémité du *duodenum*.

106. Dans tout ce trajet le *duodenum* eft fortement attaché par des replis du péritoine, principalement par une duplicature tranfverfale qui donne origine au méfocolon. Les deux lames de cette duplicature du péritoine étant d'abord écartées l'une de l'autre, & s'uniffant un

peu après, laiſſent naturellement entr'elles
un eſpace triangulaire, dont le dedans eſt
tapiſſé du tiſſu cellulaire.

107. C'eſt dans cet eſpace que le *duode-num* eſt adhérent par le tiſſu cellulaire aux
parties que je viens de nommer, & qu'il
eſt enfermé comme dans un étui angulaire,
de maniere que ſans diſſection on ne voit
que ſes deux extrémités, leſquelles ſont
encore cachées par le colon & par les premieres circonvolutions de l'inteſtin *jejunum.*

108. LA PREMIERE TUNIQUE du *duo-denum* eſt par conſéquent différente de
celles des autres inteſtins grêles, ayant
cela de particulier qu'elle n'enveloppe pas
toute ſa circonférence à cauſe de l'engagement de la plus grande partie de ſa longueur dans l'eſpace triangulaire dont je
viens de parler : c'eſt pourquoi la garniture celluleuſe de cette tunique eſt plus
conſidérable ici que dans tous les autres
inteſtins.

109. LA TUNIQUE CHARNUE du *duode-num* eſt plus épaiſſe que celle des deux
autres inteſtins grêles.

110. LA TUNIQUE NERVEUSE ET LA
VELOUTÉE. Ces deux forment conjointe
ment enſemble au dedans de cet inteſtin
un très-grand nombre de petites duplicatures qui s'élevent & s'avancent plus ou

moins directement dans la cavité de l'inteftin en maniere de portions de bandes circulaires, dont un bord feroit attaché à
l'inteftin, & l'autre bord feroit libre &
fans attaches C'eft à ces bandes qu'on a
donné le nom de valvules conniventes.

111. Le bord libre ou flottant des valvules conniventes eft un peu pliffé & comme en ferpentant dans leur état naturel.
Je dis exprès dans l'état naturel, pour dé-
truire la fauffe idée que les préparations
féches des inteftins forment communément. Toute la furface de ces duplicatures
ou valvules eft garnie de velouté, auffi-
bien que leurs intervalles.

112. LE VELOUTÉ de cet inteftin eft
p'us épais que celui de l'eftomac. Son tiffu
n'eft pas en poil dans l'homme comme on
le dépeint ordinairement, il paroît plutôt
comme une fubftance fongueufe & grenue,
compofée d'un amas prodigieux de mamelons très-fins & différemment figurés,
dans lefquels on remarque par le microfcope quantité de points enfoncés ou pores,
dont toute leur furface paroît percée.

113. On découvre par le même moyen
en divers endroits de la furface interne de
cette tunique de petits boutons veloutés,
plus ou moins écartés les uns des autres,
& élevés en maniere de petites verrues.

114. Ce tiffu foutient une infinité de

plufieurs fortes de vaiffeaux capillaires, car, outre les fanguins, on y apperçoit quelquefois un grand nombre de filamens blancs traverfer l'épaiffeur, & aboutir à la furface interne du même tiffu, comme autant de racines capillaires des vaiffeaux qu'on appelle veines lactées.

115. La fubftance fongueufe qui lie ces filamens capillaires enfemble & les environne, eft très-tendre, & les extrémités capillaires des petits vaiffeaux fanguins dont elle eft parfemée, paroiffent tournées vers les pores des mamelons. On voit fuinter par ces pores une certaine liqueur mucilagineufe plus ou moins tranfparente, qui arrofe continuellement la cavité de l'inteftin.

116. Glandes. La furface interne du *duodenum* eft encore garnie d'un grand nombre de petits grains glanduleux fort plats, dont le contour eft un peu élevé en maniere de bourrelet, & le milieu enfoncé par une efpece de foffette. On en trouve beaucoup plus dans le commencement du *duodenum* que dans le refte de fon étendue. Ils font, pour ainfi dire, entaffés vers le pylore, & s'écartent enfuite de plus en plus jufques vers l'autre extrémité de cet inteftin, où ils deviennent folitaires.

117. Quand on les examine de près, ils paroiffent comme des follicules, dont les

orifices font du côté de la cavité de l'inteftin, & le fond eft niché dans le tiffu
fpongieux du côté de la tunique nerveufe. Ces follicules fourniffent une humeur particuliere que l'on trouve fouvent
vifqueufe & gluante.

118. ORIFICE BILIAIRE. Dans la furface
interne du *duodenum*, prefqu'au bas de fa
premiere courbure, fur la petite convexité
de cette courbure, fe trouve une éminence longitudinale, terminée en pointe, ou en
bec par une ouverture particuliere, qui eft
l'orifice du conduit biliaire, & au dedans
de laquelle s'ouvre auffi le conduit pancréatique.

119. *Nota*. Cet inteftin eft ordinairement le plus ample, quoique le plus court
des inteftins grêles. Il eft environné de
plus de tiffu cellulaire que les autres,
furtout dans fon étui triangulaire, où il
n'eft pas totalement environné d'une tunique membraneufe comme les autres, &
où il feroit par conféquent plus fufceptible
de dilatation par les matieres qui feroient
arrêtées dans fa cavité.

§ V. *L'inteftin jejunum.*

120. NOM. SITUATION GÉNÉRALE. Cet
inteftin, ainfi nommé du mot latin *jeju-*
num, qui fignifie à jeun, parce qu'on le
trouve fouvent plus vide que le fuivant,
commence à la derniere courbure du *duo*=

denum, où il est d'abord attaché à la naissance du mésocolon.

121. De-là il se recourbe en bas, & de gauche à droite, en s'éloignant des vertebres, & fait des circonvolutions qui occupent principalement la partie supérieure de la région ombilicale. Il est attaché dans tout ce trajet au mésentere de la maniere que je le dirai ci-après.

122. Volume. Il est assez difficile de trouver les bornes qui distinguent précisément l'extrémité de cet intestin d'avec le commencement de *l'ileum*. Les marques externes que l'on voit communément, d'une couleur plus rougeâtre dans l'un que dans l'autre, ne sont pas constantes, & les internes que l'on désigne par la pluralité des valvules conniventes, sont très-vagues, & outre cela ne paroissent souvent que par la dissection.

123. On distingueroit plutôt ces deux intestins par leur différente situation, qui est assez constante; mais comme ce partage n'est pas encore assez précis, celui que j'ai trouvé le plus commode & qui m'a paru pour l'ordinaire assez juste, est de diviser toute la longueur de ces deux intestins en cinq portions égales, & de donner environ deux cinquiemes au *jejunum*, & trois cinquiemes, ou un peu plus, à *l'ileum*.

124. Tuniques. Les tuniques du *jejunum* font en général à peu près de la même ftructure que celles du *duodenum*, mais plus délicates. La commune, membraneufe ou externe, eft une continuation du méfentere. Le tiffu cellulaire de cette tunique n'eft pas fi confidérable ici que dans le *duodenum*. Il paroît manquer le long de la grande courbure des circonvolutions de l'inteftin, ou les fibres longitudinales de la tunique mufculeufe eft très-adhérente à la tunique membraneufe.

125. La tunique mufculeufe eft moins forte que celle du *duodenum*. Le plan des fibres longitudinales y eft extrêmement mince & prefque imperceptible, excepté le long de la grande courbure vis-à-vis l'attache du méfentere, où l'on découvre à travers la tunique membraneufe ou commune une efpece de bande blanchâtre & ligamenteufe, large de quatre ou cinq lignes, qui fe continue de fuite le long de la grande convexité de toutes les circonvolutions de cet inteftin, & de toutes celles de *l'ileum*.

126. Cette bande ligamenteufe reffemble aux bandes ligamenteufes qu'on voit fur les côtés de la petite extrémité de l'eftomac. Elle eft tout-à-fait adhérente à la tunique membraneufe ou commune de l'inteftin, & aux fibres longitudinales

de fa tunique charnue, qui font ici plus
vifibles & paroiffent plus fortes qu'ailleurs.

127. La tunique nerveufe, que j'aime
mieux appeler tunique toilée ou réticulaire, & fon tiffu cellulaire propre ou tiffu
lanugineux, n'ont rien de particulier, outre
ce que j'en ait dit ci-deffus dans la defcription des inteftins en général. En foufflant par artifice dans le tiffu lanugineux,
on peut le gonfler jufqu'à effacer toutes
les duplicatures ou valvules conniventes,
en foulevant toute l'étendue de la tunique vers la cavité de l'inteftin.

128. Les duplicatures internes, ou valvules conniventes de cet inteftin font fort
larges & en grand nombre, bien près les
unes des autres. Leurs contours font con-
tinus & fans interruption du côté de la
grande courbure ; mais du côté de la petite ces valvules font interrompues, & leurs
extrémités s'avancent les unes au delà des
autres, en fe terminant en pointe. De
ces valvules il y en a qui achevent le tour,
d'autres qui n'en font qu'une partie ; &
quelques-unes très-petites, qui vont obliquement d'une grande à une autre, comme par une efpece de communication.

129. Les mamelons ou papilles de la
tunique veloutée paroiffent ici plus élevés,
plus flottans & plus ondés ou ondoyans que
dans le *duodenum*. Ils y paroiffent même

chacun en particulier divisés en plusieurs, & comme découpés d'une maniere très-singuliere. Au reste ils répondent assez à ce qui est exposé ci-dessus à l'occasion des intestins en général. Les observations & les figures que M. Helvetius premier Médecin de la Reine, a données dans les mémoires de l'Academie Royale des Sciences, expriment bien ces mamelons de même que la tunique toilée.

130. Les lacunes glanduleuses du *jejunum* ont en général chacune la même conformation que les glandes dudodénales ou de Brunner, mais elles sont autrement arrangées. On les trouve en partie solitaires, plus ou moins dispersées les unes des autres; en partie assemblées d'espace en espace, principalement autour de la grande courbure intestinale, par des tas particuliers en maniere de grappes oblongues & plates, nommées *plexus* glanduleux de Peyer. Ces *plexus* ou grappes traversent plusieurs valvules conniventes à la fois.

131. VAISSEAUX. NERFS. CONNEXION. Je renvoye ces articles après l'exposition du méfentere.

§ XI. *L'intestin ileum.*

132. SITUATION GÉNÉRALE. Les circonvolutions de l'intestin *ileum* environnent celles du *jejunum* par les deux côtés & par en bas, en serpentant depuis le côté gau-

che par l'hypogaftre vers le côté droit
où il fe termine un peu au deffous du
rein droit, & s'abouche avec les gros inteftins de la maniere que j'expoferai dans
la defcription de ces inteftins. Les circonvolutions latérales font foutenues par les
os des hanches, appelés Os des Iles, non
pas de cet inteftin, mais du vieux terme
françois dérivé du mot latin *ilia*.

133. STRUCTURE. Elle eft en général à
peu près comme celles du *jejunum*; mais
les duplicatures internes ou valvules conniventes y diminuent peu à peu par degrés
en nombre & en largeur. Elles changent de
direction vers l'extrémité de *l'ileum*, & de
tranfverfales ou circulaires qu'elles étoient,
elles y deviennent infenfiblement longitudinales, comme pour aller fe terminer
par une efpece de pylore, qui s'avance dans
la cavité des gros inteftins, comme il fera
expofé ci-après.

134. On voit auffi d'efpace en efpace
dans cet inteftin, à peu près comme dans le
jejunum, des glandes ou lacunes glanduleufes folitaires & des glandes réticulaires
ou grappes glanduleufes, dont la derniere
qui fe trouve à l'extrémité de l'inteftin,
eft fouvent d'une grande étendue. Mais
la plupart de ces lacunes ou glandes paroiffent ici plus plates que dans le *jejunum*.
Il eft encore à obferver que le tiffu cellu-

laire de la tunique commune ou externe
ne paroît pas tant ici que dans les inteftins
précédens, & qu'en général cet inteftin paroît fouvent plus pâle, ou moins rougeâtre.
que le *jejunum.*

135. Vaisseaux. Nerfs. Connexion.
Je remets ces articles auffi comme je viens
de faire ci-devant, à l'hiftoire particuliere
du méfentere.

§ VII. *Les gros inteftins.*

135. Division. Les gros inteftins ne
font auffi qu'un canal continu partagé en
trois, comme les inteftins grêles. Ce canal
commence par une efpece de poche ou cul-
de-fac, que l'on prend pour la premiere portion du canal ou le premier des gros inteftins & que l'on nomme *cæcum* ou
aveugle. La portion fuivante eft la plus
longue des trois, & diftinguée des autres
portions par quantité de boffes ou convexités particulieres, qui paroiffent extérieurement fur toute fa longueur. On l'appelle colon ou *colum.* La derniere portion des gros inteftins eft nommée *rectum.*
Cet inteftin eft plus uni, plus étroit, plus
épais, mais beaucoup plus court que le
précédent.

137. Structure. Elle eft à peu près
femblable à celle des inteftins grêles, par
rapport au nombre & à l'arrangement des

tuniques. Ils ont moins de longueur & moins de circonvolutions, mais beaucoup de capacité. Leurs tuniques font en général plus fortes, principalement la tunique muſculeuſe. La veloutée & les glandes mucilagineuſes y paroiſſent auſſi différentes. Il y a encore quelques autres particularités que je vais rapporter.

L'inteſtin cæcum.

138. SITUATION. CONFORMATION. Le *cæcum* n'eſt qu'un bout d'inteſtin, comme une eſpece de ſac arrondi, court & large, dont le fond eſt en bas, & l'ouverture ou la largeur eſt en haut. Il eſt ſitué ſous le rein droit, & caché par la derniere circonvolution de l'inteſtin *ileum*. Sa longueur eſt environ de trois travers de doigt plus ou moins : ſon diametre a plus que le double de celui des inteſtins grêles.

139. APPENDICE VERMICULAIRE. Sur le côté du fond du *cæcum* ſe trouve un appendice comme un petit inteſtin preſque de la même longueur, mais extrêmement grêle. On l'appelle appendice vermiculaire, à cauſe de quelque reſſemblance avec un ver de terre. Son diametre n'excéde gueres trois lignes pour l'ordinaire. Il s'ouvre par une de ſes extrémités latéralement & un peu obliquement dans le fond du *cæcum*. L'autre extrémité eſt fermée, quelquefois plus étroite, & quelquefois plus ample que le reſte de ſa longueur.

140. Cet appendice a quelques entortillemens à peu près comme ceux d'un ver
quand on le touche, c'est pourquoi on l'a
nommé vermiculaire ou vermiforme. Il
ressemble aussi en quelque façon à la pen-
deloque charnue de la tête d'un coq d'inde.
Sa structure est en général à peu près comme celle des autres intestins.

141. La tunique interne de cette appendice a cela de particulier, qu'elle est toute
folliculeuse, à peu près comme celle du
duodenum. Elle est même réticulaire, &
repréfente une espece de réseau, dont
les trous font des lacunes glanduleuses
qui répandent continuellement une espece
de liqueur dans la cavité de l'appendice.

142. On a souvent disputé s'il falloit
donner le nom de *cæcum* à cet appendice,
ou à la grosse portion qui fait comme la
tête de l'intestin colon. La division générale des intestins en gros & en grêles, a
enfin déterminé pour la dénomination
d'appendice à l'égard de l'homme; car en
parlant des quadrupédes & des oiseaux,
il faudroit souvent changer de langage.

143. BANDES LIGAMENTEUSES. On voit
au travers de la tunique membraneuse
ou commune du *cæcum* trois bandes blanchâtres & ligamenteuses, fort adhérentes
à cette tunique & à la tunique charnue.
Une de ces bandes est couverte de l'ar-

tache du méfocolon, & toutes trois partagent longitudinalement le *cæcum* en trois parties plus ou moins égales.

144. Ces branches fe réuniffent toutes trois fur l'appendice vermiforme dont elles couvrent toute la convexité immédiatement fous la tunique externe. Quoiqu'elles paroiffent extérieurement ligamenteufes fur le *cæcum*, elles font intérieurement compofées des fibres charnues qui accompagnent & fortifient les fibres longitudinales de la tunique mufculeufe de cet inteftin.

145. La tunique interne du *cæcum* porte une efpece de velouté fort ras ou court, parfemé d'efpace en efpace de lacunes glanduleufes, ou glandes folitaires, plus larges que celles des inteftins grêles.

146. Ces lacunes ou follicules glanduleufes paroiffent comme des grains de petite vérole, applatis & enfoncés dans leur milieu. Quand on fouffle d'une certaine maniere par un tuyau, dans ces lacunes, fans les toucher avec ce tuyau, le vent fouleve le follicule, & le fait paroître comme une petite calotte percée au milieu de fa convexité.

§ VIII. *L'inteftin colon.*

146. * Situation générale. Le colon eft le plus confidérable des gros inteftins depuis le *cæcum*, dont il n'eft réellement

que la continuation, il s'étend en forme
d'arc par-deſſus la région ombilicale, juſqu'au bas de l'hypochondre gauche. Sa
continuation eſt cependant un peu interrompue par l'extrémité de l'inteſtin *ileum*,
qui s'avance dans la cavité du colon, &
avec un certain repli de cet inteſtin, forme ce qu'on appelle la valvule du colon.

147. CONFORMATION. BANDES LIGA-
MENTEUSES. Toute l'étendue de la convexité du colon eſt diviſée en trois parties longitudinales par trois bandes ligamenteuſes qui ne font que la continuation
de celles du *cæcum*, & qui ont la même
ſtructure. Deux de ces bandes regnent de
côté & d'autre le long de la grande convexité ou courbure de l'arc du colon. La
troiſieme va tout le long de ſa petite convexité ou courbure.

148. La ſupérieure des deux bandes
de la grande courbure eſt la plus large
des trois. Celle de la petite courbure en
eſt la plus étroite, & elle eſt cachée par
l'attache du méſocolon. C'eſt M. Morgagni qui l'a miſe au jour.

149. PLIS. CELLULES. Ces trois bandes
ligamenteuſes font comme des brides longitudinales, entre leſquelles cet inteſtin eſt
dans toute la longueur de ſa convexité,
alternativement enfoncé par des plis tranſverſes, & alternativement élevé en groſſes

boſſes. Les plis ſont autant de duplicatures qui produiſent dans la cavité de l'inteſtin comme des portions de valvules
conniventes, & les boſſes y forment des
loges qu'on appelle cellules du colon.

150. Toutes les tuniques du colon con-
courent également à la formation de ces
duplicatures & de ces cellules, dont la
hauteur diminue par degrés vers l'extrémité de l'inteſtin. Les unes & les autres
ſe terminent par les bandes ligamenteuſes, qu'elles ne paſſent point.

151. Les portions du colon qui répondent aux bandes ligamenteuſes, & qui
en ſont immédiatement recouvertes, ſont
très-unies & ſans rides, c'eſt pourquoi
en coupant à travers les bandes ſeules,
l'inteſtin ne s'allonge pas aſſez pour effacer
les plis & les cellules.

152. Tuniques. Glandes. La tunique
commune d'un côté eſt une continuation
du méſocolon, & d'un autre côté elle
contribue par cette même continuation à
former l'épiploon. Les fibres longitudinales de la muſculeuſe ſont très fines ;
celles qui répondent aux circulaires ou
annulaires des inteſtins grêles, ne ſont
que des ſegmens, dont l'étendue eſt ſur
les boſſes & dans les plis. Les autres tuniques ſont à peu près comme dans le
cæcum. Les lacunes glanduleuſes ou glan-

es folitaires y font plus larges & en plus grand nombre.

153. SITUATION PARTICULIERE. CONNEXION. L'arc du colon commence fous le rein droit vers la hanche. Il monte devant ce même rein, auquel il s'attache, paffe fous la véficule du fiel, qui lui communique une teinture jaune à cet endroit, & il continue fa route devant la premiere courbure du *duodenum*, laquelle il cache en partie, & y eft adhérent. Ainfi il y a dans cet endroit une connexion très-digne d'attention entre le colon, le *duodenum*, le rein droit vers la hanche, & la véficule du fiel.

154. ARC. CONTOURS. De-là l'arc du colon fe porte devant la grande convexité de l'eftomac, quelquefois plus bas, après quoi il fe tourne en arriere fous la rate dans l'hypochondre gauche, & defcend devant le rein gauche, auquel il eft plus ou moins attaché, & fous lequel il s'incline enfuite vers les vertebres, en fe terminant par un double contour ou deux circonvolutions à contre-fens qui repréfentent en quelque maniere une S romaine renverfée.

155. Ces derniers contours du colon font quelquefois multipliés & s'avancent même dans le côté droit du baffin. Il y a le long du grand arc & le long des autres

contours de cet inteſtin, des eſpeces de franges adipeuſes nommées appendices graiſſeuſes du colon, dont je parlerai ci-après, comme auſſi de la connexion du même inteſtin
avec le méſocolon & avec l'épiploon.

156. A l'endroit où le *cæcum* s'unit au
colon, une portion de leur circonférence
eſt enfoncée, & forme en dedans un grand
repli. Ce repli s'avance dans la cavité de
l'inteſtin ; il eſt entr'ouvert dans ſon milieu, & ſes extrémités ſont fort épaiſſies
par la duplicature mutuelle des tuniques
du *cæcum* & du colon ; c'eſt ce qu'on
nomme la valvule du colon.

157. L'extrémité de *l'ileum* eſt comme
implantée dans l'ouverture de ce repli, &
fortement collée à ſes parois, par l'union
de ſes fibres tranſverſes aux fibres tranſverſes du *cæcum* & du colon.

158. Cette union forme une eſpece de
bourrelet aſſez épais, qui s'avance auſſi dans
la cavité commune du *cæcum* & du colon. Le
bourrelet eſt ridé, ou pliſſé intérieurement
à peu près comme l'extrémité inférieure de
l'œſophage, le pylore, ou le dedans de *l'a-
nus*. Il eſt plus ou moins approchant de la figure ovale par ſon contour ; & par une eſpece de continuité avec le pli commun du
cæcum & du colon, il forme deux allongemens que M. Morgagni appelle Brides de
de la valvule du colon.

159. La tunique membraneuse de l'extrémité de l'*ileum* se continue sur le *cæcum* c sur le colon, sans s'enfoncer dans aucun pli à l'endroit où l'*ileum* entre dans : colon. Les fibres longitudinales de la tunique musculeuse paroissent en cet endroit se confondre avec les circulaires voisines du *cæcum* & du colon.

160. La portion interne de la tunique charnue de l'*ileum*, c'est-à-dire, celle dont les fibres sont annulaires, s'enfonce entre les fibres annullaires du *cæcum* & celles du colon, & cela comme dans un pli commun de ces deux intestins, de sorte qu'il en résulte un bout de tuyau circulairement charnu & d'une épaisseur considérable, qui forme le bourrelet dont je viens de parler.

161. La tunique nerveuse & la tunique veloutée de l'extrémité de l'*ileum* entrent aussi dans la cavité commune du *cæcum* & du colon, où elles se rencontrent au bord du bourrelet avec les pareilles tuniques du *cæcum* & du colon, de sorte que la portion charnue du bourrelet, ou bout du tuyau musculaire est revêtue, tant par sa concavité que par sa convexité, d'une tunique nerveuse, & d'une tunique veloutée. L'*ileum* fournit celles de la concavité, & les deux gros intestins fournissent celles de la convexité.

162. La meilleure démonstration de la ſtructure & de la compoſition de cette valvule ſe fait dans de l'eau claire & par une coupe particuliere, pendant que l'inteſtin eſt encore frais, & n'a pas été altéré par maladie, comme je le fis voir publiquement aux écoles de Médecine l'an 1726. Je donnerai dans un autre ouvrage tout au long la méthode de cette diſſection & d'autres pareilles, dont j'ai montré une bonne partie ſans aucune réſerve, tant en public, qu'en particulier.

163. La ſituation de l'extrémité de l'*ileum* eſt ici pour l'ordinaire tranſverſale, & s'inſere preſque tranſverſalement dans la cavité commune des deux inteſtins dont je viens de parler. On la trouve ſouvent plus inclinée vers le *cæcum* que vers le colon. Son diametre, qui juſques-là eſt aſſez grand & s'élargit aiſément, devient étroit & ferme dans ſon inſertion.

164. C'eſt principalement dans cette ſtructure que conſiſte la mécanique de l'inſertion ou l'embouchure de l'*ileum* dans le *cæcum* & le colon, ſur laquelle embouchure on trouve les auteurs partagés; les uns la regardant comme valvule, & les autres comme ſimple ſphincter.

165. Il paroît aſſez clairement par ce que je viens de dire, que c'eſt une double machine pour empêcher le retour des excré-

mens

niens, en ce qu'elle peut produire cet effet, en partie comme valvule, & en partie comme une espece de sphincter. Les préparation séches de cette partie donnent une très-fausse idée de sa structure & de sa conformation. Il en faut dire autant de l'embouchure de l'appendice vermiculaire dans le *cæcum*.

166. L'arc du colon, dont la capacité est très-grande, est attaché par les deux extrémités à la région lombaire, près les reins, moyennant deux ligamens particuliers, l'un à droite & l'autre à gauche. Ces ligamens ne sont que de petites duplicatures plus ou moins transversales du péritoine.

167. L'autre portion, c'est-à-dire celle qui forme les contours de l'S romaine, se rétrécit d'abord sous le rein gauche, où il paroît plus étroit que dans la suite. Les tuniques de cette portion deviennent, comme par degrés, jusqu'au dernier contour, plus fortes & plus épaisses, dè même que les bandes ligamenteuses, qui en cet endroit s'approchent de plus en plus, & paroissent même augmenter en largeur.

168. VAISSEAUX. NERFS. CONNEXION. On trouvera ces articles dans la description du mésentere, du mésocolon, &c.

§. VIII. *L'Intestin Rectum, l'Anus.*

169. NOM. SITUATION GÉNÉRALE. Le

dernier de tous les intestins est nommé *Rectum*, c'est-à-dire droit, à cause de sa situation, selon laquelle étant vu de front ou directement en devant, il paroît descendre tout droit depuis la derniere vertebre des lombes, devant la face interne ou antérieure de l'os *sacrum*, jusques vers l'extrémité du coccyx, où il se termine & forme ce qu'on appelle l'*Anus*.

170. Cet intestin n'est à proprement parler que la continuité du dernier contour du colon, & il est la décharge, le dépôt, & l'égout de tout le canal intestinal. Outre ces fonctions, il a un raport très-particulier avec la vessie & les parties naturelles de l'un & de l'autre sexe.

171. SITUATION PARTICULIERE. L'intestin *rectum*, après avoir passé la derniere vertebre lombaire, & gagné la face interne de l'os *sacrum*, se courbe en arriere conformément à la concavité de cette face, à laquelle il est adhérent de la maniere dont il sera parlé ci-après; & étant parvenu au coccyx, il en suit de même la direction & se courbe peu à peu en devant. Il se termine plus avant que l'extrémité du coccyx.

172. FIGURE. VOLUME. La figure varie selon que l'intestin est vide ou rempli. Etant vide il est irrégulierement cylindrique & affaissé par des rides irrégulierement transverses. Dans cet état son diametre e

environ de trois travers de doigts, plus ou moins. Etant rempli il en a davantage, selon la quantité du dépôt des matieres fécales, les vents & autres matieres qu'il contient, & il peut augmenter jusqu'à devenir comme une grosse vessie, & à représenter une espece l'estomac.

173. STRUCTURE. La tunique membraneuse renferme souvent beaucoup de graisse, qui est dispersée entr'elle & la tunique musculeuse, & forme autour de l'intestin quantité d'éminences qui tiennent lieu des appendices graisseuses qui se trouvent au colon, & dont il sera plus amplement parlé dans l'histoire de l'épiploon.

174. La tunique musculeuse, ou charnue est très-épaisse : les fibres longitudinales, qui dans les autres intestins sont très-minces & souvent très-imperceptibles, sont ici plus fortes que les fibres circulaires de ces autres intestins. Les bandes ligamenteuses s'élargissent & s'approchent les unes des autres, comme il est déjà dit, de sorte que leurs fibres charnues particulieres paroissent seules faire l'épaisseur des fibres longitudinales de la tunique charnue.

175. La tunique nerveuse ou filamenteuse, & la tunique interne sont beaucoup plus amples ici à proportion que dans les autres intestins, de sorte qu'elles

forment dans la cavité du *rectum*, lorsqu'il est vide, quantité de rides, ou rugosités ondoyantes, qui diminuent & s'effacent à mesure que l'intestin se trouve rempli.

176. La tunique interne est très-improprement appelée veloutée, & à peine peut-elle mériter le nom de papillaire ou mamelonnée, à cause de la petitesse des corpuscules qui en rendent la surface légérement grenue. Elle est parsemée d'un grand nombre de glandes solitaires, & elle est toujours enduite d'une mucosité plus ou moins épaisse que ces glandes ou follicules, & peut-être aussi les petits grains fournissent,

177. Les rides de cette tunique deviennent en quelque façon longitudinales, vers l'extrémité de l'intestin, & forment enfin vers la circonférence du bord interne de l'*anus* une espece de petites pochettes ou lacunes sémilunaires, dont les ouvertures sont tournées en haut vers la cavité de l'intestin. Ces lacunes ressemblent un peu à celles de l'extrémité de l'œsophage, ou orifice supérieur de l'estomac.

Les muscles de l'a-nus. 178. L'extrémité de l'intestin *rectum* se rétrécit enfin, & se termine par un orifice étroitement plissé, auquel on donne particulierement le nom d'*anus*. Cette extrémité est environnée de plusieurs muscles

» dont les uns l'embraſſent étroitement en
» maniere de ſphinĉters, & les autres s'y
» attachent comme des bandes larges, qui
» étant auſſi attachées à d'autres parties, le
» ſoutiennent dans ſa ſituation naturelle, &
» l'y ramenent quand il en eſt dérangé par
les efforts qu'on fait pour ſe délivrer du
dépôt fécal. On donne à ceux-ci le nom
de releveurs de l'*anus*, & on nomme les
autres ſimplement ſphinĉters.

179. Les muſcles de l'*anus* qui font
office de ſphinĉters, ſont au nombre de
trois, un inteſtinal, ou orbiculaire, &
deux cutanés ou ovalaires, dont l'un eſt
grand, ſupérieur & interne ; l'autre petit,
inférieur & externe.

180. Le ſphinĉter inteſtinal ou orbiculaire de l'*anus* n'eſt qu'une certaine augmentation de la portion inférieure des fibres charnues de l'extrémité du *reĉtum*.

181. LIGAMENT CUTANÉ DU COCCYX.
LIGAMENT INTEROSSEUX DES OS *PUBIS*.
Ayant omis dans le Traité des os frais
la deſcription de ces ligamens, dont j'ai
démontré l'interoſſeux dans mes diſſections publiques l'an 1726, & le cutané
environ quatre ans auparavant, il eſt né-
ceſſaire d'en donner ici la deſcription
avant celle des ſphinĉters cutanés qui y
ſont attachés.

182. Le ligament cutané part antérieu-

rement de la pointe ou extrémité du coccyx. Il eſt grêle, & ſe fend d'abord en deux vers l'orifice de l'*anus*, s'implante dans la membrane adipeuſe, & s'attache à la peau des deux côtés de l'*anus* par une eſpece d'épanouiſſement qui s'efface peu à peu en s'écartant de côté & d'autre du périné.

183. Le ligament interoſſeux des os *pubis* eſt une membrane triangulaire très-forte, attachée par deux de ſes bords aux branches inférieures des os *pubis* juſqu'à leur ſymphiſe commune. Le troiſieme bord, qui eſt l'inférieur des trois, eſt libre, & tout le plan de cette membrane, dont le milieu eſt percé par un trou particulier, eſt très-tendu entre les os & ſous leur arcade cartilagineuſe, à laquelle elle eſt fort adhérente.

184. Au bas du ligament interoſſeux du *pubis*, & tout le long du bord libre ou inférieur de ce ligament, ſe trouve un muſcle digaſtrique, attaché par l'une de ſes extrémités à l'un des os *pubis*, & par l'autre extrémité à l'autre os. & dont le tendon mitoyen répond au milieu du bord inférieur du ligament. Ce n'eſt pas ici le lieu de décrire ce muſcle, c'eſt à cauſe du rapport qu'il a avec les ſphincters cutanés de l'*anus*, que j'en ai fait mention. On l'appelle muſcle tranſverſal

de l'urethre. On lui donne aussi le nom de muscle triangulaire.

185. Les Sphincters cutanés de *l'anus* ont chacun leur attache antérieure & leur attache postérieure ; ainsi ils font une espece de pointe en devant & en arriere, & renferment le trou de *l'anus* dans l'écartement de leurs portions moyennes.

186. Ils font distingués l'un de l'autre par leur situation, par leur volume & par des traces blanches d'un tissu cellulaire. Le grand ou supérieur paroît encore comme double. Le petit ou inférieur est plus proche de la peau, & s'y attache plus particulierement.

187. En arriere ils font attachés en partie à la pointe du coccyx, & en partie à la portion attenante du ligament cutané du même coccyx. En devant ils font principalement attachés au tendon mitoyen du muscle transversal, & ont quelque connexion avec d'autres muscles de l'urethre, dont il fera parlé dans la suite.

188. Les muscles Releveurs de *l'anus*. Ce font des portions musculaires, larges & minces, attachées par un bout de leurs fibres charnues, tout autour à la concavité du petit bassin, depuis la symphyse des os *pubis* jusqu'au-delà de l'épine des os *ischion* ; & par l'autre bout, ces fibres descendent de côté & d'autre der-

riere & fous la courbure de l'extrémité du *rectum*, où elles fe rencontrent & s'uniffent depuis la bafe du coccyx jufqu'au contour de l'*anus*,

189. Ces portions font par leurs attaches fupérieures diftribuées en trois claffes fur chaque côté du baffin, fçavoir en antérieures, en moyennes, & en poftérieures. Les antérieures vont depuis environ le milieu de la fymphyfe des os *pubis* jufqu'au deffous des trous ovales du baffin. Les moyennes continuent cette route immédiatement au-deffus de l'attache du mufcle obturateur interne, fur les os ifchion & un peu fur les os des îles. Les poftérieures s'épanouiffent enfuite fur la face interne des os ifchion jufqu'à leurs épines ou apophyfes épineufes, & même un peu au-delà, fur le ligament facro-fciatique.

190. Les portions antérieures s'attachent en paffant aux proftates, au col de la veffie, au bulbe de l'urethre, comme on le verra dans l'hiftoire de ces parties, & elles jettent même quelques fibres vers le mufcle tranfverfal mentionné ci-deffus.

191. Les fibres de toutes ces portions, après avoir formé par leurs attaches fupérieures un contour fi ample & fi large, defcendent obliquement de devant en arriere, en s'amaffant & en s'approchant les uns des autres en maniere de rayons

tronqués. Elles forment par ces épanouiffemens & par leur rencontre derriere &
fous l'extrémité du *rectum* , à peu près
comme le mufcle mylo-hyoïdien , un
mufcle digaftrique qui termine le bas du
baffin offeux , & fait le fond de la cavité
du bas-ventre, comme le diaphragme en
fait la voûte.

192. *Nota*. 1°. Les mufcles du coccyx
dont il eft parlé dans le traité particulier
des mufcles, peuvent être regardés comme des auxiliaires de ces releveurs.

193. 2°. Le bord de *l'anus* eft formé
par la rencontre & l'union de la peau &
de l'épiderme avec la tunique interne de
l'extrémité du *rectum* , de forte que la portion fuperficielle de cette tunique paroît
être une continuité de l'épiderme.

194. ARTERES. VEINES. NERFS. CON-
NEXION. USAGES. Je renvoye ces cinq articles après l'hiftoire du méfentere , du méfocolon & de l'épiploon, comme j'ai fait ci-
devant à l'égard de tous les autres inteftins.

§. IX. *Le Méfentere & le Méfocolon, &c.*

195. Tout ce grand paquet d'inteftins
ne roule pas indifféremment dans la capacité du Bas-Ventre ; il y eft artiftement arrêté par une toile membraneufe qui empêche les circonvolutions du canal inteftinal de s'embarraffer les unes les
autres, de s'entortiller , ou de s'étrangler

par leurs différentes rencontres, & qui leur permet un flottement doux & en même tems borné par ces attaches.

196. Noms. Division. On appelle cette toile en général méfentere, nom que les anciens Grecs lui ont donné, parce qu'elle eft en quelque maniere au milieu des inteftins. On la diftingue par fon étendue en deux portions, dont l'une eft très-large & pliffée, qui attache les inteftins grêles; l'autre qui eft très-longue & contournée, arrête les gros inteftins.

197. Ces deux portions ne font dans le fond qu'une, même continuation de la lame membraneufe du péritoine redoublée fur elle-même, & elles ne font diftingués que par un certain rétréciffement. Elles forment enfemble une efpece de rouleau fpiral plus ou moins pliffé par fa circonférence. La premiere de ces portions a retenu particulierement le nom de méfentere, l'autre eft appelée méfocolon.

198. Structure. Le méfentere commence à la derniere courbure du *duodenum*, & defcend obliquement de gauche à droite, le long des vertebres lombaires. Dans cet efpace la lame ou portion membraneufe du péritoine fe détache à droite & à gauche, & produit une duplicature par deux allongemens ou lames particulieres qui s'adoffent & forment ce qu'on appelle méfentere.

199. Il est étroit par en haut & par en bas, mais principalement en haut. Il s'élargit beaucoup entre ces deux endroits, & sa largeur se termine tout au long vers les intestins par un bord très-plissé. Ces plis ne sont que des réflexions ondoyantes comme celles d'un morceau de chamois qu'on auroit fort tiraillé le long d'un de ses bords. Elles rendent le bord du mésentere très-long, & elles n'occupent gueres plus que le tiers de sa largeur.

200. Les deux lames sont jointes ensemble par une substance celluleuse. Elle renferme des glandes, des vaisseaux & des nerfs dont il sera parlé dans la suite, & elle est dans plusieurs sujets remplie de graisse, qui tient quelquefois les deux lames fort écartées l'une de l'autre.

201. Tout le long de la circonférence du mésentere, les deux lames s'écartent naturellement, embrassent de côté & d'autre le canal des intestins grêles, l'enveloppent par leur rencontre, ou pour mieux dire, par leur continuation réciproque sur la grande convexité ou courbure de ce canal, & le portent comme en écharpe. C'est ce qui forme la tunique externe ou membraneuse des intestins.

202. Le mésocolon n'est que la continuation du mésentere, qui étant parvenu à l'extrémité de l'intestin *ileum*, se rétrécit

& change le nom de méfentere en celui de méfocolon. Dans cet endroit la lame particuliere qui regarde le côté droit fait un petit pli tranfverfal que l'on nomme ligament droit du colon.

203. Le méfocolon monte enfuite vers le rein droit, où il femble s'effacer par l'attache immédiate de l'inteftin colon à ce rein, & à la premiere courbure du *duodenum*. Enfuite il reparoît, pour ainfi dire, s'élargit de nouveau, & prend une route prefque tranfverfale fous le foie, fous l'eftomac & fous la rate, où il redefcend fous l'hypochondre gauche vers le rein du même côté.

204. Dans tout ce trajet le méfocolon s'élargit, & forme un plan demi-circulaire prefque tranfverfal, & très-peu pliffé vers la circonférence du grand bord. Il eft attaché par ce grand bord tout le long de l'arc du colon, & par-là cache une des bandes ligamenteufes de cet inteftin, fçavoir celle de la petite convexité de l'arc. Il forme par le petit bord le tuyau triangulaire du *duodenum*, & produit par le grand bord la tunique externe du colon, de la même maniere que le méfentere fait celle des inteftins grêles En paffant fous la groffe extrémité de l'eftomac, il eft un peu adhérent à la portion inférieure de cette extrémité, qui par fa portion fupérieure l'eft auffi au diaphragme.

205. Etant arrivé sous le rein gauche, il se rétrécit & forme un pli transversal qui est le ligament gauche du colon. Ensuite il s'élargit de nouveau, mais moins qu'en haut, & descend sur le muscle psoas du côté gauche vers les dernieres vertebres des lombes. Cette portion descendante est attachée aux contours descendans du colon, de la même maniere que la portion supérieure, ou transverse l'est à l'arc du colon.

206. L'intestin *rectum* est aussi enveloppé par une production particuliere du péritoine, à laquelle on donne vulgairement le nom barbare de *meso-rectum*. Cette production est fort étroite, & forme antérieurement environ sur la partie moyenne du *rectum* un pli transversalement demi-circulaire, qui paroît quand l'intestin est vide, & s'efface quand il est rempli.

§. X. *Glandes méfentériques.*

207. SITUATION. FIGURE. Le méfentere renferme entre ses deux lames un grand nombre de glandes, dispersées d'espace en espace dans l'épaisseur du tissu cellulaire. Ces glandes dans leur état naturel, par rapport à leur figure, ressemblent en quelque maniere à des lentilles & à des féverolles. Elles sont indifféremment plus ou moins, les unes orbiculaires & les autres ovales, mais elles sont toutes un peu

applaties. Dans les perſonnes graſſes elles
ſont environnées de graiſſe.

208. Structure. Les glandes méſentériques ſont du nombre de celles que les
anatomiſtes appellent communément en
général glandes conglobées, dont la ſtructure n'eſt pas encore aſſez clairement connue. Leur tiſſu paroît cellulaire, enveloppé d'une membrane ou tunique très-
fine, ſur laquelle on découvre par le moyen
du microſcope, un entrelacement de filets
particuliers, que Malpighi a regardés comme des fibres charnues.

209. Les injections anatomiques les
plus fines & les plus recherchées n'ont encore donné aucune ſatisfaction là-deſſus,
car quelque précaution qu'on prenne, elles
rempliſſent entierement le tiſſu folliculeux
de ces glandes. Et ſi par le moyen des
mêmes, ou de pareilles injections on y découvre quantité de vaiſſeaux qui ne paroiſ-
ſoient pas auparavant, on n'en eſt cependant gueres plus avancé, puiſque par ce
même moyen on ne diſtingue pas les vrais
vaiſſeaux ſanguins d'avec les vaiſſeaux ſé-
crétoires, ni ceux-ci d'avec les excrétoires.

§. XI. *Vaiſſeaux lymphatiques. Veines
lactées.*

210. Outre les vaiſſeaux ſanguins qui
ſe diſtribuent en forme de réſeau dans les,

glandes méfentériques, & outre plufieurs filamens nerveux qui s'y difperfent, on y découvre un grand nombre d'une autre efpece de petits vaiffeaux particuliers, qu'elles tranfmettent les unes aux autres comme par autant de cafcades.

211. SITUATION. FIGURE. Ces vaiffeaux particuliers font extrémement fins & tranfparens : ils font garnis de quantité de valvules en dedans, qui ne paroiffent au dehors que comme de petits nœuds pofés très près les uns des autres. Ils fortent de chaque glande par ramifications comme par autant de racines, & ayant formé un petit tronc, ils fe divifent & entrent auffi par ramifications dans une glande voifine.

212. NOM. On les appelle en général vaiffeaux lymphatiques, parce qu'ils portent le plus fouvent une férofité claire & très-limpide, quoique mucilagineufe, que les Anatomiftes nomment lymphe. Mais comme on les a trouvé quelquefois remplis d'une liqueur blanche & laiteufe, appelée chyle, on leur a donné en particulier le nom de vaiffeaux chyliferes ou de veines lactées. On les appelle veines, parce que leurs valvules font difpofées comme celles des veines ordinaires ou fanguines, & parce que le cours de la liqueur qu'elles contiennent va des tuyaux étroits dans des tuyaux plus amples par degrés.

213. DISTRIBUTION. J'ai toujours rap-porté dans mes démonſtrations les veines lactées à trois claſſes, par rapport au corps humain, & même à qua.re.

214. PREMIERE CLASSE. Les veines lactées tirent leur première origine du velouté des inteſtins, ſurtout des grêles, par quantité de petites racines capillai-res, comme il eſt dit ci-devant. De ces racines il naît entre les tuniques des in-teſtins une eſpece de *rete mirabile*, ou ré-ſeau merveilleux, qui environne preſque toute la circonférence du canal inteſtinal, entre la tunique muſculeuſe & la tunique externe, ou commune.

215. Ce réſeau de veines lactées ſuit la tunique externe du canal inteſtinal, & quitte conjointement avec elle les inteſtins vers le méſentere, où il forme deux plans de ramifications très-diſtingués l'un de l'autre par le tiſſu cellulaire, & collés l'un à l'une des membranes du méſentere, & l'autre à l'autre membrane. Les deux plans s'avancent ſéparément ſur la portion voi-ſine du méſentere juſqu'à la rencontre des premieres glandes méſentériques, où ils s'uniſſent & ne forment qu'un ſeul plan.

216. SECONDE CLASSE. Aprés cette union les veines lactées ſe diſtribuent preſque uniformément entre les glandes méſenté-riques dans toute l'étendue du méſentere,

depuis sa circonférence jusques vers sa naif-
sance ou son attache aux vertebres du dos,
en traversant ces glandes de la maniere
rapportée ci-devant, & en faisant des communications ou anastomoses réciproques
très-fréquentes, par plusieurs ramifications.

217. TROISIEME CLASSE. Les veines
lactées, après le trajet de leurs ramifications par toute l'étendue du méfentere,
à mefure qu'elles s'avancent vers l'épine
du dos, fe concentrent, diminuent en
nombre, augmentent en groffeur, & enfin
fe terminent après les dernieres glandes
méfentériques vers le milieu de l'attache du
méfocolon par de petits troncs communs,
auxquels aboutiffent plufieurs vaiffeaux
purement lymphatiques des glandes lombaires & d'autres glandes au-deffous.

218. QUATRIEME CLASSE. On la peut
établir en général par les veines lactées
des gros inteftins. J'en ai démontré plufieurs très-vifiblement & très-diftinctement à l'Académie Royale des Sciences,
dans le colon de l'homme, & toutes plei-
nes de chyle. Feu M. Mery, de la même
Académie, qui étoit toujours très difficile
fur les obfervations d'autrui, étant alors
préfent, & ayant vu qu'avec le bout de
mon doigt je pouffois uniformément d'efpace en efpace dans ces vaiffeaux du co-

lon la liqueur blanche qu'ils contenoient en parut d'abord affez content ; mais pou s'en affurer davantage, il me fit en même tems & en fa préfence ouvrir un de ce vaiffeaux avec la pointe d'une lancette en tirer une goutte de la liqueur, & la mettre fur l'ongle de mon pouce, ce qu le contenta entierement.

219. Les veines lactées ne paroiffen pas toujours dans les cadavres humains ce n'eft ordinairement que dans ceux qui peu de tems après avoir pris nourriture font morts, foit par violence, foit par maladie. On les voit encore long-tems après la mort, même fur les inteftins, dans ceux dont les glandes méfentériques font pour la plupart devenues fchirreufes, principalement dans le bas âge.

220. On fait communément la démonftration des veines lactées dans des animaux vivans, qu'on ouvre environ trois heures, plus ou moins, après leur avoir fait prendre une fuffifante quantité de nourriture, furtout de laitage. Cette méthode eft très-embarraffante, & même empêche fouvent une partie de ce beau fpectacle. On le voit avec beaucoup plus de facilité & de contentement dans l'animal tout-à-fait étranglé, qui aura mangé fa fuffifance environ une heure auparavant, ou plutôt felon que la nourriture aura été

plus ou moins coulante. C'eſt ce que j'ai toujours fait avec ſuccès dans mes cours particuliers.

221. Le réſervoir du chyle. Les venes lactées de la troiſieme claſſe, c'eſt-à dire celles qui ſe trouvent depuis les glandes méſentériques juſqu'aux environs du milieu de l'attache du grand méſocolon à l'épine du dos ; ces veines, dis-je, s'avancent ſur le corps de l'aorte inférieure entre les extrémités du petit muſcle ou muſcle inférieur du diaphragme , où elles aboutiſſent à une eſpece de citerne lactée, que les uns appellent ſimplement réſervoir, ou réceptacle du chyle , les autres le réſervoir de Pecquet, Médecin de Dieppe , qui par des démonſtrations particulieres l'a mis en évidence, car *Euſtachius*, Anatomiſte Romain , & Médecin de Saint Charles Borromée , l'avoit déjà découvert.

222. Situation. Figure du réſervoir. Il eſt ſitué ordinairement, pour la plus grande partie, derriere la portion ou jambe droite du muſcle inférieur du diaphragme, au côté droit de l'aorte , ſur l'union de la derniere vertebre du dos avec la premiere des lombes. C'eſt une eſpece de véſicule membraneuſe. Il varie beaucoup en conformation dans l'homme : ſouvent il paroît d'une figure ovale allongée & uniforme,

à peu près comme la véficule du fiel. Quelquefois on le trouve divifé par des retréciffemens en plufieurs petits facs, irrégulierement arrondis, & plus ou moins applatis. Dans quelques fujets le tronc de l'aorte en eft environné comme d'un collier.

223. STRUCTURE. Il eft compofé de tuniques très-minces, & fa cavité eft partagée en dedans par de petites pellicules, ou cloifons membraneufes dont l'arrangement ne paroît pas regulier. C'eft principalement au bas & autour de fa portion inférieure que les dernieres veines lactées s'inferent, les unes à côté, les autres derriere l'aorte, de même que plufieurs vaiffeaux purement lymphatiques, dont il fera parlé ailleurs. La portion fupérieure fe rétrécit entre l'aorte & la veine azygos, & forme un canal particulier qui monte dans la poitrine fous le nom de canal thorachique, dont il fera parlé dans l'hiftoire de la poitrine.

Arteres & veines des inteftins.

224. LE DUODENUM. Il a communément une artere propre, appelée artere duodénale ou inteftinale. Elle vient indifféremment de la ftomachique coronaire, de la pylorique, de la grande gaftrique, & même de l'hépatique. Outre l'artere particulierement appelée duodénale, quelques-unes de ces arteres, comme auffi la

méfentérique fupérieure & la fplénique
lui fourniffent plufieurs petites ramifications. Ces arteres communiquent enfemble.

225. L'artere duodénale propre, conjointement avec les autres artérioles acceffoires, forme un réfeau vafculaire
autour de la tunique mufculeufe du *duodenum*, lequel réfeau jette quantité de
capillaires & en dehors & en dedans, de
forte que cet inteftin en paroît plus ou
moins rouge.

226. Les veines du *duodenum* font des
rameaux de la veine-porte, & leur diftribution de même que leur dénomination
répondent à peu près à celles des arteres.
Elles communiquent plus entr'elles que
les arteres, & elles communiquent particulierement avec la grande veine méfaraïque.

227. Les ramifications veineufes font
autour du *duodenum* un réfeau pareil à
celui des ramifications artérielles. En gé-
méral ce réfeau vafculaire d'arteres &
de veines fe trouve plus ou moins fur les
autres inteftins.

228. Le jejunum. Ses arteres viennent
principalement de l'artere méfentérique
fupérieure. La branche remontante de la
méfentérique inférieure lui en fournit
auffi. Les veines font pour la plûpart des

branches de la grande veine méfaraïque. La fplénique lui en fournit auffi, de
même que la petite méfaraïque, qui eft
l'hémorrhoïdale interne.

229. Les principaux troncs fubalternes
de ces arteres & de ces veines s'accompagnent dans le tiffu cellulaire entre les
lames du méfentere, s'y diftribuent en
branches, en rameaux, & forment les
mailles, les lozanges & les arcades dont
il eft parlé dans le traité particulier des
arteres & dans celui des veines. Les
dernieres de ces arcades & lozanges,
c'eft-à-dire celles qui font les plus proches
des inteftins, produifent deux petits plans
vafculaires qui s'écartent très-diftinctement & vont embraffer le canal inteftinal en forme de réfeau.

230. L'intestin ileum. Ses arteres &
fes veines viennent à proportion des mêmes fources que celles du *jejunum*, comme on le peut voir plus au long dans les
traités particuliers des arteres & des veines. Il faut remarquer ici, de même que
par rapport au *jejunum*, que ces arteres &
ces veines dans toute leur route par le
méfentere, donnent des ramifications aux
glandes méfentériques, aux lames & au
tiffu cellulaire du méfentere. Il fe rencontre une efpece de communication de
plufieurs petites veines méfaraïques avec

les rameaux capillaires des veines lombaires & des veines fpermatiques.

231. LE CŒCUM. Les arteres & celles
de fon appendice vermiforme font des
ramifications de la derniere branche de
la convexité de l'arc de l'artere méfentérique fupérieure. La feconde branche &
quelquefois la troifieme, quand elle s'y
trouve, leur fournit encore de petits rameaux. Les veines du *cœcum* & de fon
appendice font de pareilles ramifications
de l'arc de la grande veine méfaraïque.
Riolan a donné à une de ces branches le
nom de veine cœcale.

232. LE COLON. La portion droite de
l'arc du colon, c'eft-à-dire celle qui fuit
le *cœcum* & qui en eft la continuation, eft
pourvue d'arteres par la feconde branche
de la concavité de l'arc de l'artere méfentérique fupérieure, & un peu par la
troifieme, quand elle y eft.

233. La portion fupérieure ou moyenne
de l'arc du colon eft fournie par la premiere branche de la même concavité de
l'arc artériel, laquelle branche par fa
bifurcation communique à droite & à gauche avec les autres portions de l'arc du
colon.

234. La portion gauche de l'arc du
colon tire fes arteres, en partie de cette
même branche de l'artere méfentérique

supérieure, en partie de la premiere branche de l'artere méfentérique inférieure,
lefquelles deux branches forment la communication célebre, ou l'arcade commune
des deux arteres méfentériques.

235. Par cette communication, ou continuation le tronc de l'une de ces deux arteres étant obftrué ou comprimé, l'autre
artere fourniroit du fang à toutes les branches qui fe trouvent après l'endroit de l'ob-
ftruction. La feconde branche de la méfentérique inférieure donne auffi des artérioles à l'extrémité gauche du colon.

236. Les contours defcendans du colon
auxquels on donne le nom d'S romaine,
font arrofés par les autres branches de l'artere méfentérique inférieure, dont la derniere forme l'artere hémorrhoïdale interne.

237. Les veines de toutes ces portions
du colon font des branches & des ramifications [de la veine-porte ventrale, &
principalement de fes troncs fubalternes,
la grande veine méfaraïque & la petite
veine méfaraïque ou veine hémorrhoïdale interne. La diftribution de ces branches & de ces ramifications fuit en quelque façon celle des arteres, comme on le
peut voir plus en détail dans le Traité des
Veines.

238. Le rectum. Ses arteres font fournies

nies par l'artere hémorrhoïdale interne,
qui est la derniere branche de l'artere
méfentérique inférieure. Elle communique
avec l'artere hypogaftrique, & particulierement avec l'artere hémorrhoïdale interne, qui est la production d'une de ces
arteres.

239. Les veines du *rectum* font des ramifications des dernieres branches de la
petite veine méfaraïque, ou veine hémorrhoïdale interne. Elles communiquent avec
les veines hémorrhoïdales externes, qui
font des rameaux d'une des veines hypogaftriques. Elles communiquent encore par
des ramifications capillaires avec les autres
veines hypogaftriques qui vont aux parties naturelles internes de l'un & de l'autre
fexe.

240. *Nota.* 1°. Il y a une continuation
fucceffive, plus ou moins fimple, ou mul-
tipliée entre toutes les arteres de tout le
canal inteftinal, & pareillement entre
toutes fes veines 2°. Les veines font ici
comme partout ailleurs plus minces & plus
amples que les arteres, & même cette différence paroît à proportion plus confidérable dans ces portions que dans toutes les
autres du corps humain.

241. LES NERFS DU DUODENUM. Le
plexus mitoyen des ganglions fémilu-
naires, outre quelques filets du *plexus*

 S

ftomachique & du *plexus* hépatique.

242. Du jejunum. De l'ileum. Des glandes mésentériques. Le *plexus* méfentérique fupérieur, les trouffeaux arriere-méfentériques, le *plexus* méfentérique inférieur.

243. Du cœcum. Les trouffeaux, ou *plexus* arriere-méfentériques, le *plexus* méfentérique inférieur.

244. De l'arc du colon. Les mêmes trouffeaux, le *plexus* méfentérique fupérieur, le *plexus* méfentérique inférieur.

245. De l's romaine. Le *plexus* arriere-méfentérique, le *plexus* méfentérique inférieur, le *plexus* fous-méfentérique.

246. Du rectum. Le *plexus* méfentérique inférieur, le *plexus* fous-méfentérique, ou *plexus* hypogaftrique, les deux ganglions du même *plexus*.

247. De l'anus et de ses muscles. Les ganglions du *plexus* fous-méfentérique, ou *plexus* hypogaftrique, le cordon inférieur de l'un & de l'autre grand nerf fympathique ou nerf intercoftal, l'arcade commune de l'extrémité de l'un & de l'autre cordon.

248. Ces articles ayant tant de liaifon avec ceux qui traitent du foie & de la rate, qu'on n'en peut donner l'hiftoire fans faire mention de quelques particularités de ces deux vifceres mentionnés, j'ai

:trouvé plus couvenable d'en remettre l'expoſition après celle du foie , de la rate , &
même du pancréas , que d'en parler ici , &
que de commencer la deſcription des
parties contenues dans le Bas-Ventre par
celle de l'épiploon.

249. Sur le même fondement je remets
après l'expoſition de toutes ces parties, celle
de leurs uſages , de même que celle des uſages de tout le canal inteſtinal , du méſentere , des veines lactées , des glandes méſentériques , des muſcles de l'anus , &c.

§ XII. *Le foie.*

250. SITUATION GÉNÉRALE. Le foie eſt
une groſſe maſſe médiocrement ferme ,
d'une couleur rouge obſcure, un peu tirant ſur le jaune , ſituée immédiatement
ſous la voûte du diaphragme , en partie
dans l'hypochondre droit, qu'elle occcupe
preſqu'entierement ; en partie ſur l'épigaſtre , entre l'appendice xiphoïde & l'é-
pine du dos, & ſe termine pour l'ordinaire
vers l'hypochondre gauche , & quelquefois
s'y avance beaucoup.

251. FIGURE. Sa figure eſt irréguliere,
voûtée, ou convexe en deſſus, inégalement
concave en deſſous, fort épaiſſe du côté
droit & en arriere. Son épaiſſeur devient
de plus en plus mince, & comme tranchante vers le côté gauche & en devant. Sa lar-

geur eſt plus étendue de droite à gauche
que de devant en arriere.

252. Division. On le peut diviſer en
deux extrémités, une groſſe & une petite,
en deux bords, un antérieur & un poſtérieur, en deux faces, une ſupérieure &
convexe, qui eſt égale, polie & proportionnée à la voûte du diaphragme; une inférieure, & concave, qui eſt inégale & comme interrompue par pluſieurs éminences &
enfoncemens dont je parlerai dans la ſuite.

253. On le diviſe encore en deux parties
latérales que l'on appelle Lobes. L'un eſt
nommé grand lobe, ou lobe droit, l'autre
le petit lobe, ou lobe gauche. Ces deux
lobes ſont diſtingués en deſſus par un ligament membraneux; mais en deſſous cette
diviſion eſt très-marquée par une ſciſſure
conſidérable dont la direction eſt la même
que celle du ligament ſupérieur.

254. Eminences. Les éminences de la
face concave du foie appartiennent au
grand lobe. La principale de ces éminences eſt comme une eſpece d'apophyſe triangulaire, ou pyramidale du grand lobe. Elle
eſt ſituée en arriere attenant la grande ſciſſure qui diſtingue les deux lobes.

255. On nomme cette éminence triangulaire, le petit lobe de Spigel, ou ſimplement le lobule du foie. Un de ſes angles
s'avance conſidérablement vers la partie

moyenne de la face inférieure du grand lobe, où il s'efface. J'appelle cet angle la racine du lobule. Vers le devant il y a encore une espece d'éminence moins saillante, mais plus large. Les anciens ont donné en général le nom de portes à ces éminences.

256. ENFONCEMENS. Les enfoncemens de la face concave ou inférieure du foie, qui méritent attention, sont au nombre de quatre. Le premier est en maniere de scissure, qui fait la séparation des deux lobes, en traversant la concavité du foie depuis les éminences dont je viens de parler, jusqu'au bord antérieur, où il se termine par une échancrure plus ou moins profonde. On l'apelle la grande scissure du foie. Dans quelques sujets cette scissure est en partie comme un tuyau entier.

257. Le second enfoncement est situé en travers entre les deux éminences du grand lobe. Il est occupé par le *sinus* de la veine-porte, ainsi nommée par les anciens, parce qu'elle est placée entre les éminences du même nom. Le troisieme enfoncement est en arriere entre le corps du grand lobe & le lobule de Spigel. Il sert au trajet de la veine-cave. Le quatrieme enfoncement est une espece de sillon entre le lobule & le petit lobe du foie, lequel sillon a servi autrefois dans le fœtus à

loger un canal veineux qui dans l'adulte
est effacé & ne paroît que comme une espece de ligament Ce sillon est comme une
continuation de la grande scissure du foie,
où il se rencontre en angle aigu avec la
veine cave.

258. Outre ces quatre enfoncemens il
y en a sur le devant dans le grand lobe un
qui loge dans la vésicule du fiel, & qui
s'avance quelquefois jusqu'au bord, où il
forme une légere échancrure. On peut encore compter parmi ces enfoncemens une
petite concavité superficielle dans la partie
postérieure & latérale de la face inférieure
du grand lobe, qui par cette petite cavité
pose sur le rein droit. On y peut aussi rapporter la concavité légere du lobe gauche,
par laquelle il s'avance sur l'estomac.

259. Enfin il y a au bord postérieur du
foie une grande échancrure qui est commune aux deux lobes, & fait place à l'é-
pine du dos & à l'extrémité de l'œsophage. Elle est attenant le passage de la
veine cave. Au reste on voit quelquefois
dans l'une & l'autre face du foie des scissures qui ne sont pas ordinaires.

260. LIGAMENS. La convexité du foie
est attachée au diaphragme par trois ligamens pour l'ordinaire, qui ne sont que
des continuations de la lame membraneuse
du péritoine. Il y en a un vers le bord

le l'extrémité de chaque lobe , & un dans le milieu. On leur donne les noms de droit, de gauche & de moyen. Ils ont entre leur duplicature un tiffu cellulaire, dans lequel rampent des vaiffeaux fanguins & des lympathiques, & dont une efpece de lame pénetre dans le foie.

261. Le ligament latéral du côté droit attache auffi quelquefois le grand lobe aux cartilages des fauffes côtes. Le gauche, qui eft celui du petit lobe, fe trouve fouvent double, s'avance vers le moyen. Le ligament fupérieur ou moyen commence en deffous dans la grande fciffure du foie , depuis les éminences appelées portes, & de-là paffe par l'échancrure antérieure, s'avance pardeffus l'union des deux lobes à la partie convexe du foie , & s'attache obliquement au diaphragme.

262. Ce ligament moyen s'attache encore le long de la partie fupérieure & interne de la gaîne du mufcle droit du côté droit du Bas-ventre, mais obliquement, de forte qu'il eft en bas plus proche de la ligne blanche qu'en haut.

263. Outre ces ligamens le grand lobe du foie eft encore attaché au diaphragme, principalement à l'aîle droite de fa portion tendineufe, non-pas par un ligament, mais par une adhérence immédiate & large , fans que la membrane du péritoine

y intervienne, car elle ne fait que se replier tout autour de cette adhérence pour former la membrane externe de tout le reste du corps du foie.

264. Cette adhérence large est appelée vulgairement & mal-à propos ligament coronaire; car en premier lieu ce n'est pas un ligament comme je viens de dire, & secondement cette adhérence n'est pas ronde ou circulaire, mais ovale & fort oblongue.

265. Elle n'est pas dans la partie supérieure de la convexité du foie, mais le long de la partie postérieure du grand lobe, de sorte que l'extrémité large de cette adhérence est tout proche de l'échancrure, & l'autre qui est pointue regarde l'hypochondre droit.

266. Le ligament moyen, appelé mal-à-propos le ligament suspensoire du foie, enferme dans sa duplicature un gros cordon blanc, comme une espece de ligament rond. Ce cordon a été dans le fœtus une veine nommée veine ombilicale. Ainsi le ligament moyen représente en bas une faux qui seroit tranchante par le bord convexe, & arrondie par l'autre comme l'extrémité d'un sabre.

267. Tous ces ligamens servent à arrêter le grand volume du foie, & à empêcher qu'il ne ballotte trop de côté & d'autre.

« Mais il ne faut pas s'imaginer qu'aucun
» d'eux serve à le suspendre. Il est soutenu &
» comme supporté par l'estomac & par tout
» le pacquet des intestins, principalement
» quand ils sont remplis.

268. Ceux qui ont le ventre vide, ou
qui passent l'heure du repas ordinaire, di-
sent assez communément que l'estomac
leur tire. Le foie n'étant pas alors assez
soutenu par l'estomac & par les intestins,
descend par son propre poids, entraîne &
tiraille le diaphragme, surtout par le ligament moyen; & c'est là principalement
où on sent ce tiraillement, qui est bien
éloigné de l'orifice supérieur de l'estomac,
auquel plusieurs l'attribuent.

269. SITUATION PARTICULIERE. Le lobe
droit ou grand lobe, qui occupe l'hypochondre du même côté, est posé sur le
rein droit par un petit enfoncement proportionné, dont il a été parlé ci-dessus. Il
est encore porté sur une portion de l'arc du
colon & sur le pylore. Les deux tiers du
petit lobe ou lobe gauche occupent le milieu de l'épigastre, & il n'y a ordinairement qu'un tiers qui s'avance vers l'hypochondre gauche sur l'estomac, qu'il
couvre par une espece de concavité marquée ci-devant.

270. Le petit lobe ou lobe gauche est
situé presque horizontalement. Le lobe

S v

droit ou grand lobe eſt fort incliné, &
ſon extrémité épaiſſe deſcend fort bas par
une direction preſque perpendiculaire juſqu'au rein droit ſur lequel il eſt poſé par
une petite cavité dont j'ai parlé. Cette remarque eſt très-néceſſaire pour bien diſtinguer les endroits du foie par rapport aux
plaies & aux opérations chirurgicales.

271. Par cette remarque on peut auſſi
s'orienter comme il faut, quand on examine
un foie détaché & tiré hors du corps; car
ſans cette attention il arrive facilement, &
même aux plus exercés, de ſe tromper par
rapport à la ſituation des parties du foie,
ſurtout de celles de la face concave. Le trajet de la veine cave entre le corps du
grand lobe & le lobule de Spigel, peut
auſſi en quelque maniere ſervir de regle
pour tenir dans ſa ſituation naturelle un
foie détaché.

272. STRUCTURE. Le foie eſt compoſé
de pluſieurs ſortes de vaiſſeaux dont les
ramifications ſont multipliées d'une maniere étonnante, & forment par l'entrelacement de leurs extrémités capillaires un
amas innombrable de petits grains pulpeux
& friables, que l'on prend pour autant
d'organes propres à ſéparer de la maſſe du
ſang un ſuc particulier auquel on donne le
nom de bile.

273. La plus grande partie de ces diffé-

rens vaiſſeaux depuis un bout juſqu'à l'autre, eſt enfermée dans une eſpece de gaîne
membraneuſe appelée capſule de la veine-
porte, ou capſule de Gliſſon, auteur an-
glois, qui en a le premier fait une deſcription particuliere.

274. Le vaiſſeau principal qui conduit
le ſang au foie, eſt nommé veine-porte,
pour la raiſon indiquée ci-deſſus. J'ai dit
dans le Traité des Veines, qu'on peut conſidérer la veine-porte comme deux groſſes
veines qui s'abouchent à contre-ſens par
leurs troncs, & jettent de même enſuite
des branches & des ramifications, l'une
à contre-ſens de l'autre; que l'un de ces
deux gros troncs eſt attaché au foie & s'y
ramifie; que l'autre eſt hors du foie, &
envoie ſes branches aux viſceres du Bas-
Ventre; & enfin qu'on peut donner à la
premiere de ces groſſes veines le nom de
veine-porte hépatique, &c. & à l'autre
celui de veine-porte ventrale, &c.

275. VEINE-PORTE HÉPATIQUE. Le
tronc particulier de la veine-porte hépatique eſt ſitué tranſverſalement entre l'éminence large ou antérieure du grand lobe
du foie & de la racine du lobule, dans une
ſciſſure, & forme ce que l'on appelle *Sinus*
de la veine-porte. De ce *ſinus* il part cinq
groſſes branches principales, qui ſe parta-

gent à un millier de ramifications par tout le volume du foie.

276. La veine-porte en cet endroit change l'office de veine ordinaire, & devient une espece d'artere en entrant & en se ramifiant de nouveau dans le foie. Les extrémités de toutes ces ramifications qui partent du tronc de la veine-porte hépatique, aboutissent aux petits grains pulpeux & friables qui paroissent être des follicules épaisses & veloutées, quand on les examine par le microscope dans l'eau claire.

277. Pores biliaires. Conduit hépatique. C'est dans ces follicules que la bile se filtre, & ensuite s'amasse dans autant d'extrémités d'une autre sorte de vaisseaux, qui s'unissent par plusieurs ramifications, & forment un tronc général : on appelle ces ramifications pores biliaires, & leur tronc conduit hépatique. Les ramifications de ces deux sortes de vaisseaux sont renfermées ensemble dans la capsule de la veine-porte.

278. Veines hépatiques. Le sang étant dépouillé de ce liquide bilieux est rapporté par un grand nombre de ramifications veineuses, qui se réunissent & forment trois branches principales & quelques-autres moins considérables qui se déchargent dans la veine cave. On les appelle en gé-

néral simplement la veine hépatique.

279. Les extrémités capillaires des ramifications de la veine cave se joignent à celles de la veine-porte, & les accompagnent dans la masse du foie. Cependant les grosses ramifications de l'une & de l'autre se croisent d'espace en espace.

280. *Nota.* Quand on coupe le foie indifféremment par tranches, il est aisé de distinguer dans ces coupes les ramifications de la veine cave d'avec celles de la veine-porte ; car celles de la veine cave sont plus amples, plus minces, plus étroitement collées à la substance du foie, & par conséquent se coupent assez net ; au lieu que celles de la veine-porte qui sont enveloppées dans la capsule cellulaire, paroissent comme un peu chiffonnées quand elles sont vides. C'est parceque la substance cellulaire de la capsule s'affaisse dans ces coupes, au lieu que les veines caves restent également ouvertes, toute leur circonférence étant attachée comme à des moules pratiqués dans ce viscere.

281. ARTERE HÉPATIQUE. NERFS. Le foie reçoit de l'artere cœliaque une branche particuliere nommée hépatique, qui étant très-petite par rapport au grand volume du foie, paroît plutôt servir à nourrir ce viscere qu'à contribuer à la sécrétion de la bile. Le *plexus* hépatique, formé par les

grands nerfs sympathiques & les sympathiques moyens, fournit quantité de nerfs à la subftance du foie. Les ramifications de cette artere & du *plexus* nerveux font auffi renfermées dans la capfule cellulaire avec celles de la veine-porte & des pores biliaires.

282. *Nota*. Le battement de cette artere impofe à ceux qui attribuent un pareil mouvement à la capfule, croyant par-là expliquer la fonction artérielle de la veine-porte. Le fang contenu dans cette veine n'a pas befoin d'être pouffé à coup de pifton ; une pareille rapidité auroit nui à la fécrétion d'une huile auffi fine que la bile, dont la fécrétion demande un mouvement très-lent & prefque infenfible.

283. Tunique. Tissu Filamenteux. Le foie eft extérieurement revêtu d'une membrane particuliere qui lui fert de tunique. C'eft une continuation du péritoine, comme j'ai dit ci-deffus à l'occafion des ligamens & de l'adhérence au diaphragme. La fubftance du foie eft encore parfemée d'un tiffu membraneux, ou filamenteux qui lie les ramifications & les extrémités de tous ces vaiffeaux enfemble, & qui paroît être une production très-multipliée du tiffu cellulaire de la capfule de la veine-porte & de la membrane externe du foie.

284. Vaisseaux lymphatiques. La fur-

face externe de cette tunique eſt très-
polie. Sa ſurface interne eſt inégale & compoſée de quantité de feuillets membraneux très-fins, entre leſquels on découvre
aſſez diſtinctement un grand nombre de
vaiſſeaux lymphatiques, tant ſur la concavité que ſur la convexité du foie. On
ne trouve pas ſi facilement ceux qui ſuivent le tiſſu filamenteux au dedans.

285. GRAINS GLANDULEUX. J'ai dit ci-
deſſus que la maſſe du foie eſt principalement compoſée d'un nombre infini de
grains pulpeux & friables. Chaque grain
eſt terminé & comme enveloppé par une
expenſion particuliere du tiſſu de la capſule
de Gliſſon, & toutes ces expanſions particulieres tiennent enſemble par des cloiſons
communes à peu près comme les loges
des abeilles.

286. Ces grains ſont angulaires & po-
lygones partout au dedans de ce viſcere ;
mais du côté de ſa ſurface ils ſont un peu
élevés en maniere de petites boſſettes. Leur
tiſſu pulpeux paroît comme une eſpece de
velouté rayonné qui laiſſe un très-petit
vide dans le milieu de chaque grain.

287. En ſoufflant par un tuyau dans la
veine-porte, dans la veine cave, dans
l'artere hépatique, ou dans les troncs des
pores biliaires, ſurtout dans les deux veines, on voit d'abord la maſſe du foie ſe,

gonfler, & en même tems les grains voifins de la furface s'élever & devenir plus
fenfibles. Si on fouffle plus fort, on creve
ces grains, & le vent s'échappe entr'eux:
& la membrane commune ou externe du
foie, l'en détache & la fouleve en maniere d'ampoules.

288. Conduit choledoque. Le conduit hépatique ou le tronc des pores biliaires ayant fait un peu de chemin, s'unit
à un autre conduit appelé cyftique, c'eft-à-
dire véficulaire, parce qu'il provient de
la véficule du fiel, duquel conduit il fera
parlé ci-après, avec la defcription de cette
véficule. Le concours de ces deux conduits forme un tronc commun nommé
conduit chol doque, c'eft-à-dire conduit
qui mene la bile. Ce conduit va gagner
la courbure du *duodenum*, fe gliffe entre
les tuniques de l'inteftin & s'ouvre dans
fa capacité, non par un mamelon rond,
mais par une ouverture longuette, arrondie en haut & rétrécie en bas en forme
de bec d'aiguiere ou de cure - dent de
plume.

289. Les bords de cette ouverture font
faillans, larges & puffés, comme on le
peut voir en faifant flotter cette portion
du *duodenum* dans de l'eau claire. On trouve
à l'entrée du même orifice une autre ouverture plus petite, qui ne lui appartient

pas, c'est l'orifice d'un conduit qui vient du pancréas, & est appellé conduit pancréatique, dont il sera parlé dans la suite.

290. FIGURE. SITUATION. La vésicule du fiel est une espece de petite vessie, ou bourse, en forme de poire, c'est-à-dire étroite à une extrémité & ample à l'autre. La grosse extrémité est appelée le fond de la vésicule; l'extrémité étroite, le col; & ce qui est entre deux, le corps. Environ le tiers de la circonférence du corps de la vésicule est niché dans un enfoncement proportionné de la partie cave du foie, depuis le *sinus* ou tronc de la veine-porte, où est le col de la vésicule, jusqu'au bord antérieur du grand lobe, un peu vers le côté droit, où le fond de la vésicule est placé, & dans quelques sujets s'avance au-delà de ce bord.

291. Ainsi la vésicule du fiel est dans un plan un peu incliné de derriere en devant, quand on est debout. Quand on est couché sur le dos, elle est presque toute renversée. Son fond est plus en bas quand on est couché sur le côté droit, & il est obliquement en haut quand on est couché sur le côté gauche. Ces situations varient encore selon les différens degrés de ces attitudes.

292. TUNIQUES. La vésicule du fiel est composée de plusieurs tuniques. La pre-

miere & la plus externe eſt une continuation de la membane qui revêt le foie,
& par conſéquent une continuation de celle
du péritoine.

293. La ſeconde tunique eſt charnue
& compoſée de deux couches principales,
une longitudinale & l'autre tranſverſale,
dont les fibres ont preſque la même direction irréguliere que celles de l'eſtomac.
Cet arrangement inégal dépend naturellement de l'inégalité du diamettre de ces
viſceres & de leur courbure.

294. Les deux tuniques mentionnées
tiennent enſemble par un tiſſu cellulaire
qui ſe continue entre le corps de la véſicule & la ſubſtance du foie, juſqu'à une
couche blanchâtre que l'on prend pour la
troiſieme tunique de la véſicule, & qui
répond à celle qu'on appelle nerveuſe dans
les inteſtins.

295. La tunique interne, ou quatrieme
repréſente au dedans un grand nombre de
replis réticulaires, parſemées de quantité
de petites lacunes comme des mamelons
percés, principalement vers le col de la
véſicule, où les replis deviennent longitudinaux, & enſuite forment une eſpece
de petit pylore friſé. On prend ces lacunes pour des glandes particulieres.

296. Conduits hépato-cystiques. Le
corps de la véſicule, du côté qu'il eſt

niché dans le foie, y est attaché par quantité de filets qui s'avancent beaucoup dans
la substance du foie. Parmi ces filets on
trouve des conduits qui font une communication entre les pores biliaires & la
vésicule; il y a long-tems qu'ils n'ont paru
que dans les animaux, mais à la fin on
les a aussi découverts réellement dans
l'homme. On les découvre plus vers le
col de la vésicule qu'ailleurs, & ils sont
appelées conduits cysthépatiques, ou conduits hépato-cystiques.

297. Le col. Le conduit cystique.
La petite extrémité du corps de la vésicule se rétrécit & forme ce qu'on en appelle le col, lequel ensuite se courbe
d'une maniere particuliere, & produit un
canal plus étroit, appelé canal ou conduit cystique. Cette courbure représente
à peu près une tête d'oiseau, & le canal
cystique, dont le diamettre va en diminuant, en est comme le bec. C'est ce qu'on
ne voit pas dans un foie détaché de sa
place. On ne le voit même que très-impar-
faitement dans sa place, quand pour regarder la concavité du foie on le souleve &
le pousse trop vers le diaphragme, car en
renversant ainsi le foie, on force cette
courbure, & au lieu d'une, on en voit
deux.

298. Ainsi pour s'en bien instruire &

s'en affurer, il faut foulever le moins qu'or peut le foie fans abaiffer le *duodenum* & fe donner la peine de fe baiffer foi-même, & de porter la vue en deffous, fans rien déranger. Cette courbure peut fervir à empêcher un dégorgement trop précipité de la bile contenue dans la véficule, que certains mouvemens, ou attitudes du corps pourroient caufer.

299. Le col de la véficule eft à peu près de la même ftructure que le refte. Il eft auffi garni au dedans de plufieurs rides réticulaires & de quelques replis, qui paroiffent comme des fragmens d'une efpece de valvules conniventes, fituées fort près les unes des autres, depuis le col, jufqu'au rétréciffement du canal cyftique. Le premier de ces replis eft affez élevé, grand & prefque circulaire; celui d'après eft plus oblique & moins grand, & ceux qui fuivent diminuent de même. Ils font tous enfemble une efpece de rampe fpirale en dedans, qui fe voit en dehors à travers le col, & fait paroître en dehors dans quelques fujets un contour de vis, principalement quand le col eft rempli ou gonflé. C'eft l'obfervation de M. Heifter.

300. Tous ces replis fe préfentent très-diftinctement après avoir fendu le col & le canal, principalement étant examinés dans de l'eau claire, de la façon que j'ai

dit ci-deſſus. Etant vus ſans ce moyen ils
impoſent facilement, & donnent lieu de
les prendre pour de vraies valvules, à
cauſe de leur ſituation plus ou moins tranſverſale. Ils en peuvent faire en quelque
maniere l'office en empêchant la bile de
couler précipitamment dans le *duodenum*,
& les matieres contenues dans le *duo-*
dum d'entrer dans ce conduit.

301. La ſurface interne de tous ces conduits biliaires en général, c'eſt-à-dire, de
l'hépatique, du cyſtique, & du choledoque ou commun, étant examinée par le
microſcope & dans de l'au claire, ſelon
la méthode que j'ai propoſée, paroît à peu
près de la même ſtructure dans tout leur
trajet.

302. Le canal ou conduit cyſtique &
le canal hépatique, en formant par leur
rencontre & par leur union le canal choledoque ou canal biliaire commun, ne repréſentent pas dans leur ſituation naturelle
& ordinaire une bifurcation écartée en
maniere de la lettre majuſcule des grecs,
nommée par eux *ypſilon*, & par les françois y grec. Après la courbure du col de
la véſicule, ces deux canaux ou conduits
s'accompagnent fort près, & ce n'eſt qu'en
ſoulevant le foie pour les regarder, qu'on
écarte le conduit cyſtique du conduit hépatique. Le même dérangement arrive

dans un foie tiré hors du corps & renverſé, car alors le volume du foie étant applati, ces deux conduits s'écartent, au lieu qu'étant très-courbé dans ſa ſituation, les deux conduits s'approchent l'un de l'autre.

303. Le conduit choledoque paroît plutôt la continuation du conduit cyſtique, que le tronc commun du même conduit cyſtique & du conduit hépatique; car j'ai trouvé que le conduit hépatique fait quelque chemin dans l'épaiſſeur du conduit cyſtique avant que de s'y ouvrir, à peu près comme le choledoque le fait dans le *duodenum*. Outre cela j'ai obſervé à l'embouchure du conduit hépatique dans le conduit cyſtique, une petite membrane flottante & comme valvulaire, propre à empêcher la bile de retourner du conduit choledoque dans le conduit hépatique.

304. On peut appeler bile hépatique celle qui paſſe par le conduit hépatique dans le conduit choledoque, & bile cyſtique, ou véſiculaire celle qui s'amaſſe dans la véſicule. La bile hépatique coule continuellement par le conduit choledoque dans le *duodenum*, au lieu que la bile cyſtique ou véſiculaire n'y va que par plénitude ou par compreſſion.

Remarques ſur

305. Le tronc de la veine-porte ven-

trale ſe termine entre le lobule & la portion oppoſée du grand lobe, & s'y abbou-
che avec le tronc de la veine-porte hépatique dans le *ſinus* tranſverſal du foie,
environ entre l'extrémité droite & le milieu de ce *ſinus*.

306. Le ligament ombilical, & par
conſéquent la veine ombilicale du fœtus,
ſe rencontrent avec le tronc de la veine-
porte hépatique vers l'extrémité gauche
du *ſinus* trauſverſal. Le conduit veineux
n'eſt pas dans l'homme adulte tout-à-fait
vis-à-vis de la veine ombilicale ; il y eſt
plus à droite. La direction reſpective de
ces trois vaiſſeaux y eſt telle qu'ils ſont
enſemble deux angles oppoſés, à peu prés
comme le manche d'une manivelle ou
d'une broche à rôtir.

307. Ainſi dans le fœtus le ſang qui
vient de la veine ombilicale ne traverſe
pas directement celui de la veine-porte
hépatique dans le *ſinus* pour aller ſe joindre à celui du canal veineux, mais il y
eſt auparavant détourné de gauche à droite,
& par conſéquent mêlé, avec le ſang de la
veine-porte avant que de paſſer dans le
conduit veineux, qui s'ouvre dans le
tronc d'une des groſſes veines hépatiques de la veine cave, proche le diaphragme.

308. La veine-porte hépatique jette

pour l'ordinaire cinq groffes branches dans le foie, fçavoir trois de fon extrémité droite dans le grand lobe ou lobe droit, & deux de fon extrémité gauche dans le petit lobe ou lobe gauche. Elle jette encore une petite branche de cet intervalle directement vers le milieu de la convexité du foie.

309. Les veines hépatiques font ordinairement trois groffes branches du tronc de la veine cave inférieure, lefquelles en partent d'abord comme par une embouchure commune, furtout deux d'entr'elles, & s'écartent auffi-tôt après dans la maffe du foie, en fe croifant avec les branches de la veine-porte hépatique, & en s'y ramifiant enfuite en tous fens de la maniere expofé ci-deffus. La portion inférieure de l'embouchure de ces veines dans le tronc de la veine, forme une efpece de valvule fémilunaire.

310. Au deffous de ces veines hépatiques la veine cave inférieure jette encore dans fon trajet par le foie, immédiatement de fon tronc, d'autres petites veines hépatiques qui paroiffent avoir rapport avec les arteres hépatiques, comme les groffes en ont avec la veine-porte.

311. Le trajet de la veine cave fe fait par la portion droite de l'échancrure poftérieure du foie, & par conféquent du
côté

côté ou grand lobe, qui à cet endroit est creusé proportionément au passage de la veine, & embrasse de son calibre ou contour environ les trois quarts, quelquefois plus, & quelquefois toute la convexité de cette veine.

312. Ce trajet répond à l'interstice du lobule d'avec le reste du grand lobe. La direction de ce trajet de la veine cave est dans la situation naturelle de haut en bas, & tant soit peu de droite à gauche ; mais dans un foie tiré hors du corps & renversé, elle paroît d'abord extrêmement oblique, & cependant elle sert à orienter ceux qui commencent, & qui se méprennent facilement en examinant un foie renversé, comme j'ai déjà dit ci-dessus.

313. Le tronc de la veine-porte hépatique, les arteres hépatiques, le conduit hépatique ou tronc des pores biliaires, & les nerfs du *plexus* hépatique forment ensemble un gros paquet avant que d'entrer dans la masse du foie. Le tronc de la veine-porte hépatique est au milieu de l'épaisseur de ce paquet ; les arteres hépatiques sont à droite & à gauche de ce tronc ; les nerfs l'embrassent de tous côtés, & ils communiquent avec le *plexus* mésentérique supérieur.

314. Ensuite les premieres branches de ces arteres & de ces nerfs avec celles du

conduit hépatique appelées en particulier:
pores biliaires , quittent le tronc de la
grande veine , & fe joignent refpective-
ment de la même maniere au tronc de la
petite veine-porte, ou veine-porte Hépatique , & à fes ramifications dans la gaîne
capfulaire ou capfule de Gliffon , dont il a
été parlé ci-deffus.

315. Toutes ces branches de veine-porte,
d'arteres , de nerfs & des pores biliaires,
s'accompagnent par tout dans la maffe du
foie par leurs ramifications ; & font partout de petits paquets, comme leurs troncs
en font un gros , de la maniere que je
viens d'expofer. Chaque rameau de veine-
porte, d'artere, de nerf & de pore biliaire,
a une gaîne propre, & ils ont tous quatre
une gaîne commune, diftinguée des gaînes
particulieres par des cloifons cellulaires ,
qui ne font qu'une continuation réciproque de la gaîne commune & des gaînes
particulieres.

316. La convexité de la gaîne cellulaire
commune tient tout autour à la fubftance
du foie par quantité de filamens qui en
partent, & qui forment le tiffu cellulaire
qui fe gliffe entre les grains glanduleux.
La concavité produit les cloifons cellulaires dont je viens de parler.

317. Dans cette gaîne commmune les
vaiffeaux, les conduits & les nerfs font

arrangés de maniere que le rameau de la veine-porte en occupe principalement la cavité, & y est placé latéralement ; le rameau artériel & le pore ou conduit biliaire sont logés ensemble à côté de la veine ; le nerf y est divisé en plusieurs filamens qui se glissant entre les uns & les autres, accompagnent principalement l'artere & le pore biliaire, mais très-peu la veine-porte.

318. *Nota.* Les usages du foie seront exposés ci-après à la suite de l'histoire du pancréas, de la rate, de l'épiploon, comme des visceres qui ont rapport au foie.

§ XIII. *Le Pancréas.*

319. Figure. Division. Le pancréas est un corps glanduleux, long & plat, de l'espece des glandes qu'on appelle conglomérées, placé sous l'estomac entre le foie & la rate. Sa figure est à peu près comme celle d'une langue de chien. On le divise en deux faces, une supérieure, & une inférieure ; en deux bords, l'un antérieur & l'autre postérieur ; en deux extrémités, une grosse qui représente la base d'une langue, & une petite un peu arrondie comme le bout d'une langue.

320. Situation. Le pancréas est situé transversalement sous l'estomac, & engagé dans la duplicature de la portion postérieure

du méfocolon. La groffe extrémité eft attachée à la concavité de la premiere courbure du *duodenum*. Enfuite il paffe devant
le refte du *duodenum* jufqu'à fa derniere
courbure ; en forte qu'une grande partie
de cet inteftin fe trouve entre le pancréas
& les vertebres du dos. La petite extrémité eft attachée à l'épiploon, proche la
rate.

321. STRUCTURE. CONDUIT. Le pancréas eft compofé d'un grand nombre de
petites maffes glanduleufes très-mollaffes,
dont la combinaifon eft telle, qu'elles ne
préfentent extérieurement qu'une feule
maffe, dont toute la furface eft fimplement
inégale par quantité de petites convexités
plus ou moins applaties. Quand on fépare
un peu ces petites maffes les unes des autres, on trouve d'abord le long du milieu
de la largeur du pancréas un conduit particulier, auquel plufieurs petits conduits
aboutiffent latéralement de côté & d'autre,
à peu près de la même maniere que de
petits rameaux d'une tige.

322. Ce conduit qu'on appelle conduit pancréatique ou conduit de Virfung,
du nom de celui qui l'a démontré le premier dans le corps humain, eft très-mince, blanc & prefque tranfparent. Il s'ouvre par l'extrémité de fon tronc dans l'extrémité du conduit cholédoque pour l'or-

dinaire. De-là le diametre de ce tronc diminue peu à peu & se termine en pointe du côté de la rate. Les petites branches collatérales sont aussi à proportion un peu grosses vers le tronc, & fort déliées vers les bords du pancréas, & toutes situées sur un même plan, à peu près comme les petites branches de la plante appellée fougere.

323. Le conduit pancréatique se trouve quelquefois double dans l'homme, l'un au-dessus de l'autre. Il n'est pas toujours également étendu selon sa longueur, il va quelquefois un peu en serpentant de côté & d'autre, mais dans un même plan. Il est plus près de la face inférieure du pancréas que de la face supérieure. Il traverse les tuniques du *duodenum*, & s'ouvre dans le canal choledoque commun, pour l'ordinaire un peu au-dessus de la pointe saillante de l'ouverture de ce canal. Quelquefois il s'ouvre immédiatement dans le *duodenum*.

324. LE PETIT PANCRÉAS. J'ai trouvé il y a plusieurs années dans l'homme la grosse extrémité du pancréas à l'endroit où elle est attachée à la courbure du *duodenum*, faire une espece d'allongement en bas, collé sur la portion suivante de l'intestin. En l'examinant j'y ai trouvé un conduit pancréatique particulier, ramifié

comme le grand conduit, qui se portoit vers l'extrémité du grand, se croisoit avec lui, & ensuite perçoit le *duodenum* & s'ouvroit dans l'extrémité du grand conduit. J'appelle cette portion le petit pancréas. Quelquefois il s'ouvre aussi séparément dans le *duodenum*, dans lequel on trouve aussi quelquefois plusieurs petits trous presqu'imperceptibles autour du canal choledoque, lesquels trous répondent au pancréas.

325. VAISSEAUX. NERFS. Les arteres du pancréas viennent de l'artere pylorique, de l'artere duodénale, & principalement de l'artere splénique, qui est collée à la face inférieure du pancréas, tout le long de cette face & vers le bord postérieur. Elle lui donne dans ce trajet plusieurs rameaux qu'on appelle arteres pancréatiques. Ces rameaux partent de côté & d'autre, plus ou moins transversalement. Il reçoit encore quelques petites ramifications de la grande artere gastrique & de l'artere méfentérique supérieure.

326. Les veines pancréatiques font des rameaux de la veine splénique, une des principales branches de la grande veine-porte, ou veine-porte ventrale. La veine splénique va aussi le long de la face inférieure du pancréas, près du bord, & un peu enfoncée dans la substance de ce vis-

…cere. Ces veines répondent aux arteres du même nom. Il a encore d'autre petites veines pareilles aux autres petites ramifications artérielles, & qui font des productions de la grande veine méſaraïque, &c.

327. Les nerfs du pancréas lui viennent en partie du *plexus* hépatique, en partie du *plexus* fplénique, & en partie du *plexus* méſentérique ſupérieur. Il en reçoit auſſi du ganglion plat ou entrelacement plexiforme ; entre les deux ganglions ſémilunaires dont j'ai parlé dans le Traité des Nerfs, n. 413, & que j'avois indiqué n. 140 ſous le nom de cordon tranſverſal.

328. *Nota*. Le conduit pancréatique non ſeulement eſt dans quelques ſujets double, comme il eſt dit ; mais les petites branches collatérales font encore d'eſpace en eſpace dans le corps du pancréas pluſieurs communications en maniere d'îles.

Les uſages de ce viſcere ſeront expoſés dans la ſuite.

§ XIV. *La Rate.*

329. La rate eſt une maſſe bleuâtre tirant ſur le rouge, d'une figure ovale, un peu allongée, longue environ de ſept ou huit travers de doigt, & large de quatre ou cinq, un peu mollaſſe, placée dans l'hypocondre gauche, entre la groſſe extrémité de l'eſtomac & les fauſſes côtes

voifines, fous le bord voifin du diaphragme, & fur le rein gauche.

330. On la diftingue naturellement en
faces, en extrémités & en bords, comme
j'ai toujours fait dans mes démonftrations
ordinaires depuis un grand nombre d'années. Elle a deux faces, l'une externe &
légerement convexe, l'autre interne & inégalement concave; deux extrémités, l'une
poftérieure, médiocrement groffe, l'autre
antérieure, moins groffe & un peu plus
abaiffée, deux bords, l'un fupérieur, &
l'autre inférieur, lefquels fe terminent par
de petites inégalités dans plufieurs fujets.

331. La face concave ou interne eft partagée par une efpecé de gouttiere ou fciffure longitudinale en deux plans ou demi-
faces, dont l'une eft fupérieure, & l'autre
inférieure. Cette gouttiere donne entrée
aux vaiffeaux & aux Nerfs dans l'homme.
I a demi-face fupérieure eft plus large &
plus cave que l'inférieure, proportionné-
ment à la convexité de la groffe extrémité
de l'eftomac. La demi-face inférieure pofe
en arriere fur le rein gauche, & en devant
fur le colon; elle paroît même quelquefois avoir deux cavités fuperficielles qui
répondent à la convexité de l'eftomac & à
celle du colon. La face convexe regarde
les côtes du côté gauche.

332. Elle eft attachée à l'eftomac par

des vaisseaux qu'on appelle *vasa brevia*, vaisseaux courts ; à l'extrémité du pancréas par les ramifications de l'artere & de la veine spléniques ; & enfin à l'Epiploon par les ramifications des branches que la même artere & la même veine envoyent à la rate, & qui sont comme nichées dans la scissure longitudinale.

333. Elle est attachée au bord du diaphragme par un ligament membraneux particulier plus ou moins large, qui se trouve dans sa convexité, tantôt vers le bord supérieur, tantôt vers l'inférieur. Ce ligament est transversal par rapport à tout le corps humain, & longitudinal par rapport au volume de la rate. Dans quelques sujets il y a d'autres ligamens particuliers qui l'attachent à l'estomac & au colon. Tout cela varie.

334. La figure de la rate n'est pas toujours réguliere, elle varie aussi bien que le volume. Quelquefois elle a des scissures considérables dans la circonférence & dans les faces : quelquefois elle a des appendices. J'ai même trouvé une espece de petites rates particulieres, plus ou moins arrondies, & séparément attachées à l'épiploon à quelque distance de l'extrémité antérieure de la rate ordinaire.

335. La structure de la rate est très-difficile à développer dans l'homme, & elle

eſt très-différente de celle qu'on trouve dans. les ¡rates des animaux, ſur leſquelles on fait communément les démonſtrations, tant en public qu'en particulier.

336. Son enveloppe eſt ſi ſerrée que l'on a de la peine à y diſtinguer une tunique commune & une tunique propre dans l'homme, au lieu que rien n'eſt plus aiſé dans certains animaux, comme dans le bœuf, le mouton, &c. où l'on trouve deux tuniques ſéparées l'une de l'autre par une ſubſtance cellulaire. Cette enveloppe ne paroît preſqu'être une continuation du péritoine, que moyennant l'épiploon & le méſocolon. On peut néanmoins diſtinguer les deux tuniques dans la rate de l'homme vers l'entrée des vaiſſeaux par la ſciſſure longitudinale.

337. La ſubſtance de la rate eſt dans l'homme preſque toute vaſculaire, c'eſt-à-dire, compoſée de toutes ſortes de vaiſ-ſeaux ramifiés. Dans le bœuf c'eſt un tiſſu réticulaire qui y domine, & dans le mou-ton elle eſt viſiblement cellulaire. Dans le bœuf & dans le mouton il n'y a point de ramifications de veines, on n'y voit que des ſinuoſités entr'ouvertes par-tout & diſpoſées en maniere de rameaux, ex-cepté un petit bout de tronc veineux qui eſt percé de tous côtés dans l'extrémité de la rate.

338. On entrevoit des grains glanduleux dans la rate de l'homme comme dans
les rates des animaux. On trouve dans
toute son étendue des ramifications veineuses très-nombreuses. On y voit partout
entre ces ramifications comme un épan-
chement univerſel de ſang extravaſé &
imbibé, ou arrêté dans une eſpece de tiſſu
cotoneux, tranſparent & d'une fineſſe extrême, que l'on trouve épanoui par tout
le volume de la rate.

339. Ce tiſſu cotoneux ayant entouré
toutes les ramifications, ſe termine enfin
en cellules preſque imperceptibles qui communiquent enſemble; de ſorte qu'en faiſant un petit trou dans l'enveloppe membraneuſe de la rate, & en y ſoufflant par
un tuyau, on gonfle dans le même inſtant
tout le volume de ce viſcere.

340. La ſurface de la rate de bœuf &
de veau eſt très-viſiblement remplie d'un
grand nombre de vaiſſeaux lymphatiques,
très faciles à démontrer à tout moment;
mais cela n'eſt pas aiſé dans l'homme,
où on les découvre avec beaucoup de
peine.

341. L'artere ſplénique, qui eſt une
des principales branches de la cœliaque,
coule le long de la face inférieure du pancréas, comme il eſt dit ci-deſſus, & va
en ſerpentant vers la rate. La veine ſplé-

nique, dont la capacité eſt plus grande
que celle de l'artere, fait peu d'inflexion
dans ce trajet.

342. L'artere & la veine ayant paſſé
l'extrémité du pancréas, jettent enſemble
pluſieurs rameaux, qui d'abord s'écartent
dans un même plan, ſe gliſſent enſuite
dans la duplicature membraneuſe de la
portion voiſine de l'épiploon, & enfin vont
en ſe croiſant de part & d'autre dans leur
plan commun juſqu'à la ſciſſure de la face
interne, ou concave de la rate.

343. Ces rameaux de l'artere & de la
veine entrent enſemble par la même ſciſſure dans le corps de la rate. Le tiſſu cellulaire de la duplicature membraneuſe de
l'épiploon les y accompagne. Il paroît même
à cet endroit que la tunique de la rate détache de ſa concavité une portion de lame
qui ſe recourbe dans la ſciſſure, & pénetre
auſſi dans le corps de la rate.

344. Les nerfs de la rate ſont en grand
nombre, & viennent du *plexus* ſplénique dont il eſt parlé dans le Traité des
Nerfs. Ces nerfs jettent d'eſpace en eſpace
autour de toutes les ramifications artérielles de la ſubſtance interne de la rate,
pluſieurs filamens en maniere de réſeau
irrégulier.

345. Les arteres, les veines & les nerfs
étant entrés dans la rate, s'y diviſent &

subdivisent en un grand nombre de ramifications, & s'y accompagnent partout jusqu'aux dernieres extrémités de leurs divisions. Elles y sont enfermées dans une espece de gaîne, ou capsule cellulaire commune, qui entoure les trois sortes de ramifications ensemble, & qui produit encore entr'elles des cloisons particulieres. Cette capsule paroît formée par une continuation du tissu cellulaire de l'épiploon & de la lame particuliere de la tunique de la rate dont je viens de parler.

346. Les extrémités capillaires de toutes ces ramifications vasculaires, tant artérielles que veineuses, aboutissent aux petites cellules cotoneuses, dont j'ai fait mention ci-dessus. Malpighi les a regardées comme des capsules particulieres, ou des follicules qui renferment autant de petits corps glanduleux. Ces cellules communiquent toutes ensemble, de sorte qu'en quelqu'endroit qu'on perce la tunique de la rate, on en gonfle toute la masse entiere, en soufflant par le trou qu'on aura fait.

347. Dans le bœuf & le mouton on ne trouve point de ramifications veineuses. La veine splénique étant entrée dans la grosse extrémité de ces rates, fait d'abord environ un pouce & demi pouce de chemin ; après quoi au lieu d'une veine ordinaire on ne trouve qu'un canal percé de

tous côtés. Le commencement de ce canal
est encore garni de quelque reste de tuniques d'une veine ; mais la forme de canal
entier s'efface peu à peu, de sorte qu'on
ne trouve après cela que des sillons creusés dans le tissu réticulaire de la rate de
bœuf. Dans le mouton ces sillons sont
creusés dans le tissu cellulaire.

348. L'artere splénique s'y ramifie
moyennant une gaîne particuliere, de
même que les nerfs, à peu près comme
dans l'homme. Les extrémités de ses ramifications capillaires paroissent flotter dans
les cellules, & remplir de sang le tissu co-
roneux de ces cellules. J'ai observé au bout
de plusieurs extrémités artérielles de petits
grains arrangés à peu près comme ceux
d'une grappe de raisin. J'ai vu sortir de
chacun de ces grains deux petits tuyaux,
l'un court & ouvert, l'autre long & plus
menu, lequel alloit se perdre dans les parois de la rate.

349. Je conjecture que le petit tuyau
long, dont je n'ai pas pu trouver l'extrémité, pourroit être l'origine d'un vaisseau
lymphatique, d'autant plus que cette espece de vaisseau se trouve si visiblement
& en si grand nombre dans la rate de
bœuf, comme j'ai marqué ci-devant. Les
petits grains se découvrent facilement &
se démontrent de même dans une rate de

bœuf cuite & développée, au moyen d'une manipulation particuliere dont je parlerai ailleurs. Dans une rate fraîche ils font beaucoup plus gros que dans une rate cuite, mais ils y ont moins de fermeté, & s'affaissent, quand on les blesse. On découvre de pareils grains dans la rate de l'homme, mais extrêmement petits, de forte qu'ils ne font visibles que par le microscope.

350. Les usages de la rate feront exposés après la description de l'épiploon.

§ XV. *L'épiploon, le petit épiploon, & les appendices épiploïques.*

351. L'épiploon eft un grand fac membraneux, très-mince & très-fin, environné en tous fens, de plusieurs bandes graisseufes ou adipeufes, qui accompagnent & même enveloppent autant de bandes vasculaires, c'eft-à-dire, autant d'arteres & de veines collées enfemble.

352. Il eft pour la plus grande partie femblable à une efpece de bourfe applatie, ou à une gibeciere vide. Il eft étendu plus ou moins fur les inteftins grêles, depuis l'eftomac, jufqu'au bas de la region ombilicale. Quelquefois il defcend davantage, même jufqu'au bas de l'hypogaftre, & quelquefois il ne paffe pas la région épigaftrique. Il eft pour l'ordinaire plifté

d'espace en espace, surtout entre les bandes.

353. On le divise en portion supérieure, inférieure, droite, gauche, antérieure, postérieure. La portion supérieure est comme séparée en deux bords, dont l'un est attaché le long de la grande courbure ou convexité de l'arc du colon, l'autre le long de la grande courbure de l'estomac. La commissure, ou union de ces deux bords du côté droit est attachée au ligament commun ou à l'adhérence du *duodenum* & du colon, & aux endroits voisins de ces deux intestins. Elle est encore attachée au ligament membraneux qui soutient le canal choledoque, & qui en fait la connexion avec le tronc de la veine-porte ventrale. La commissure du côté gauche l'est à la scissure longitudinale de la rate, à l'extrémité du pancréas, & à la convexité de la grosse extrémité de l'estomac.

354. Au dessous de ces attaches les autres portions, savoir, l'antérieure, la postérieure, les deux latérales & la portion inférieure qui fait comme le fond de la bourse épiploïque, n'ont pour l'ordinaire point d'adhérence, mais flottent librement entre la paroi antérieure de la cavité du Bas-Ventre & le paquet des intestins. On appelle la portion antérieure & la postérieure communément les lames de l'épi-

ploon ; mais comme ce terme eſt pour l'ordinaire employé pour marquer en général
la duplicature de quelque membrane compoſée, il ſeroit plus convenable de les nommer feuilles, aîles, ou autrement.

355. La membrane épiploïque en général dans toute ſon étendue, eſt compoſée
de deux lames extrêmement fines, &
néanmoins jointes par un tiſſu cellulaire.
Ce tiſſu a beaucoup de volume le long des
vaiſſeaux ſanguins, qu'il accompagne partout en maniere de bandes larges & pro-
portionnées aux branches & aux ramifications de ces vaiſſeaux. Ces bandes cellulaires ſont remplies de graiſſe, plus ou
moins, ſelon les degrés d'embonpoint de
l'homme. C'eſt ce qui a donné lieu de les
appeler bandes graiſſeuſes, ou adipeuſes.

356. Outre ce grand ſac membraneux
que j'appelle le grand épiploon, il y en a
un autre beaucoup plus petit, différent du
grand, non-ſeulement en volume, mais auſſi
en figure, en ſituation & connexion. Je l'ai
nommé le petit Epiploon. Ce petit ſac eſt
attaché par la circonférence de ſon bord,
en partie à la petite courbure de l'eſtomac,
en partie à la concavité du foie devant le
ſinus de la veine-porte, de ſorte qu'il entoure & loge, pour ainſi dire, la portion
ſaillante du lobule.

357. Le petit épiploon eſt plus mince &
plus tranſparent que le grand. Sa capacité
diminue par degrés depuis la circonférence
du bord juſqu'au fond, & ce fond ſe termine dans quelques ſujets par pluſieurs
petites cavités, ou foſſettes plus ou moins
pointues. Sa ſtructure eſt à proportion à peu
près comme celle du grand, étant de même
compoſé de deux lames, & ayant auſſi des
bandelettes cellulaires & adipeuſes, mais
conſidérablement plus fines.

358. On comprend aſſez par cet expoſé
ſur la ſituation des deux épiploons ou ſacs
épiploïques, que par l'intervalle ou eſpace
qui eſt entre la face inférieure de l'eſtomac
& la face ſupérieure du méſocolon, ils
communiquent très-largement enſemble,
de ſorte que ſi l'un d'eux contenoit quelque
liquide dans ſa capacité, ce liquide pourroit facilement gliſſer entre l'eſtomac & le
méſocolon, & paſſer dans la capacité de
l'autre, ſurtout quand l'eſtomac eſt vide,
& par conſéquent facile à détourner.

359. Ainſi au moyen de l'intervalle de
l'eſtomac & du méſocolon les deux épiploons ne font enſemble qu'une ſeule capacité commune, laquelle s'ouvre dans la
cavité du Bas Ventre par un ſeul orifice
commun, ſitué près de l'attache ou commiſſure de la portion droite du grand épi-

ploon. Cet orifice eſt ſemilunaire ou demi-circulaire, & formé par l'union des deux ligamens membraneux, dont l'un attache au foie le commencement du *duodenum* & le col de la véſicule biliaire, l'autre y attache la portion voiſine du colon & s'étend juſqu'au pancréas. Il en réſulte un bord en maniere d'anſe qui embraſſe la racine du lobule de *Spigelius*, en laiſſant autour de cette racine une ouverture aſſez large pour y paſſer le bout d'un doigt.

360. Pour voir l'orifice épiploïque, on n'a qu'à ſoulever un peu le grand lobe du foie & chercher la racine du lobule : l'ayant trouvé on y mettra un gros tuyau proportionné, qu'on entourera d'un peu de coton, de laine ou d'étoupe fine pour empêcher que l'air n'en ſorte. Enſuite on y ſoufflera peu à peu, & on verra le vent ſoulever les parois du grand épiploon, & le faire paroître comme une groſſe veſſie inégalement diviſée en pluſieurs lobes ou boſſes par les bandes adipeuſes, qui alors paroiſſent comme autant de brides entre ces boſſes.

361. Pour faire avec réuſſite cette expérience, il faut que les deux épiploons ſoient dans leur état naturel & ſans aucune altération, qu'on les manie légérement, & qu'on ait frotté avec de la graiſſe ou de l'huile les doigts dont on ſe ſervira

en les maniant. Cela réuſſit encore mieux
dans les jeunes ſujets, & dans ceux qui
ſont maigres, que dans les gras, & dans
ceux qui ſont avancés en âge.

362. Quand on touche ces membranes
avec ſes doigts ſecs, elles s'y collent, de
maniere qu'on a de la peine à les en détacher tout à-fait entieres ; car les portions
ainſi touchées & détachées ſe trouvent per-
cées de quantité de petits trous, comme
une eſpece de réſeau. Alors il ſeroit inutile de ſouffler par l'orifice naturel dont je
viens de parler. Ce ſont ces petits trous
accidentels qui ont donné lieu d'avancer
que les membranes épiploïques étoient
naturellement réticulaires.

363. Les lames membraneuſes du petit
épiploon font en partie continuation avec
la membrane externe qui revêt le foie
en partie avec la tunique commune de
l'eſtomac, & un peu avec la portion voiſine de la membrane qui tapiſſe le diaphragme. Celles du grand épiploon ſe continuent en partie avec la même tunique de
l'eſtomac, & en partie avec la pareille tunique du colon, & par conſéquent avec
le méſocolon. Elles communiquent encore
avec la tunique de la rate.

364. On peut s'aſſurer de ces contiuna-
tions en faiſant un petit trou dans une des
lames épiploïques près de l'eſtomac, du

colon, &c. & en y soufflant par un tuyau proportionné & bien adapté; car alors on verra le vent se glisser visiblement sous la tunique de l'estomac & sous celle du colon. Si on trouve ces parties un peu desséchées, il faut les humecter avant que de faire l'expérience.

365. Les appendices adipeuses du colon & du *rectum* m'ont toujours paru être des especes de petits épiploons ou des supblémens épiploïques. Elles sont disposées d'espace en espace le long de ces intestins, & elles sont des allongemens particuliers de leur tunique externe ou commune. Elles ont la même structure que le grand épiploon. Leur duplicature renferme aussi un tissu cellulaire qui est plus ou moins rempli de graisse, selon le plus ou le moins d'embonpoint.

366. Attenant l'intestin elles forment chacune une base large & mince, & elles se terminent par des mamelons très-irréguliers & plus épais que leurs bases. Ces bases y sont d'abord arrangées longitudinalement & comme sur une même ligne; ensuite elles le sont obliquement, & enfin plus ou moins transversalement, sur-tout vers l'intestin *rectum*, & sur cet intestin.

367. Ces appendices sont en général pour la plupart séparées les unes des autres. Quelques-unes de celles dont les bases

font arrangées longitudinalement, communiquent ensemble par des traces de communication fort étroites & très-peu faillantes, qui vont des unes aux autres. Quand on fait un petit trou à la membrane d'une de ces appendices & qu'on y fouffle, on la fait gonfler comme une petite veffie inégale, & on fait paffer le vent fous la tunique voifine du colon, ou du *rectum*.

368. Outre ces appendices épiploïques il fe trouve le long du colon d'efpace en efpace, entre la bande ligamenteufe cachée & l'une ou l'autre des deux autres bandes ligamenteufes, c'eft-à-dire, vers les deux côtés de l'attache du méfocolon, plufieurs couches adipeufes, qui peuvent être encore regardées comme des fupplémens épiploïques. On n'en trouve pas ordinairement entre les bandes ligamenteufes apparentes du colon.

Vaiffeaux des épiploons. 369. Les arteres & les veines du grand épiploon, font des rameaux, des arteres & des veines gaftriques. Elles font pour cela nommées en général gaftro-épiploïques, & en particulier les unes font appelées gaftro-épiploïques droites, les autres gaftro-épiploïques gauches. Les arteres du côté droit répondent à l'artere hépatique, les gauches à l'artere fplénique. Les unes & les autres communiquent avec l'artere coronaire ftomachique, comme auffi ref-

pectivement avec les arteres méſentériques.
Les veines gaſtro-épiploïques de l'un & de
l'autre côté répondent ſelon la même maniere de diſtribution à la veine-porte.

370. Les vaiſſeaux du petit épiploon
viennent principalement des vaiſſeaux ſtomachiques coronaires. Ceux des appendices & des couches adipeuſes ſont des
ramifications du réſeau artériel & du
réſeau veineux des inteſtins colon &
rectum.

§ XVI. *Uſages des viſceres du Bas-Ventre décrits ci-deſſus.*

371. Les inteſtins en général achevent ce
que l'eſtomac a commencé. La pâte ou
pulpe alimentaire ayant été ſuffiſamment
préparée par la lymphe ſtomachique, reçoit enſuite par la lymphe inteſtinale, par
la bile & le ſuc pancréatique, une altération plus propre à produire la liqueur
lactée qu'on appelle Chyle, à rendre cette
liqueur plus fluide, pour pouvoir entrer
dans les veines lactées par les pores du
velouté des inteſtins grêles, pendant que
la portion groſliere de la pâte alimentaire
continue ſon chemin, & s'épaiſſit à meſure
qu'elle s'avance vers les gros inteſtins, où
elle s'amaſſe comme une eſpece de marc
qu'on nomme matiere fécale.

372. La tunique commune des inteſ-

tins borne leur dilatation. Les contractions
ondoyantes, succeſſives & périodiques des
fibres charnues, ſurtout des orbiculaires,
de la tunique muſculeuſe, expriment la
lymphe inteſtinale, l'émulſionnent avec
la pâte alimentaire, en paſſent l'émulſion
par les orifices des veines lactées, & en
pouſſent le marc de la maniere, & par le
chemin que je viens d'indiquer.

373. La tunique nerveuſe ou toilée ſert
de ſoutien à la tunique veloutée ou interne. Elle prête par l'arrangement oblique
de ſes fibres aux mouvemens périodiques
de la tunique muſculeuſe, ſans ſerrer ni
étrangler les racines chyliferes qui paſſent
par les mailles de la toile des inteſtins
grêles. Les uſages de la tunique veloutée
ou interne paroiſſent aſſez par l'expoſition
de ſa ſtructure.

374. La longueur des inteſtins grêles,
donne au tamis du chyle une grande étendue, & cette étendue eſt encore très-aug-
mentée par la multitude des replis qu'on
appelle valvules conniventes. La grande
étendue rend la tranſcolation copieuſe, &
le grand nombre de replis ſert à empêcher
la pâte alimentaire de gliſſer trop vîte, &
à en tirer par un ſéjour ſuffiſant, tout le
ſuc laiteux, principalement au commencement des inteſtins, où les replis ſont
plus nombreux & plus larges, de même

que

que la pâte alimentaire y est plus fluide
que dans la suite.

375. La capacité des gros intestins sert à
recevoir le marc des alimens, & à en garder
un amas considérable, sans qu'on soit incom-
modé de leur séjour pendant un certain
tems, & sans qu'on soit dans la nécessité
de le vider fréquemment, ce qui seroit encore une autre incommodité. La courbure
du colon, ses cellules, le rétrécissement de
ses contours inférieurs favorisent ce retardement, & même le *cæcum* en paroît être
le premier organe, en ce que le marc
s'y étant d'abord amassé, est ensuite obli-
gé de rétrograder & de remonter pour aller dans le colon.

376. La valvule du colon, qui méri-
teroit plutôt être nommée le sphincter ou
le pylore de l'*ileum*, empêche les matieres grossieres de repasser dans les intestins
grêles. Je dis les matieres grossieres, car il
n'est pas sûr qu'elle s'oppose entierement,
ou qu'elle s'oppose toujours au passage
d'une matiere liquide qui seroit poussée du
colon vers le *cæcum*, même dans l'état
naturel.

377. Les lacunes glanduleuses des gros
intestins, fournissent continuellement une
espece de mucilage, qui non-seulement
défend la tunique interne contre l'acrimonie de la matiere fécale, mais encore sert

à faire gliſſer cette matiere, ſelon qu'elle eſt plus ou moins ferme.

378. L'appendice vermiforme dans l'adulte eſt trop petite pour en pouvoir deviner le vrai uſage. La matiere mucilagineuſe dont le grand nombre de lacunes glanduleuſes entaſſées de ſa tunique interne, remplit ſa cavité & qui n'en ſort en partie que par plénitude, contracte peut-être par là une acrimonie, moyennant laquelle elle picotte le *cæcum* & y cauſe des contractions néceſſaires pour pouſſer ſon dépôt vers le colon.

379. L'inteſtin *rectum* eſt le dernier magaſin des matieres fécales. La grande épaiſſeur de ſa tunique charnue, & la grande quantité de fibres longitudinales qui forment principalement cette épaiſſeur, la font prêter à l'amas fécal, juſqu'au point d'avoir la forme d'une groſſe veſſie, ou d'un eſtomac. Les muſcles releveurs de *l'anus* ſervent de ſuſpenſoir à la portion inférieure de cet inteſtin, ſurtout quand il eſt chargé de matieres. C'eſt en partie par la contraction des fibres charnues de ces mêmes muſcles qu'on pouſſe l'amas dehors, en forçant les ſphincters de *l'anus*, qui eſt le troiſieme pylore de tout le canal alimentaire.

380. Le méſentere & le méſocolon attachent les inteſtins, de façon que leurs

circonvolutions ne puiſſent s'entortiller, ni
ſe nouer, & que cependant ils puiſſent
gliſſer & céder les unes aux autres, ſelon les
différentes attitudes de l'homme, & ſelon
qu'ils ſont plus ou moins remplis, ou
vides.

381. L'attache du méſentere forme de
tous les inteſtins grêles par l'arrangement
de leurs circonvolutions, un gros paquet
irrégulierement arrondi, qui occupe une
grande partie de la capacité du Bas Ventre, depuis l'épigaſtre juſqu'en bas.

382. Le méſocolon par ſon attache au
colon eſt comme une cloiſon tranſverſale
entre ce paquet des inteſtins grêles, & les
viſceres contenus dans l'épigaſtre ; cloiſon qui ſoutient le foie & l'eſtomac ſoule-
vés vers ſa voûte du diaphragme, autant
qu'elle eſt ſoutenu elle-même par le paquet inteſtinal. Cette ſituation naturelle
ſe trouve dérangée le plus ſouvent dans
les cadavres qu'on ouvre ſelon la maniere
commune & ſans précaution.

383. La largeur du méſentere & du
méſocolon donne place à une grande étendue de ramifications d'arteres, de veines
& de nerfs, qui s'y diſtribuent par quantité de rencontres & d'anaſtomoſes, au
moyen deſquelles en cas de compreſſion
& d'obſtruction de quelque rameau conſidérable, la portion inteſtinale qui répond

à ce rameau eſt dédommagée par les rameaux voiſins.

384. Le tiſſu cellulaire de la duplicature du méſentere & du méſocolon non-
ſeulement ſert à loger mollement toutes
ces ramifications, il ſert auſſi à renfermer des collections adipeuſes, néceſſaires
pour la formation de la bile, comme je dirai
ci-après. Celui du méſentere a encore un
uſage particulier, qui eſt d'envelopper les
glandes lymphatiques & les veines lactées.
On voit même qu'il a plus d'épaiſſeur que
le tiſſu cellulaire du méſocolon.

385. Les veines lactées étant d'abord
formées autour de la circonférence du canal inteſtinal par un réſeau très-multiplié,
à peu près comme le réſeau vaſculaire
du même canal, & enſuite ſe rencontrant partout dans la duplicature du méſentere avec les ramifications artérielles,
& les accompagnant en pluſieurs endroits, il eſt aiſé de comprendre que le
battement des arteres méſentériques fait
continuellement avancer le chyle dans les
veines lactées, depuis les inteſtins vers
le réſervoir lombaire, par la diſpoſition
de leurs valvules.

386. Le foie eſt le principal organe de
la formation de la bile. Le velouté de ce
nombre immenſe de cellules glanduleuſes
dont il eſt compoſé, filtre du ſang de la

veine-porte continuellement autant de gouttelettes de bile, qui enfuite s'infinuent dans
les pores biliaires, en partie fe dépofent
dans la véficule du fiel, & en partie coulent
immédiatement dans l'inteftin *duodenum*,
comme il eft déjà dit dans l'expofition des
canaux biliaires.

387. La rate, l'épiploon, les appendices
épiploïques, les couches adipeufes du méfentere, celles des gros inteftins, même le
pancréas, & toute la fuite glanduleufe
du canal inteftinal, paroiffent contribuer
à la formation de la bile, comme autant
d'organes auxiliaires, ou plutôt préparans,
mais chacun d'une maniere différente.

388. Il paroît, 1°. Que le fang veineux
qui revient de toutes les glandes inteftinales & du pancréas, eft dépouillé d'une
grande partie de fa férofité. 2°. Que le fang
qui revient de la rate a fubi une certaine
altération par le retardement mécanique
de fon cours, & a acquis un développe-
ment particulier par l'action d'un grand
nombre de nerfs que le *plexus* fplénique
y envoie. 3°. Enfin que le fang qui revient
des épiploons, des appendices, des couches & des autres collections adipeufes,
eft chargé d'huile.

389. Ces trois fortes de fang veineux
fe rencontrent dans le tronc de la veine-
porte ventrale, s'y confondent enfemble,

en allant fe répandre dans le *finus* ou tronc
tranfverfal de la veine-porte hépatique.
Ils fe mêlent plus intimement dans ce
finus comme dans une efpece de lac, &
y deviennent une maffe de fang uniforme,
qui n'étant pouffé dans les branches de
la veine-porte hépatique que par le fang
qui furvient de l'autre veine-porte, &
par le battement collatéral des ramifications de l'artere hépatique, y coule très-
lentement. La fécrétion de la bile dépend
en partie de cette lenteur & de ces fecouf-
fes, comme je le dirai ailleurs.

390. La bile véficulaire paroît plus développée que celle du conduit hépatique,
& toutes les deux paroiffent par leur rencontre dans le conduit commun, ou choledoque compofer une troifieme forte de bile
qui feroit peut être trop douce fans la cyftique, & trop âcre fans l'hépatique. Cette
bile fe mêle dans le *duodenum* avec le fuc
pancréatique & avec celui des glandes
inteftinales. Il réfulte de ce mêlange une
liqueur très-propre à faire dans la pâte
alimentaire qui vient de l'eftomac, la féparation de la matiere chyleufe d'avec la
matiere groffiere & inutile.

§ XVII. *Les reins, les ureteres.*

391. Situation générale. Les reins
font deux corps glanduleux un peu fer-

ı mes, placés dans la partie poftérieure de la cavité du Bas-Ventre, de côté & d'autre des vertébres lombaires, entre la derniere des fauffes côtes & les os des îles. Le rein droit eft fous le gros lobe du foie, & par conféquent plus bas que le rein gauche, qui eft fous la rate.

392. FIGURE. Leur figure eft à peu près comme celle d'une groffe féve; ainfi leur circonférence eft convexe d'un côté, & concave, ou enfoncée de l'autre. La concavité regarde les vertébres; la convexité eft à l'oppofite. Leur longueur répond à la diftance qui eft entre les dernieres fauffes côtes & les os des îles; ils font environ la moitié moins larges, & leur épaiffeur contient la moitié de leur largeur.

393. DIVISION. On voit à chaque rein une face antérieure & une face poftérieure, une extrémité fupérieure & une extrémité inférieure, une grande courbure & une petite courbure, ou convexité & concavité.

394. La face poftérieure eft plus large que la face antérieure; l'extrémité fupérieure eft auffi plus large & un peu plus courbée que l'inférieure. L'enfoncemet qui eft dans la petite courbure eft oblong, inégal, & comme une efpece de finuofité environnée de plufieurs boffettes. Cet enfoncement anticipe un peu fur la face

antérieure, qui par là est plus étroite que la postérieure.

395. Arteres et veines rénales. L'aorte descendante & la veine cave inférieure sont placées entre les deux reins, & appliquées contre le corps des vertebres l'une auprès de l'autre, l'artere un peu vers le côté gauche, & la veine à droite. Chacun de ces deux gros vaisseaux jette transversalement à droite & à gauche pour l'ordinaire un branche capitale qui va au rein, & s'insinue dans sa sinuosité par plusieurs rameaux, dont je parlerai ci-après.

396. Les anciens ont appelé ces vaisseaux arteres & veines émulgentes. Il est plus naturel de les appeler arteres & veines rénales. Quelquefois il y en a plusieurs, surtout des arteres, ce qu'on trouve tantôt des deux côtés, tantôt d'un côte seul.

397. L'artere & la veine ne sont pas d'une même longueur, ce qui dépend de la situation de l'aorte & de la veine cave, car l'artere rénale gauche est plus courte que la droite, à cause de la proximité de l'aorte vers le rein gauche, & la veine rénale du côté gauche est plus longue que celle du côté droit, à cause d'une plus grande distance entre la veine cave & le rein gauche.

398. Ces vaisseaux sont encore disposés de maniere que les veines sont plus antérieures que les arteres, parce que l'aorte est tout proche de l'épine du dos, au lieu que la veine cave qui traverse le diaphragme plus antérieurement, est d'abord éloignée des vertébres, & ne s'en approche qu'après avoir donné les veines rénales.

399. NERFS. Les arteres rénales sont environnées chacune d'un réseau nerveux appelé *plexus* rénal, qui fournit aux reins quantité de filamens qui viennent en partie des ganglions sémilunaires de l'un & de l'autre grand nerf sympathique, en partie du *plexus* hépatique & du *plexus* splénique. Il jette aussi quelques filets autour des veines rénales.

400. TUNIQUES. Les reins sont enveloppés d'un tissu membraneux & cellulaire fort lâche, que l'on appelle membrane adipeuse, parce que dans les gens gras les cellules de ce tissu sont remplies de graisse. Il a été long-tems & mal-à-propos regardé comme une duplicature du péritoine, dont la vraie lame membraneuse ne couvre que la face antérieure des reins, de sorte qu'ils sont hors du sac du péritoine, & qu'on ne peut en prendre la portion qui les couvre pour une tunique entiere ; ainsi ils n'ont d'autre tunique

commune que le tiſſu cellulaire. Ce tiſſu s'étend auſſi ſur les arteres & ſur les veines rénales, & les enveloppe comme une gaîne cellulaire.

401. La tunique ou membrane propre des reins eſt compoſée de deux lames, entre leſquelles il y a auſſi un tiſſu cellulaire extrémement fin, lequel on peut rendre ſenſible, en ſoufflant par un tuyau entre ces deux lames.

402. La lame externe eſt fort fine, & elle eſt très-adhérente à la lame interne par le moyen du tiſſu cellulaire. La lame interne ſe plonge de tous côtés par beaucoup d'allongemens dans la ſubſtance du rein, de ſorte qu'on ne peut l'en ſéparer ſans déchirement.

403. La ſurface de la lame externe eſt liſſe, polie & luiſante, & rend toute la convexité ou ſurface du rein très-unie & égale dans les adultes. Dans les enfans cette convexité eſt comme diviſée en pluſieurs boſſes ou lobes, à peu près comme dans le bœuf & le veau. Cette inégalité ſe trouve auſſi quelquefois dans l'adulte.

404. Les vaiſſeaux ſanguins étant entrés dans le rein, s'y ramifient de tous côtés, & ces ramifications jettent encore de petits rameaux capillaires qui vont ſe diſperſer juſqu'à la ſurface, où ils paroiſſent en maniere de petites étoiles irrégulieres, &

arrofent la tunique ou membrane propre du rein. Quelquefois ces deux ramifications percent jufqu'à la membrane adipeufe, & communiquent avec celle des vaiffeaux qu'on nomme arteres·& veines adipeufes.

405. La tunique ou membrane propre du rein, va tout autour fe rendre à la finuofité jufqu'à l'entrée des vaiffeaux, où elle va accompagner en maniere de gaîne ou capfule toutes leurs ramifications dans le corps du rein, & contribue auffi en partie à former le baffin & les calices ou entonnoirs, dont il fera parlé dans la fuite.

406. On voit quelquefois fortir ou entrer un vaiffeau confidérable dans le milieu ou environ de la convexité du rein, mais cela n'eft pas ordinaire, & alors on trouve à cet endroit un enfoncement dans lequel la tunique ou membrane propre fe plonge & va communiquer avec la portion de la membrane qui entre par la finuofité.

407. La tunique adipeufe ou commune qui entoure auffi les gros vaiffeaux jufqu'à leur entrée dans le rein, ne paroît pas les accompagner plus avant. Elle fe foure dans les interftices des ramifications jufques dans la finuofité, où elle paroît fe terminer.

408. Structure. On peut diftinguer trois fortes de fubftances dans le rein; une

extérieure, épaiſſe, grenue & comme corticale; une moyenne ou plus interne, & comme médullaire qui eſt rayonnée & qu'on appelle cannelée, ſillonnée, ou tubuleuſe, parce qu'elle paroît compoſée de petits tubes ou tuyaux, en maniere de rayons. La troiſieme, qui n'eſt que la continuation de la ſeconde, ſe termine en dedans par des mamelons, d'ou je lui ai donné le nom de mamelonnée.

409. On voit diſtinctement ces trois ſortes de ſubſtances dans un rein qu'on aura coupé en deux moitiés égales par ſa grande courbure. On y remarque d'abord la ſubſtance corticale qui en occupe toute la circonférence. Cette ſubſtance eſt comme compoſée de meches ſpongieuſes, grenues, un peu ondoyantes, & très-étroitement collées enſemble en maniere de rayons, qui ne paroiſſent gueres qu'au moyen du microſcope. Leur couleur eſt d'un gris blanc fort clair.

410. On découvre par des injections anatomiques très-fines, de même que dans des inflammations, une infinité de petits vaiſſeaux capillaires qui ſe gliſſent & rampent différemment entre ces meches, en les embraſſant par pluſieurs contours. On y remarque auſſi par le microſcope quantité de petits grains rouges, plus ou moins ronds, arrangés à peu près comme

des grappes de grofeilles. On pourroit foupçonner que ces petits grains ne font que
les bouts des vaiffeaux coupés plus ou
moins directement, & remplis ou de fang,
ou d'injeftion colorée.

411. Les deux autres fubftances, fçavoir
la médullaire, ou cannelée, & la mamelonnée, ne font dans le fond qu'une même
maffe d'une couleur plus rougeâtre, &
dont la convexité s'éleve d'efpace en efpace en maniere de monticules, ou boffes
un peu larges, qui font comme nichées
dans autant d'enfoncemens ou creux. Les
cannelures rayonnées fe continuent de fuite
dans la portion mamelonnée, & les mamelons forment comme autant de centres
particuliers de ces rayons à l'oppofite de la
bafe des monticules.

412. La fubftance médullaire ou rayonnée encore diftinguée de la corticale par
des arcades artérielles & veineufes qui
jettent des rameaux & des ramifications
capillaires de tous côtés. Sa couleur eft
plus ou moins rougeâtre.

413. Les mamelons qui ne font qu'une
continuation de la fubftance médullaire,
comme je viens de dire, font fouvent un
peu plus pâles que cette fubftance. Ils font
au nombre de dix ou douze, très diftingués
les uns des autres, comme autant de

cônes, dont la bafe eft large & la pointe fort obtufe.

414. Au bout de chaque mamelon on diftingue, même fans microfcope, dans un petit enfoncement plufieurs trous, ou ouvertures fines, par où on voit fortir des gouttelettes quand on preffe les mamelons. Ce font des gouttelettes d'urine, qui étant filtrées en partie dans la fubftance corticale, & en partie dans la fubftance médullaire ou tubuleufe, paffent enfuite par les filieres des mamelons, & fortent par ces petites ouvertures.

415. Bassinet. Chaque mamelon eft niché dans une efpece de calice ou entonnoir membraneux. Le bord ou pavillon de cet entonnoir, embraffe la bafe du mamelon, & fon goulot s'ouvre dans une cavité commune qu'on appelle baffinet, dans lequel tous les calices ou entonnoirs des mamelons s'ouvrent féparément. Le baffinet eft membraneux comme les calices, dont il eft la continuation. Il n'eft pas une cavité uniforme dans l'homme, mais diftinguée en trois fonds ou goulots communs, dont chacun embraffe plufieurs entonnoirs ou calices, avec les mamelons qui y font contenus. Quelquefois on trouve deux & même trois mamelons dans un même entonnoir.

416. Ces entonnoirs, à l'endroit où ils embraffent la bafe des mamelons, jettent dans la fubftance médullaire ou rayonnée du rein des productions qui y accompagnent les vaiffeaux fanguins, & fervent de capfules ou gaînes à toutes les arcades vafculaires, tant artérielles que veineufes, & à leurs différentes ramifications, à travers la fubftance corticale, jufqu'à la furface externe du rein.

417. URETERES. Les entonnoirs après leur rétréciffement conique autour de la pointe des mamelons, forment chacun un petit tuyau court, comme une efpece de goulot. Ces petits tuyaux s'uniffent d'efpace en efpace le long du fond de la finuofité du rein; & forment dans l'homme par cette union trois gros tuyaux qui fortent de la finuofité obliquement de haut en bas, & en fortant s'uniffent auffi-tôt en un feul tronc.

418. Ce tronc devient enfuite un canal très-long appelé uretere. Les trois tuyaux dans l'homme tiennent lieu de ce qu'on appelle dans les animaux baffinet, & feroient plus naturellement nommés les racines, ou branches de l'uretere, que le baffinet. On pourroit donner ce nom dans l'homme au tronc, comme étant plus ample que le refte de l'uretere. il n'y a pour l'ordinaire que deux ureteres,

un du rein droit & un du rein gauche.
Quelquefois il s'en trouve davantage, &
autrement arrangés.

419. La situation du tronc & des racines, ou branches de chaque uretere, par rapport à l'artere & à la veine rénale, se trouve de la maniere suivante. L'artere est en
haut de la sinuosité, & en partie devant la
veine. La veine est environ au milieu &
entre deux. L'uretere est en bas & en partie
derriere la veine, où il est aussi un peu
embrassé par une des branches de l'artere.

420. Cet arrangement paroît plus du côté
de la face antérieure du rein, que du côté de
la face postérieure, à cause de la largeur qui
dans celle-ci est plus grande que dans l'autre.
On y voit même les trois branches ou racines
de l'uretere, dont la supérieure est la plus longue, & l'inférieure est la plus courte, à cause
de leur direction oblique de haut en bas.

421. On voit par cette exposition que
dans le rein de l'homme il n'y a point
d'autre bassinet commun & uniforme que
le tronc ou la tête de l'uretere & les
trois grosses branches. Pour mieux faire
comprendre leur arragement, il faut se
représenter que l'uretere entre dans le
rein par la partie inférieure de la sinuosité oblongue; qu'en s'y avançant il s'élargit, & même avant que d'y entrer il se
partage en plusieurs branches.

422. De ces branches il y en a une qui est comme la continuation directe de l'uretere, & qui en est la plus longue. Elle s'étend depuis l'extrémité inférieure de la sinuosité, jusqu'à la partie supérieure, & on la découvre d'abord sans beaucoup de séparation artificielle. Les autres branches sont plus courtes, & on ne les voit gueres distinctement sans cette séparation. Les angles que font ces branches entr'elles par leur rencontre & leur union auprès de la tête de l'uretere, ne sont pas en tranchant comme dans d'autres ramifications, mais en courbure un peu arrondie, & le plus souvent entourée de graisse.

423. Les premieres branches de l'uretere produisent encore dans le fond de la sinuosité du rein d'autres branches plus petites & arrangées par paires. Ces petites branches collatérales s'élargissent & forment les entonnoirs, ou calices dans lesquels les mamelons sont nichés, & dont la grande circonférence, comme il est dit ci-dessus, produit dans le corps du rein les différentes gaînes des arcades vasculaires, & de leurs ramifications. La lame interne de la tunique du rein se continue autour de ces gaînes. La lame externe s'épanouit autour des premieres branches, autour du tronc, & autour de tout le reste de l'uretere.

424. Si on fend le tronc de l'uretere, du côté qui regarde les vertebres, & que l'on continue cette section jusqu'à l'extrémité de la branche supérieure, on verra immédiatement au dessous du tronc deux trous à côté l'un de l'autre; ce sont les orifices des petites branches collatérales, & les goulots des entonnoirs. Un peu au-dessus de ces deux trous on en verra deux pareils, & ainsi de suite jusqu'à l'extrémité de la même branche supérieure, qui se termine aussi par des goulots d'entonnoirs. On verra en même tems paroître dans chaque goulot un bout de mamelon pour le moins.

425. La section commencée par la gibbosité du rein, & terminée par le tronc de l'uretere, découvre bien l'étendue des mamelons, celle des entonnoirs & de leur goulots, &c. mais avant l'autre section, ou sans elle, on aura de la peine à donner des idées justes de cette structure à ceux qui commencent.

426. Les ureteres descendent ensuite obliquement & avec très-peu d'inflexion depuis les reins jusques devant les parties latérales de la face interne ou antérieure de l'os *sacrum*, & se glissent entre les bords de l'intestin *rectum* & la vessie urinaire, dans laquelle ils se terminent & s'ouvrent de la maniere que j'exposerai ci-

après. Ce sont des canaux très-élastiques, qui prêtent en tous sens & reprennent bientôt après leur étendue naturelle, pourvu qu'ils n'ayent pas trop long-tems souffert une étendue forcée.

427. Ils sont composés de trois tuniques propres, dont la premiere qui environne les autres est blanchâtre, d'un tissu filamenteux très-serré, & cependant fort facile à étendre, & paroît comme d'un tissu celluleux ordinaire dégénéré. La tunique suivante est un peu rougeâtre, plus forte & formée de différentes couches de fibres qui se croisent, & il est très-difficile de discerner si elles sont musculeuses, ou simplement membraneuses.

428. La tunique la plus interne des ureteres est comme ligamenteuse & tapissée d'une membrane particuliere extrêmement fine, qui couvre un réseau vasculaire de la même finesse. Elle est légérement grenue comme un velouté très-ras, & mouillée partout d'une liqueur mucilagineuse. Elle est plissée par des rides longitudinales, lesquelles sont traversées & comme interrompues tout de suite par quantité de petites rides transversales.

429. Outre ces tuniques propres, les ureteres sont environnés du tissu cellulaire du péritoine, dont la lame membraneuse couvre aussi environ les deux tiers

de leur diamettre, quelquefois plus, quelquefois moins, mais ne les environne pas; ce qui fait qu'étant examinés dans leur place naturelle, ils paroiffent comme des cordons fitués derriere le péritoine, & plus ou moins faillans dans la cavité du Bas-ventre, conjointement avec la portion du péritoine qui les couvre, de la maniere que je viens de dire.

430. *Nota.* Toutes ces particularités de la ftructure interne des üreteres, du baffi-net, des arcades, des cannelures, même des foffettes, & des trous qui font à la pointe des mamelons, paroiffent bien plus diftinctement quand on les examine dans de l'eau claire, que quand on les regarde fans ce moyen; comme j'ai déjà dit ailleurs.

§ XVIII. *Les glandes fur-rénales, ou capfules atrabiliaires.*

431. SITUATION GÉNÉRALE. NOMS. Immédiatement au-deffus de l'un & de l'autre rein fe trouve un corps glanduleux. Les anciens ont donné à ces deux corps le nom de capfules atrabilaires; d'autres dans la fuite celui de capfules rénales, plufieurs modernes celui de reins fuccenturiaux, & celui de glandes rénales. Il m'a paru qu'il feroit trés-convenable de les appeler glandes fur-rénales. Elles font placées fur l'extrémité fupérieure de chaque

rein, un peu obliquement, c'est-à-dire,
plus vers le bord interne & la sinuosité
du rein, que vers le bord externe & la
gibbosité.

432. FIGURE. VOLUME. Chacune de
ces glandes est un corps oblong à trois faces, à trois bords & à deux pointes, semblable à un croissant inégal, dont la convexité ou grande courbure seroit comme
tranchante, & la concavité ou petite courbure, large. Sa longueur est environ les
deux tiers de la plus gande largeur du
rein, & la largeur de sa portion moyenne
est environ le tiers de son étendue entre les
deux extrémités, quelquefois plus, quelquefois moins. Sa couleur est obscurément
jaunâtre.

433. Une des trois faces est antérieure,
l'autre est postérieure, & la troisieme est
inférieure, à laquelle j'ai donné le nom de
base. Il suit naturellement de-là, que des
trois bords il y en a un supérieur, & deux
inférieurs, dont l'un est antérieur, & l'autre postérieur. On peut donner au supérieur
le nom de crête, & aux inférieurs celui
de levres. Enfin de ses deux extrémités
l'une est interne, ou tournée en dedans vers
la sinuosité du rein, & l'autre externe, ou
tournée en dehors vers la gibbosité. On
peut encore comparer la figure de ce corps
glanduleux à celle d'une crête de coq

toute simple, ou à celle de la sommité d'un casque.

434. Structure. La surface en général est inégale. La face antérieure est la plus large, la postérieure est moins large, & l'inférieure ou celle de la base est la plus étroite. Le long du milieu de la face large, ou antérieure il paroît un sillon, qui depuis le bord de l'extrémité interne, un peu au-dessus de la base, va jusqu'à la pointe de l'autre extrémité, & divise cette face en deux demi-faces, à peu près comme la nervure d'une feuille d'arbre en divise la largeur. On trouve le long de la face inférieure, sous la base, une espece de raphé ou couture.

435. Les vaisseaux sanguins de ces capsules ou glandes viennent des arteres & veines émulgentes ou rénales, des arteres & veines diaphragmatiques, de l'aorte même & de la veine cave, de l'artere cœliaque. On appelle en général ces vaisseaux arteres & veines capsulaires. Ils paroissent enveloppés d'une gaîne en s'insinuant dans ces glandes. Ils ne viennent pas toujours des mêmes sources, ni dans le même nombre en chaque sujet. Il y a pour l'ordinaire une veine assez ample nichée le long du sillon. Les nerfs sont fournis de côté & d'autre par le ganglion sémilunaire voisin, & par le *plexus* rénal qui en dépend.

436. L'intérieur des capsules est une espece de creux triangulaire fort étroit, dont la surface est comme un velouté court & ferme, d'une couleur jaunâtre, qui dans les jeunes sujets tire sur le rouge, & dans un âge avancé paroît très-obscure, comme un jaune brun ou un jaune noir. Les parois de cette cavité tiennent ensemble par un grand nombre de filets ; elles paroissent toutes glanduleuses, & toutes parsemées de petits grains folliculeux très-fins. Elles se touchent immédiatement en haut le long du sommet.

437. En ouvrant cette cavité on y trouve une substance grenue & comme folliculeuse, qui remplit presque toute la cavité triangulaire. Les vaisseaux sanguins s'y distribuent, de même que sur les parois de la cavité. En faisant l'ouverture par la grosse extrémité de la capsule, & en continuant la coupe par le sommet ou bord supérieur, si ensuite on écarte les parois ou portions latérales, le corps glanduleux s'y présente à peu près comme une espece de crête qui s'éleve du milieu de la longueur du fond de la cavité.

438. Ce corps ou noyau glanduleux de la capsule rénale est plus adhérent au fond, c'est-à-dire, à la base de la cavité, qu'aux parois, surtout vers la grosse extrémité. Il est néanmoins distingué de la base,

dont on le peut détacher, de même que des parois, auxquelles il est étroitement attaché par quantité de petits filets. Il est moins adhérent à la base, vers la petite extrémité.

439. La veine capsulaire qui vient ordinairement de la veine rénale, est fort grosse à proportion des arteres, qui ici sont très-menues. Elle communique avec l'intérieur de la capsule, à peu près comme la veine splénique le fait avec les cellules de la rate; car en soufflant à quelque endroit que ce soit de la cavité capsulaire, on fait aussi gonfler la veine capsulaire, & par conséquent la veine rénale, &c.

440. La cavité renferme un suc onctueux & plus ou moins gluant, d'une couleur jaune-rouge, jaune-pourpre, jaune-obscure, jaune-noir, selon les différens degrès de l'âge. Quelquefois on trouve ce suc tout-à-fait noirâtre, & même noir; cependant quand on l'étend sur une grande surface, il paroît simplement jaune. Je l'ai trouvé non-seulement très-rougeâtre, mais aussi mêlé de vrai sang.

441. Usages. Les usages de ces capsules ne sont pas encore démontrées, ni ceux du suc qu'elles renferment, & qui dans le fond porte toujours un caractere de bile. Elles sont dans le fœtus extrêmement

t ment groffes & diminuent en volume avec l'âge. Ce font deux phenomenes qui meritent attention.

442. *Nota.* Les capfules ou glandes rénales fe trouvent quelquefois pofées directement fur la fommité du rein. Je ne les ai jamais trouvées fur la gibbofité. Celle du côté droit eft en partie attachée au diaphragme, au-deffous & fort près de l'adhérence du grand lobe du foie au diaphragme. Celle du côté gauche eft adhérente au diaphragme immédiatement audeffous de la rate. Cette connexion des capfules avec le diaphragme eft bornée aux portions voifines de fon mufcle inférieur. Elles font renfermées avec les reins dans le tiffu cellulaire de la membrane adipeufe, dont une portion très mince fe gliffe entre elles & les reins, comme auffi entre elles & le diaphragme ; de forte que leur adhérence à ces endroits n'eft que par le moyen du même tiffu. C'eft pourquoi dans plufieurs fujets on trouve ces adhérences faites par une couche de graiffe.

443. Le fillon veineux dont j'ai parlé ci-deffus eft dans quelques fujets fi enfoncé dans la face antérieure, que la portion fupérieure de cette face eft comme féparée d'avec l'inférieure. Cela paroît plus diftinctement quand on examine la capfule dans de l'eau claire.

Tome III. X

444. Quand on ouvre la veine capsulaire selon sa longueur avec la pointe d'une
lancette, on y découvre beaucoup de petits trous, dont plusieurs ne sont que des
orifices des rameaux de la veine, & quelques-uns paroissent comme de simples trous.
C'est peut-être par là que passe le vent soufflé
dans la veine, comme j'ai dit ci-devant

445. On distingue dans la surface externe de ces capsules une tunique particuliere très-mince, indépendante du tissu
cellulaire qui les environne. On trouve
quelquefois cette tunique soulevée par
une couche graisseuse fort inégale & qui
la rend grenue, & quelquefois fait paroître ces capsules très-pâles & comme une
espece de corps graisseux.

446. La liqueur de leur cavité paroît
quelquefois dans le *fœtus*, de même que
dans les enfans, d'une couleur bleuâtre tirant sur le rouge.

447. Pour parvenir à connoître l'usage
de ces capsules, il faut outre les deux
circonstances ou particularités mentionnées ci-dessus, faire attention à leur
conformation externe, ordinairement plus
réguliere dans le *fœtus* & dans les enfans,
que dans les adultes & les gens âgés. Il en
faut encore avoir par rapport à la consistance de leur masse, qui avant la naissance
& dans le cours du bas-âge paroît avoir

plus de fermeté à proportion que dans un âge avancé & dans la vieillesse. Elles s'y trouvent même quelquefois très-mollasses & comme flétries ; de sorte qu'il n'est pas surprenant qu'étant tirées de leurs enveloppes cellulaires & adipeuses, qui d'un côté résistent plus dans les adultes que dans les enfans, ces capsules prêtent différemment aux efforts que l'on fait pour les découvrir. C'est peut être ce qui a été l'occasion d'en donner tant de figures irrégulieres & très-différentes de celles que j'ai démontrées depuis près de vingt ans.

§. XIX. *Le Vessie.*

448. SITUATION. FIGURE. La vessie est une espece de poche ou bouteille membraneuse & charnue, capable de dilatation & de resserrement, situé au bas de l'abdomen immédiatement derriere la symphyse des os *pubis*, vis à-vis le commencement de l'intestin *rectum*. Sa figure est à peu près un ovale raccourci, plus large en devant & en arriere que de côté & d'autre ; plus arrondie en haut qu'en bas quand elle est vide, & plus large en bas qu'en haut quand elle est remplie.

449. DIVISION. On la divise en corps, en col, en fond, en partie antérieure, en partie postérieure, & en parties latérales. On donne le nom de fond à la partie supérieure, & celui de col à

un rétréciſſement d'une portion de ſa partie inférieure, en maniere de goulot.

450. STRUCTURE. TUNIQUES. Elle eſt compoſée de pluſieurs tuniques, à peu près comme l'eſtomac. La tunique externe ou commune n'eſt qu'en partie la vraie lame ou membrane du péritoine, ſçavoir en haut, en arriere, & un peu ſur les côtés de la veſſie, le reſte eſt entierement enveloppé d'un tiſſu cellulaire, moyennant lequel la portion membraneuſe du péritoine eſt attachée à la tunique charnue.

451. Les tuniques propres ſont au nombre de trois, une charnue ou muſculeuſe, une appelée nerveuſe, & une interne qu'on nomme veloutée. La tunique muſculeuſe eſt compoſée de pluſieurs couches de fibres charnues, dont les externes ſont pour la plupart longitudinales, les ſuivantes plus inclinées de côté & d'autre, les internes de plus en plus obliques, & enfin preſque tranſverſales. Toutes ces fibres ſe croiſent différemment, & tiennent enſemble par un tiſſu cellulaire très-fin, par le moyen duquel on peut artificiellement les écarter les unes des autres en y ſoufflant.

452. La tunique nerveuſe, ainſi appelée, eſt à peu près d'une ſtructure ſemblable à celle de la tunique nerveuſe de l'eſtomac.

453. La tunique interne est légérement grenue & comme glanduleuse, il en suinte continuellement une lymphe mucilagineuse qui enduit toute la surface interne, & sert à la defendre contre l'acrimonie de l'urine. Elle paroît quelquefois toute inégale en dedans par de petites éminences & rides irrégulieres, quand elle est vide & naturellement dans un état de contraction. Ces inégalités ne se trouvent pas tant dans une vessie remplie, ni dans celles qu'on ouvre après les avoir distendues par le souffle, ou par quelqu'injection.

454. Au sommet de la vessie, au-dessus de la symphyse des os *pubis*, on voit un cordon ligamenteux, qui de-là monte, entre le péritoine & la ligne blanche jusqu'au nombril, en diminuant d'épaisseur à mesure qu'il monte. Ce cordon a eu son usage particulier dans le *fœtus*, comme je dirai ailleurs; il suffit de dire ici qu'il est en partie originairement une production des tuniques internes de la vessie, laquelle production est nommée ouraque.

455. Ce cordon est encore composé de deux autres allongemens ligamenteux, qui sont les extrémités des arteres ombilicales. Ces arteres qui viennent des arteres hypogastriques, & montent à côté de la vessie, sont dans l'adulte caves & remplies de sang jusqu'à la moitié de la

hauteur de la veſſie, & même continuent à jeter des ramifications juſques-là. En-ſuite elles perdent leur cavité, deviennent ligamenteuſes à meſure qu'elles montent, s'approchent l'une de l'autre au haut de la veſſie, & conjointement avec l'oura-que forment le cordon, que l'on peut appeler le ligament ſupérieur de la veſſie.

456. Les fibres externes de la tunique charnue ſont en plus grand nombre que les internes. Les plus longitudinales des externes antérieures forment autour de l'ouraque, vers le ſommet de la veſſie un demi-contour, à peu près comme celui de l'une des deux bandes charnues qui environnent l'orifice ſupérieur de l'eſtomac & l'extrémité inférieure de l'œſophage. Ce demi-contour paſſe derriere l'ouraque.

457. La portion du péritoine qui couvre la convexité poſtérieure de la veſſie, y fait un pli tranſverſal fort ſaillant dans l'état du rétréciſſement de la veſſie, & qui à meſure qu'elle ſe remplit, s'efface. Ce pli entoure la moitié poſtérieure de la veſſie, & forme enſuite de côté & d'autre un al-longement par ſes deux extrémités, qui ſont comme des ligamens latéraux du corps de la veſſie, & paroiſſent plus dans les enfans que dans les adultes.

458. La partie inférieure de la veſſie, qui mérite plus le nom de fond que la

partie supérieure, est percée par trois ouvertures, une antérieure & deux postérieures. L'antérieure se forme par un allongement de toutes les tuniques propres, en maniere de goulot, tourné à peu près comme l'orifice interne du bec d'un chapiteau d'alambic. On appelle cet allongement le col de la vessie, dont je remets la description après celle des organes particuliers à l'homme.

459. Les ureteres forment par leurs extrémités les deux autres ouvertures du vrai fond de la vessie. Ces deux canaux en descendant de la maniere ci-dessus exposée, se glissent derriere les vaisseaux spermatiques, & ensuite derriere la partie inférieure de la vessie, l'un près de l'autre. Chaque uretere se trouve entre l'artere ombilicale du même côté, & le canal déférent voisin. L'artere est du côté externe de l'uretere, & le canal déférent est du côté interne.

460. Les ureteres après tout ce trajet se glissent entre les canaux déférens & la vessie, en se croisant avec les canaux. Ils pénetrent enfin environ à un travers de doigt l'un de l'autre les tuniques de la vessie. Ils font d'abord quelque chemin entre la tunique musculeuse & la tunique nerveuse, & s'ouvrent dans la vessie obliquement & un peu plus approchés l'un de l'autre.

461. Les ouvertures des ureteres dans la vessie sont un peu ovales, & elles sont plus étroites que les extrémités des ureteres ne le sont immédiatement avant les ouvertures. Le bord de ces ouvertures est très-mince, & paroît n'être qu'une duplicature membraneuse formée par la rencontre de la tunique interne de la vessie avec la tunique interne des ureteres.

462. ARTERES. VEINES. Les arteres sont en général fournies par les arteres hypogastriques ou iliaques internes : en particulier elles sont de côté & d'autre des rameaux de l'artere sciatique, de l'artere épigastrique, & même de l'artere ombilicale. Les veines viennent de celles qui portent les mêmes noms que ces arteres.

463. NERFS. Les nerfs de la vessie lui viennent des nerfs cruraux, & même des grands nerfs sympathiques par le moyen de la communication de ces nerfs avec les nerfs cruraux. Il lui en vient aussi du *plexus* méfentérique inférieur.

464. *Nota.* (*a*) Outre les ligamens dont il est parlé ci-dessus, il y en a encore deux petits qui attachent aux os *pubis* la partie antérieure du vrai fond de la vessie, & dont je parlerai à l'occasion du col & du sphincter, après la description des parties naturelles de l'un & de l'autre sexe. Je remets aussi à la même occasion ce qui re-

garde la connexion des parties de la vessie
avec les parties voisines.

464. (*b*) A chaque côté du fond du bassin, dans l'un & l'autre sexe, environ vis-
à-vis la partie inférieure de la vessie, il
se trouve un ligament aponévrotique ou
tendineux, qui traverse la surface interne
du muscle obturateur interne de devant
en arriere. L'extrémité inférieure de ce
ligament est attachée à côté de la partie
moyenne de la symphyse des os *pubis*.
L'extrémité postérieure est attachée à la
partie moyenne du ligament sacro-sciatique, dont il est parlé dans le Traité des
Os frais.

464. (*c*) A la portion antérieure de l'un
& de l'autre ligament de la vessie est attaché un trousseau particulier de fibres
charnues qui montent obliquement sur la
face antérieure de la vessie. Celles d'un
côté se rencontrent là avec celles de l'autre
côté, & y forment ensemble en se croisant une espece d'entrelacement muscu-
leux, & s'unissent avec les fibres de la
vessie les plus transversales.

464. (*d*) Ces deux trousseaux de fibres
charnues forment en partie, & peut-être
principalement, ce qu'on appelle le sphincter de la vessie. Pour en avoir une vraie
idée, il faut les examiner dans leur situation & dans leur connexion naturelle.

X v

Quand on détache une veſſie de ſa place naturelle, ſelon la méthode ordinaire de diſſéquer, en coupe d'abord ces trouſſeaux, qui auſſi tôt perdent leur direction & paroiſſent comme des fibres tranſverſes ; ceux qui ne les connoiſſent pas, les prennent pour des portions d'un ſphincter orbiculaire.

464. (*e*) Dans l'homme ces deux trouſ-ſeaux s'attachent en partie aux proſtates ; dans la femme ils ſont fort larges & paroiſ-ſent quelquefois doubles à chaque côté, l'un au-deſſus de l'autre. Ces trouſſeaux ſont de vrais muſcles attachés par de petits tendons à côté de la ſymphyſe des os *pubis*.

§. XX. *Les parties naturelles du ſexe maſculin.*

465. Situation générale. Division. Ce ſont pluſieurs différentes parties, dont les unes ſont tout-à-fait renfermées dans le Bas-Ventre, & les autres ſont ſituées au dehors. Selon cette ſituation il ſeroit aſſez naturel de les diviſer en parties ex-ternes & en parties internes, & de faire tout de ſuite l'expoſition des unes avant celle des autres.

466. Mais comme leur économie eſt arrangée de maniere qu'ele commence d'abord par quelques-unes des internes, continue par quelques-unes des externes,

revient aux autres internes, & finit par le reste des externes, je suivrai dans l'expofition de ces parties la même méthode que j'ai donnée dans mes leçons publiques.

467. La premiere de ces quatre claffes contient les arteres & les veines fpermatiques ; la feconde les tefticules, les épididymes & le *fcrotum* ; la troifieme les canaux déférens, les véficules féminales & les proftates ; la quatrieme les corps caverneux, l'urethre, les enveloppes, &c.

468. J'avois autrefois fait de quelques-unes de ces parties une cinquieme claffe, les ayant regardées comme celles qui accompagnoient les autres, mais je trouve plus à propos de les renfermer toutes dans les quatre claffes.

469. LES ARTERES SPERMATIQUES. Elles fortent le plus ordinairement de la partie antérieure de l'aorte inférieure, l'une près de l'autre, environ un pouce plus bas que les arteres rénales, ou émulgentes. Leur origine varie fouvent ; j'en ai vu partir de l'artere rénale : quelquefois elles naiffent plus haut ou plus bas, ou plus latéralement que l'endroit ordinaire ; quelquefois elles viennent de plufieurs endroits.

470. Elles defcendent obliquement dans la partie poftérieure de la cavité du Bas-Ventre & dans le tiffu cellulaire du péri-

X vj

toine ; vont infenfiblement de derriere en devant, en s'écartant de plus en plus de l'aorte ; paffent pardevant les ureteres avec lefquelles elles fe croifent, & vont gagner les allongemens ou productions de la portion cellulaire du péritoine par les ouvertures ou anneaux des mufcles du Bas-Ventre.

471. Elles font fort menues à leur origine. En defcendant elles donnent des ramifications latérales affez confidérables. à la membrane adipeufe, au péritoine, comme auffi au méfentere, où elles paroiffent communiquer avec les arteres méfentériques.

472. Elles traverfent quelquefois dans leur defcente les aréoles ou mailles des veines fpermatiques, & avant que de fortir du Bas-Ventre elles fe divifent encore. en des rameaux très-fins, qui font prefque paralleles entr'eux, plus ou moins ferpentans, & fuivent la même route.

473. Enfuite eiles s'infinuent dans les allongemens du péritoine, qui leur fervent de gaînes. Elles ne balottent pas dans ces gaînes indifféremment de côté & d'autre, y étant attachées tout du long à leur furface interne par des feuillets membraneux très minces, qui font auffi une continuation du tiffu cellulaire du péritoine.

474. Elles font des zigzags dans ces

gaînes, en paſſant pardevant le canal déférent, qui y eſt auſſi renfermé; & enfin elles ſe jettent par des ramifications ſur le teſticule & l'épididyme, comme on verra dans la ſuite.

475. LES VEINES SPERMATIQUES. Elles accompagnent les arteres, & ſuivent à peu près le même chemin. La veine ſpermatique du côté droit prend ordinairement naiſſance du tronc de la veine cave, à peu près comme l'artere de l'aorte. Je l'ai vu auſſi tirer ſon origine de l'union de la veine rénale droite avec la veine avec, & j'ai encore vu trois veines ſpermatiques du côté droit partir ſéparément du tronc de la veine cave. La veine ſpermatique gauche ſort le plus ſouvent de la veine rénale gauche.

476. En deſcendant elles ſe joignent d'abord aux arteres, & paſſent avec elles dans les allongemens ou productions cellulaires du péritoine, où elles ſont attachées de la même maniere que les arteres. Depuis leur naiſſance juſqu'à leur paſſage par les ouvertures ou anneaux des muſcles du Bas-Ventre elles jettent pluſieurs branches, de même que les arteres, à la membrane adipeuſe des reins, au péritoine & au méſentere, où elles paroiſſent auſſi communiquer avec les veines méſa-

raïques, & par conséquent avec la veine-
porte.

477. Un peu après avoir croisé les ureteres, elles produisent une branche considérable qui se divise ensuite en deux
rameaux, dont l'un va communiquer
avec la veine capsulaire ou sur-rénale,
& l'autre souvent avec les veines rénales
ou émulgentes. Plus bas elles donnent les
rameaux qui communiquent avec la veine
mésaraïque dont je viens de parler.

478. Elles different des arteres spermatiques non-seulement en ce qu'elles sont
plus grosses & leurs tuniques plus minces,
mais encore en ce qu'elles se divisent & se
multiplient davantage à mesure qu'elles
descendent vers les ouvertures ou anneaux
des muscles du Bas-Ventre : & comme par-
là elles produisent peu à peu un faisceau
de ramifications qui s'élargit de plus en
plus, les anciens leur ont donné conjointement avec les arteres le nom de vaisseaux pyramidaux.

479. Elles s'anastomosent très-souvent
ensemble dans ce trajet, & forment quantité d'aréoles, d'entortillemens & de circonvolutions, de sorte qu'elles représentent une espece de lacis qui est attaché
dans la gaîne cellulaire du même côté
par des feuillets très-fins, comme l'artere

qui l'accompagne la croise d'espace en espace, & traverse les aréoles en différens sens. Ces fréquentes circonvolutions ont autrefois donné occasion de nommer les vaisseaux spermatiques en général, vaisseaux pampiniformes, & l'adhérence particuliere de l'un de ces vaisseaux à l'autre en certains endroits, a fait croire qu'il y avoit des anastomoses réelles entre l'artere & la veine.

480. Leal Lealis, Anatomiste Italien, faute d'attention sur les ramifications latérales des arteres & des veines spermatiques, a cru pouvoir établir & démontrer ces prétendues anastomoses. L'expérience qu'il en a faite dans les animaux vivans ne prouve rien. Il a lié le paquet de ces deux vaisseaux un peu au-dessus du testicule : il a aussi fait une ligature particuliere an tronc de la veine après l'avoir vidée. Ensuite il a pressé l'aorte pour en pousser le sang dans l'artere spermatique, & il a vu à la fin la veine spermatique, qu'il avoit vidée, se remplir entierement.

481. L'auteur conclut de-là que le cours & le retour du sang du testicule étant empêché par la ligature inférieure, il devoit y avoir dans l'intervalle des deux ligatures une anastomose immédiate qui ait fourni le sang à la veine dans cette expé-

rience. Mais on voit affez clairement que ce font les ramifications latérales de l'un & de l'autre vaiffeau fpermatique qui ont produit cet effet, fans la prétendue anaftomofe de l'artere avec la veine, & que la fineffe de ces ramifications, très-connue à *Euftachius*, les avoit cachées à Leal Lealis.

482. LES TESTICULES. Ce font deux corps glanduleux fitués l'un à côté de l'autre hors du Bas-Ventre, au bas de l'intervalle des aînes dans l'homme adulte. Les anciens les ont appelés didymes, c'eft-à-dire Jumeaux. Leur volume eft à peu près comme un œuf de pigeon. Leur figure eft ovale, un peu applatie de côté & d'autre. On peut confidérer en chacun deux extrémités, deux côtés & deux bords. Leurs extrémités font l'une en devant & un peu en haut, l'autre en arriere & un peu en bas; leurs bords font en haut & en bas.

483. Ils ont chacun au bord fupérieur une efpece d'appendice appelée épididyme, avec lequel il eft renfermé dans plufieurs enveloppes particulieres, & ils font tous deux fufpendus dans une enveloppe commune, appelée *fcrotum*.

484 Chaque tefticule en particulier eft une glande fpermatique, formée d'un grand nombre de canaux blanchâtres très-

fins, pliés, repliés & distribués en différens paquets entre des cloisons membraneuses, & enveloppée d'une membrane
commune très-forte appellée tunique albuginée.

485. Ces cloisons sont disposées longitudinalement & de maniere qu'elle s'approchent d'un côté, & s'écartent de l'autre.
Elles s'approchent le long d'un des bords
du testicule, 'où elles aboutissent à un corps
blanc, long & étroit, comme à une espece
d'axe.

486. De là elles s'écartent d'une maniere
symmetrique, & s'attachent par leurs bords
opposés à la surface interne de la tunique
albuginée, dont elles paroissent même être
la continuation. On peut appeler ce corps
blanc les noyaux du testicule.

487. On voit par-là, que toutes ces
cloisons ne sont pas également larges, &
que leurs intervalles sont comme triangulaires. On voit aussi que l'étendue des petits
canaux contenus dans ces intervalles, doit
être très-considérable. On en compte jusqu'à un très-grand nombre d'aulnes, mais
c'est en calculant la somme de plusieurs portions. On développe assez bien par une longue macération ces petits canaux, en faisant par là fondre le tissu fin qui lie & assu-
jettit ensemble leurs plis, leurs replis &
leurs circonvolutions.

488. Tous ces canaux déliés paroissent se terminer par de petits troncs communs vers le corps blanc ou noyau dont j'ai parlé ci-dessus, en y aboutissant par un petit nombre de canaux plus gros, qui percent l'extrémité antérieure du testicule vers le haut, & s'arrangent par plusieurs plis le long de la partie latérale externe du bord supérieur jusques vers l'extrémité postérieure. Il résulte de cette union un paquet long, blanchâtre & plissé appelé épididyme, terme grec qui signifie une chose ajoutée au testicule, qu'on nommoit autrefois didyme.

489. L'épididyme ainsi formé peut être regardé comme un allongement du testicule, ou comme un testicule accessoire. Il ressemble en quelque maniere à une arcade posée sur les extrémités de son cintre. Son volume n'est pas égal, étant plus rétréci dans son milieu que dans ses extrémités, par lesquelles il est étroitement uni & attaché aux extrémités du testicule.

490. Il ne touche pas immédiatement le testicule dans l'intervalle de ses extrémités, mais il y est lâchement attaché par la duplicature d'une membrane très fine & presque transparente, comme par une espece de ligament. Cette membrane est la continuation & la duplicature de la tunique albuginée, ou tunique propre du tes-

ticule, laquelle enveloppe aussi l'épididyme, après lui avoir servi de ligament.

491. L'épididyme est plat, & très-lége-
rement concave en-dessous, c'est à-dire du
côté du testicule. Il est inégalement convexe en-dessus, ou du côté opposé ; & ces
deux faces sont distinguées par deux bords
angulaires. C'est par le bord interne qu'il
est attaché au testicule de la maniere que
j'ai dit. Le bord externe est libre, de même
que la face plate.

492. L'extrémité antérieure de l'épididyme & qui peut être appelée la tête,
naît du testicule, la postérieure que l'on
en peut nommer la queue, y est fort adhérente, & se coude de derriere en devant &
vers en haut, en se rétrécissant pour aller
former un canal particulier appelé canal
déférent, dont je continuerai la description apres celle du *scrotum*. Par cette exposition des extrémités & des bords de l'e-
pididyme, j'ai montré il y a plusieurs années
la maniere de connoître un testicule tiré
hos de sa place, & de sçavoir s'il est du
côté droit ou du côté gauche.

493. LE SCROTUM. On donne ce nom
à l'enveloppe cutanée qui renferme les tes-
ricules. Au dehors c'est une bourse commune à tous les deux, formée par la continuation de la peau qui couvre les parties
voisines, & pour l'ordinaire très inégale

par quantité de rides, ou rugosités qui paroissent dans toute sa surface. Au dedans elle est charnue, & forme à chaque testicule une bourse musculeuse appelée dartos.

494. La portion externe ou cutanée du *scrotum* est à peu près de la même structure que la peau en général, dont elle est la continuation. Elle est plus fine, & elle est parsemée d'espace en espace de plusieurs petits grains appelés glandes sébacées & de quantité d'oignons de poils.

495. Quoiqu'elle ne soit qu'une enveloppe commune aux deux testicules, elle est néanmoins distinguée en deux parties latérales par une espece de ligament superficiellement saillant & inégal, qui paroît comme une espece de suture ou couture, & pour cela est appelée en terme grec raphé.

496. Cette ligne est la continuation de celle qui partage pareillement l'enveloppe cutanée du penis, & elle continue tout de suite jusqu'à l'*anus*, en divisant de la même façon le périné, cest-à-dire l'espace qui est entre l'*anus* & le *scrotum*, en deux parties latérales. Elle n'est que superficielle, & ne paroît pas au dedans de la peau.

497. La surface interne de la bourse cutanée est tapissée d'une membrane cel-

luleufe fort mince, au travers de laquelle les grains glanduleux & les oignons des poils paroiffent affez diftinctnement quand on l'examine au dedans. La rugofité du *fcrotum* eft pour l'ordinaire une marque de l'état naturel en fanté, & pour lors il ne forme qu'un volume médiocre. Ce volume augmente principalement en longueur, & les rides s'effacent plus ou moins felon les degrés d'état contre nature · & d'indif-pofition.

498. LE DARTOS ou la portion charnue du *fcrotum* eft un vrai mufcle cutané, dont les fibres font pour la plupart fort attachées à la peau ou portion cutanée, & traverfent le tiffu celluleux qui eft entre ces deux portions, & y tient lieu de membrane adipeufe, mais fans mar-que de graiffe. Ce mufcle eft mince, & forme par l'arrangement de fes fibres une bourfe à deux loges, compofée de deux petites bourfes charnues, adoffées latérale-ment comme les deux plevres, & envelop-pées de la bourfe commune ou cutanée.

499. Les parties latérales éloignées des deux dartos ont plus d'étendue en longueur que celles qui fe touchent. L'union ou adof-fement des parties latérales voifines de ce double dartos ou de ces deux dartos for-me entre les deux tefticules une cloifon

que les Anatomistes appellent le médiastin du *scrotum*.

500. La suture, ou raphé dont j'ai parlé ci-dessus, est adhérente à l'adossement des dartos & au bord de leur médiastin, & par là bride perpendiculairement la portion cutanée du *scrotum*, de sorte qu'elle paroît avoir deux fonds, ce qui a peut être fait donner au *scrotum* le nom commun de bourses au plurier. L'autre bord du médiastin est attaché à l'urethre.

501. Les deux dartos ou les deux poches du dartos sont garnis au dedans, c'est-à-dire, du côté de leur concavité, d'un tissu cellulaire plus considérable que celui qui est entre leur convexité & la peau. Ainsi les fibres charnues jusqu'à la cloison sont entre deux couches cellulaires. Elles en traversent l'externe en s'attachant à la peau, comme il est dit ci dessus, & forment par leur contraction les rides naturelles du *scrotum*.

502. Ces fibres charnues ont aussi une grande liaison avec la membrane cellulaire interne, principalement en haut au-dessous de l'aîne, où la portion antérieure & la portion latérale externe du dartos se terminent par une espece d'expansion tendineuse ou ligamenteuse, fortement unie avec la membrane cellulaire interne. Je

l'ai fait voir comme un *fascia lata* particulier qui fert d'attache aux portions mentionnées du dartos, & comme une efpece
de bride large qui tient ces mêmes portions
un peu refferrées.

503. L'expanfion aponévrotique, ou ligamenteufe du dartos s'attache à la branche de l'os *pubis*, entre le mufcle *triceps* & la naiffance du corps caverneux
voifin, dont il fera parlé ci-après, jufqu'au bas de la fymphyfe de l'os *pubis*.
(La portion interne de chacune de ces bourfes mufculeufes, c'eft à-dire celle qui forme la cloifon, eft attachée à l'urethre,
moyennant la communication de la même
expanfion ligamenteufe, à une autre particuliere dont il fera parlé dans la fuite.

504. Les canaux déférens. Ce font
deux tuyaux blancs, fermes & un peu applatis, un à droite & un à gauche, dont
chacun depuis la naiffance de l'épididyme,
dont il eft la continuation, comme il a été
dit ci-deffus, monte dans la gaîne cellulaire des vaiffeaux fpermatiques, & le
long de ces vaiffeaux jufqu'à leur paffage
par les mufcles du Bas-Ventre, de maniere que les vaiffeaux fanguins font placés en devant, & le canal déférent en
arriere.

505. Le paquet ainfi formé de vaiffeaux
fanguins, du canal déférent & de leur

enveloppe commune, eſt appelé cordon des vaiſſeaux ſpermatiques, ou cordon ſpermatique. Cette enveloppe paroît plus unie en dehors qu'en dedans, ce qui a donné lieu de la regarder comme une gaîne. Le tiſſu interne qui eſt plus cellulaire que l'externe, lie ces trois vaiſſeaux enſemble, & l'externe en forme l'enveloppe.

506. Le canal déférent étant parvenu à la lame membraneuſe du péritoine, à l'endroit où cette lame couvre l'orifice de la gaîne, s'écarte des vaiſſeaux ſpermatiques ſanguins, & va en arriere en forme d'arcade dans le tiſſu cellulaire du péritoine, juſqu'au côté voiſin de la veſſie.

507. Il ſe gliſſe enſuite derriere le corps de la veſſie, y eſt fort adhérent, de même qu'à la lame membraneuſe du péritoine qui le couvre, & continue ſa route en maniere d'arcade, juſques vers le col de la veſſie, où les deux canaux déférens ſe rencontrent & terminent leurs arcades.

508. Dans ce trajet le canal déférent paſſe derriere l'artere ombilicale voiſine, en ſe croiſant avec elle. Il ſe croiſe auſſi avec l'extrémité de l'urethre du même côté, en paſſant entre cette extrémité & la veſſie. Enfin le canal déférent d'un côté ſe rencontre avec le canal déférent

de

de l'autre côté derriere la veſſie, entre les inſertions des deux ureteres, & ils deſcendent enſemble juſqu'au col de la veſſie.

509. Ce canal qui d'abord eſt un peu gros & pliſſé à la naiſſance de l'épididyme, devient auſſi-tôt après menu, uni & liſſe juſque derriere la veſſie, où il devient derechef plus épais & inégalement pliſſé.

510. Il naît de la portion coudée ou extrémité poſtérieure de l'épididyme. De-là il s'avance en devant fort obliquement, & comme couché ſur la moitié poſtérieure de l'épididyme, où il ſe recourbe legerement pour monter derriere les vaiſſeaux ſpermatiques.

511. Le tiſſu de ſa portion unie eſt ferme & comme cartilagineux, principalement autour de la ſurface de ſa cavité, qui eſt extrêmement étroite, & reſte toujours ouverte ſans s'affaiſſer, à cauſe de cette fermeté & de cette épaiſſeur de ſon tiſſu.

512. La cavité du canal déférent eſt cylindrique, quoique l'épaiſſeur du canal ſoit applatie, & forme par ſa ſurface externe une circonférence ovale, comme on peut voir, en coupant le même canal tranſverſalement. Cette cavité devient de plus en plus large derriere la veſſie. Il faut remettre

Tome III.   Y

leur terminaison pour l'histoire de l'u-
rethre.

513. **Les tuniques des testicules.** Les
enveloppes particulieres des testicules sont
communément appelées tuniques. On les
met au nombre de trois, qui sont la
musculeuse ou charnue, nommée *cremaster*, la vaginale, & l'albuginée. Les deux
premieres sont communes à chaque testicule & au cordon des vaisseaux spermatiques qui y répond. Ce n'est que la
derniere qui est vraiment propre au testicule.

514. **La tunique vaginale.** Elle est
la plus considérable des trois, & il faut
la décrire avant les autres, pour mieux
faire comprendre la structure & la connexion de la premiere ou musculeuse, qui
est très-improprement appelée tunique.
La description de l'albuginée est jointe
avec celle des testicules.

515. La tunique vaginale est une continuation de la gaîne du cordon des vaisseaux spermatiques. La gaîne, en approchant du testicule, se dilate peu à peu,
& forme comme deux capsules renfermées l'une dans l'autre, dont l'externe est
plus longue que l'interne, & a le fond plus
large, de sorte qu'il y a un intervalle entre
les fonds des deux, lequel intervalle sert
de loge au testicule.

516. On peut encore en faire l'expofition de la maniere fuivante. La gaîne étant defcendue vers le tefticule, paroît fe divifer en deux lames, dont l'interne eft le fond de la gaîne, & l'externe fe dilate autour du tefticule, & lui donne la tunique que l'on appelle vaginale, du mot latin *vagina* qui fignifie gaîne. Les anciens lui ont donné le nom grec d'élytroïde qui marque la même chofe.

517. La furface interne de cette tunique eft tapiffée d'une membrane particuliere, très-fine, qui même fortifie le fond de la gaîne, & en forme une efpece de diaphragme, qui empêche la communication entre la gaîne du cordon fpermatique & la capfule, ou tunique vaginale du tefticule.

518. LE CREMASTER, improprement appelé tunique, eft un mufcle ou un plan charnu très-mince, qui defcend autour de la gaîne du cordon des vaiffeaux fpermatiques, & fe termine à la tunique vaginale du tefticule.

519. Il environne prefque toute la gaîne & s'épanouït enfuite fur la partie fupérieure externe de la tunique vaginale, où fes extrémités s'attachent & fe perdent.

520. Il prend naiffance, en partie de la bande ligamenteufe de Fallope, en partie du bord inférieur du mufcle oblique in-

terne du Bas-Ventre. C'eſt par là qu'il paroît quelquefois naître de l'épine de l'os
des îles. Il ſemble que le muſcle tranſ-
verſe contribue auſſi un peu à ſa formation.

521. Il eſt couvert d'une membrane
cellulaire fort fine qui ſe détache de la
face externe de l'aponévroſe du muſcle
oblique externe, autour de ſon ouverture
appelée vulgairement anneau. Cette membrane ſe perd dans la ſubſtance cellulaire
de la face interne du dartos.

522. On voit par tout ceci que le cre-
maſter eſt plutôt un muſcle de la tunique vaginale, qu'une tunique particuliere.
Ceux parmi les anciens qui l'ont pris pour
une tunique, l'ont appelée élythroïde,
terme qui ſignifie rouge, ou rougeâtre. Il
n'eſt pas cependant toujours rouge, & cette
couleur n'eſt pas eſſentielle à une ſubſtance charnue.

523. Les corps caverneux. Ce ſont
deux tuyaux ligamenteux fort ſouples,
unis latéralement l'un à l'autre par la
plus grande partie de leur longueur, fermés par les extrémités, dont deux tiennent enſemble & ſont arrondies chacune
comme le bout d'un doigt; les deux autres s'écartent comme les branches d'un Y
grec, diminuent peu à peu de groſſeur
après l'écartement, & ſe terminent fort

obliquement en pointe. On peut donner aux extrémités écartées & pointues le nom de racines , & aux arrondies celui de têtes.

524. Ces deux corps sont presques cylindriques, c'est-à-dire, arrondis & d'une grosseur égale depuis les racines jusques vers les têtes, où ils sont un peu coniques, c'est-à-dire, vont en diminuant. Le tissu ligamenteux de leurs parois est élastique, composé de fibres très-fines, très-serrées, en partie transverses, & en partie plus ou moins obliques.

525. La cavité de ces tuyaux ligamenteux est entierement occupée d'un tissu cellulaire ou caverneux très-fort, qui paroît n'être que la continuation du tissu des tuyaux mêmes. Les cellules communiquent ensemble & sont continuellement plus ou moins remplies de sang , à peu près comme le tissu cellulaire de la rate, avec cette différence , que les parois des cellules sont ici plus épaisses, & leurs cavités sans aucun tissu accessoire.

526. De l'union des deux corps caverneux il résulte au-dehors deux gouttieres, ou rainures, une en dessus & une en dessous. L'inférieure est un peu plus large que la supérieure, & elle est occupée tout au long par un troisieme tuyau qui est plus étroit que le corps caverneux , &

porte le nom d'urethre, dont il fera parlé ci-après.

527. Les racines de ces corps caverneux font attachées chacune au bord de la petite branche de l'os ifchion, & tout de fuite à celui de la petite branche de l'os *pubis* Elles fe rencontrent enfemble vers la fymphyfe des os *pubis*, où elles prennent chacune la forme de tuyau cylindrique, & s'uniffent, comme je viens de dire.

528. Les têtes ou extrémités arrondies fe rencontrent directement avec la bafe d'un corps particulier appelé le gland, qui eft une expanfion de l'urethre, & s'y unit fort étroitement, comme on verra dans la fuite.

529. L'adoffement latéral des deux corps caverneux depuis leurs racines jufqu'au bout de leurs têtes ou extrémités arrondies, forme entr'eux une cloifon particuliere par l'union des fibres tranfverfes de l'un aux fibres tranfverfes de l'autre. Les fibres de la cloifon laiffent d'efpace en efpace un petit écartement entr'elles, par où les deux corps caverneux communiquent enfemble ; de forte que fi on fouffle dans le tiffu de l'un, le vent paffe auffi-tôt dans le tiffu de l'autre. La cloifon devient très-mince, & va en diminuant vers les extrémités arrondies.

530. L'URETHRE. C'est le troisieme des trois tuyaux spongieux qui font principalement la composition du penis. Il est très-adhérent aux corps caverneux tout le long de la rainure inférieure de leur union. Il differe de ces autres tuyaux, en ce qu'il est plus étroit & forme un vrai canal creusé en tuyau. Il est spongieux ou caverneux dans son épaisseur, excepté une petite portion du côté de la vessie, & il est membraneux par ses surfaces, ou par sa convexité & par sa concavité.

531. Il n'est d'abord qu'un canal membraneux produit par l'ouverture antérieure de la vessie, à l'endroit qu'on apelle communément le col de la vessie, nom qui conviendroit mieux à cette premiere portion de l'urethre.

532. Environ un travers & demi de doigt après sa naissance, ce canal rencontre une substance spongieuse semblable à celle des corps carverneux, mais plus fine, qui l'environne ensuite jusqu'au bout & tout le long de la rainure inférieure des corps caverneux.

533. LE BULBE DE L'URETHRE. Ce tissu spongieux n'entoure pas d'abord le canal de l'urethre, il forme auparavant un corps oblong, en maniere de poire ou d'oignon, qui ne s'attache qu'à la face inférieure de la convexité du canal, & un

peu après se fend de côté & d'autre & l'embrasse tout autour. On appelle ce corps particulier le bulbe ou l'oignon de l'urethre. Il est plus gros que le reste de l'urethre, & il est divisé au-dedans en deux parties latérales par une cloison membraneuse très-fine, ce qui le fait paroître comme double, & comme à deux têtes quand il est gonflé.

534. PROSTATES. La premiere portion de l'urethre, c'est-à-dire, celle qui n'est pas couverte du tissu caverneux, & qui depuis la vessie jusqu'au bulbe n'est qu'un simple canal membraneux, est en récompense soutenue d'une grosse masse blanchâtre médiocrement ferme, figurée à peu près comme une châtaigne, & située entre la vessie & le bulbe de l'urethre, de maniere que la base est vers la vessie, la pointe vers le bulbe, & les faces regardent en dessus & en dessous.

535. On donne à cette masse le nom de prostates, terme grec qui marque une situation antérieure aux vésicules, & comme s'il y en avoit plusieurs, parce qu'elle paroît distinguée en deux lobes par une gouttiere creusée dans la face supérieure, depuis la base jusqu'à la pointe. C'est dans cette gouttiere que la premiere portion de l'urethre est nichée & enfoncée, très-adhérente & très-unie partout avec la masse des prostates.

536. Le corps des proſtates eſt couché ſur l'inteſtin *rectum*, & ſa pointe eſt ſous la levre interne de l'arcade cartilagineuſe des os *pubis*. Son tiſſu au dedans eſt ſpongieux, mais très-ſerré. On trouve dans chaque lobe des proſtates pluſieurs follicules qui s'ouvrent dans la premiere portion de l'urethre vers le fond de la gouttiere; comme on verra dans la ſuite. La petite portion de l'urethre qui eſt entre la pointe des proſtates, & le bulbe de l'urethre, perce le ligament interoſſeux des os *pubis*, dont il eſt parlé ci-deſſus, n°. 183. Elle eſt très-courte, & n'a preſque de longueur que pour paſſer par le trou du ligament, de ſorte que ce ligament par ſa face poſtérieure touche la pointe des proſtates, & par ſa face antérieure il touche le bulbe de l'urethre. On peut appeler cette portion le col de l'urethre, & nommer col de la veſſie celle qui eſt entre le corps de la veſſie & les proſtates.

537. Le gland. Le tiſſu ſpongieux de l'urethre étant parvenu à l'extrémité des corps caverneux, forme une groſſe tête appelée gland, qui eſt comme un chapiteau commun aux trois colonnes ſpongieuſes, avec cette différence, qu'il eſt une vraie continuation du tiſſu ſpongieux de l'urethre, & n'eſt qu'adhérent aux éxtrémités

des corps caverneux sans communiquer
directement avec ces corps.

538. C'est pourquoi en soufflant à part
dans le tissu spongieux de l'urethre, on
gonfle aussi-tôt le gland, de même que le
bulbe, sans que le vent passe dans celui des
corps caverneux, & en soufflant dans l'un
des corps caverneux, le vent passe aussi-tôt
dans l'autre, sans que l'urethre ni le gland
se gonflent.

539. La figure du gland est comme celle
d'un cone arrondi, dont la convexité inférieure est un peu plate, & dont la base est
fort oblique & un peu saillante, de sorte
que sa circonférence passe un peu celle des
corps caverneux.

540. Son tissu spongieux est une masse
épaisse & uniforme du côté des corps caverneux, mais du côté de l'urethre il est
percé par la continuation du canal, & n'a
pas plus d'épaisseur qu'avant la formation
du gland.

541. Ainsi le canal de l'urethre n'est
pas au milieu de l'épaisseur du gland, mais
il continue tout droit son chemin par en bas
vers la convexité plate jusqu'au bout, où il
se termine par un orifice oblong.

542. Toute la convexité du gland est
garnie d'une espece de velouté extrêmement subtil, qui est recouvert d'une mem-

brane très-fine, & en cela reſſemble à la
partie rouge des levres de la bouche. La
circonférence de la baſe du gland eſt marquée d'un double rang de petits mamelons, que l'on peut regarder comme des
glandes ſébacées & les ſources d'un certaine craſſe.

543. CARONCULE. Dans la cavité de l'u-
rethre il y a pluſieurs choſes à remarquer.
Au fond de la cavité de la premiere portion de l'urethre, c'eſt-à-dire, celle qui
eſt enfoncée dans le corps des proſtates,
il s'éleve une petite éminence longuette,
ovale & groſſe en arriere, allongée & terminée en pointe en devant. On l'appelle
indifféremment caroncule, tête de poule,
& *veru-montanum*. Cette éminence eſt percée dans ſa groſſe portion par deux petits
trous pour l'ordinaire, quelquefois par un
ſeul, rarement par trois. Ce ſont les orifices des canaux excrétoires des véſicules
ſéminales, dont il ſera parlé ci-après. Il
paroît à chacun de ces trous, ou orifices un
petit bord membraneux très-fin, qui pourroit ſervir de valvule aux canaux excrétoires de ces véſicules.

544. A chaque côté de la groſſe portion
de la caroncule il y a quatre, cinq ou ſix
trous rangés en croiſſant autour de ſes parties latérales. Ce ſont les orifices des canaux excrétoires des proſtates, leſquels

canaux viennent des follicules dont j'ai parlé ci-deſſus, & paſſent juſqu'aux orifices très-obliquement, comme dans une duplicature membraneuſe.

545. Les veines séminales. Ce ſont deux corps blanchâtres, boſſelés & mollets, longs de trois ou quatre travers de doigt, larges d'un travers de doigt, & épais environ d'un tiers de cette largeur, ſitués obliquement entre le *rectum* & la partie inférieure de la veſſie, de maniere que leurs extrémités ſupérieures ſont éloignées l'une de l'autre, & que les inférieures ſont jointes enſemble entre les extrémités des canaux déférens, dont elles imitent & l'obliquité & la courbure.

546. Elles ſont inégalement arrondies par en haut, & leur largeur diminue par degrés vers en bas. Elles forment par l'union de leurs extrémités inférieures une eſpece de fourche, dont les branches ſeroient larges & recourbées en maniere de cornes de belier. Ces extrémités inférieures ſont fort étroites, & forment par leur union une eſpece de col menu, qui ſe gliſſe ſous la veſſie vers ſon orifice, & enſuite continue ſon chemin dans la gouttiere des proſtates & dans l'épaiſſeur de la portion voiſine de l'urethre, ou enfin les extrémités percent l'épaiſſeur de la caroncule, comme il a été dit ci-devant.

547. Elles sont plissées en dedans, & comme distinguées en plusieurs capsules vésiculaires par des replis tortueux. Leur surface externe est revêtue d'une membrane fine qui borde & bride les replis. Cette membrane est une vraie continuation du tissu cellulaire du péritoine. On peut débrider les replis, & par ce moyen déployer les tortuosités, & rendre le corps des vésicules beaucoup plus long qu'il n'est quand il est replié.

548. La surface interne de leur tissu est veloutée & glanduleuse, & fournit continuellement un suc particulier, qui digere, exalte, ou affine & perfectionne de plus en plus la matiere séminale qu'elles reçoivent par les canaux déférens, & dont elles sont les réservoirs pendant un certain tems.

549. Le passage de ces canaux déférens dans ces vésicules est très singulier. J'ai dit ci-dessus que les canaux déférens se recourbent derriere la vessie, & s'y rencontrent par leurs extrémités fort rétrécies. Ces deux extrémités s'unissent en maniere d'angle, & se glissent entre les extrémités voisines des vésicules séminales. Elles s'y unissent si étroitement ensemble, que leurs portions adossées ne paroissent faire qu'une cloison mitoyenne entre les deux petits tuyaux, dont chacun est formé en partie par l'extrémité de l'un des canaux défé-

rens, & en partie par l'extrémité de la véficule voifine..

550. L'union latérale de l'extrémité du
canal déférent & de l'extrémité de la véficule de chaque côté forme auffi entr'elles
une espece de cloifon particuliere très-
courte, qui se termine en croiffant comme
une petite valvule sémilunaire. L'extrémité du canal déférent est plus étroite que
celle de la véficule seminale. Cette mécanique permet toujours au liquide de chaque
canal déférent de s'infinuer peu à peu dans
la véficule seminale du même côté, &
elle empêche celui de la véficule de ren-
trer dans le canal déférent.

551. quand on souffle par un des canaux déférens après avoir fermé l'urethre, le vent gonfle la véficule seminale
voifine, & la veffie urinaire, fans paffer
dans la véficule, ni dans le canal de l'autre
côté, à moins qu'on ne le pouffe avec violence.

552. Enfuite les deux petits tuyaux formés chacun par l'extrémité du canal déférent & par celle d'une véficule seminale,
se gliffe entre la bafe des proftates & le
canal de l'urethre, dont ils percent obliquement l'épaiffeur, & aboutiffent à la
caroncule, comme il est dit ci-devant.

553. LACUNES DE L'URETHRE. Le canal
de l'urethre est intérieurement tapiffé

d'une membrane très-fine & parsemée d'une grande quantié de vaisseaux capillaires. Il est percé à la surface interne par quantité de trous longuets ou de petites lacunes, dont les unes sont plus sensibles que les autres, principalement proche le gland.

554. Ces lacunes sont les orifices des canaux excrétoires très-fins d'autant de petits corps glanduleux qui sont dispersés dans l'épaisseur de l'urethre. Les canaux font quelque chemin dans le tissu spongieux le long de la convexité de la membrane interne de l'urethre, & s'ouvrent obliquement de derriere en devant dans le grand canal. Le bord des lacunes est comme semilunaire ou en croissant, à cause de l'obliquité de leur ouverture.

555. ANTIPROSTATES. Un peu après le commencement du tissu spongieux de l'urethre on trouve deux de ces lacunes plus considérables que les autres, & les canaux qui y répondent sont très-longs. Ces lacunes & ces canaux menent à deux corps glanduleux situés aux deux côtés de la convexité du tissu spongieux de l'urethre près du bulbe. Ils sont chacun de la grosseur d'un noyau de cerise, mais oblongs & applatis, & ils sont tout-à-fait couverts des muscles appelés accélérateurs, dont il sera parlé dans la suite. On nomme ces

deux corps communément proſtates inférieures; mais ſi on examine bien leur ſituation, on les trouvera plus bas que les vraies
proſtates. Il ſe trouve encore un troiſieme
corps ſemblable, ſitué plus antérieurement.

556. L'ORIFICE DE L'URETHRE. La cavité du canal de l'urethre eſt à peu près
comme celle d'une petite plume à écrire.
Elle n'eſt pas ronde partout, elle s'élargit
vers le gland, & devient applatie de côté
& d'autre, principalement dans l'épaiſſeur
du gland, où elle fait une eſpece de foſſette ovale naviculaire.

557. Le canal ſe termine enfin au bout
du gland par un orifice oblong, étroit comme une eſpece de fente, & beaucoup plus
petit que la cavité même. Les commiſſures
de cette petite fente ſont tournées l'une
vers la plus grande convexité du gland, l'autre vers ſa portion applatie. Les levres de la
fente en ſont les parties latérales. Elle paroît être environnée de fibres charnues.

558. ENVELOPPES COMMUNES. Les enveloppes qui couvrent tout cet appareil ſont
trois ou quatre. La premiere eſt la peau
avec l'épiderme : la ſeconde eſt la membrane cellulaire ordinaire, mais qui en
cet endroit eſt rarement adipeuſe : la
troiſieme eſt appelée nerveuſe : la quatrieme eſt une membrane cellulaire particuliere, qui quelquefois ne paroît pas.

559. PRÉPUCE. SUTURE. La premiere de ces enveloppes, ou la peau, n'eſt que la continuation de celle du *pubis* & du *ſcrotum*. Elle eſt adhérente à la ſeconde enveloppe juſqu'à la baſe du gland, où la ſeconde finit. La portion ſuivante de l'enveloppe cutanée couvre le gland ſans adhérence, & ſon extrémité ſe termine par une ouverture. On donne à cette portion le nom de prépuce. Tout le long du côté inférieur ou poſtérieur, tant de toute l'enveloppe en général, que du prépuce en particulier, il y a une ſuture fine qui eſt la continuation de celle du *ſcrotum* & du périné.

560. La ſurface interne du prépuce eſt tapiſſée d'une membrane très-fine, depuis l'ouverture juſque derriere la baſe du gland. Cette membrane ſe replie de derriere en devant autour du gland, & en forme la membrane propre qui couvre avec beaucoup d'adhérence, comme un épiderme, le velouté de ſa ſurface juſqu'à l'orifice de l'urethre, où elle ſe rencontre & s'unit avec celle qui tapiſſe le dedans de ce canal.

561. Cette membrane propre du gland & la membrane interne du prépuce forment conjointement par leur rencontre le long de la partie plate du gland, depuis ſa baſe juſqu'à l'orifice de l'urethre une duplicature membraneuſe, qui comme une eſpece de cloiſon ou de médiaſtin

divise cet endroit en deux parties latérales, & empêche le prépuce de glisser indifféremment, ou de trop glisser. C'est ce qui a donné lieu de la nommer le frein du prépuce.

562. De la surface de la membrane interne du prépuce en général suinte une liqueur qui l'empêche de se coller au gland. Cette liqueur peut aussi servir à détremper l'épaisseur de celle qui s'amasse vers la base du gland, & provient des glandes sébacées dont j'ai parlé ci-devant.

563. La seconde enveloppe commune de ces parties est presque semblable à celle qui se trouve ailleurs sous la peau, excepté qu'elle n'est pas remplie de graisse, qu'elle est plus fibreuse que cellulaire, & un peu lâche. Elle accompagne la peau jusqu'à la base du gland, comme il est déjà marqué.

564. Ligament suspensoire. La troisieme enveloppe commune, improprement dite tunique, ou membrane nerveuse, est d'un tissu ferme, élastique & ligamenteux dont les fibres paroissent quelquefois jaunâtres. Elle enveloppe les corps caverneux & l'urethre, depuis le gland jusqu'à la symphyse des os *pubis*, & à quelque distance de ces os elle forme sur la rainure supérieure des corps caverneux une duplicature bien réunie, & par cette

duplicature un ligament plat & large, qui par son plan monte directement & s'attache le long de la symphyse des mêmes os, jusqu'à la base tendineuse des muscles pyramidaux du Bas-Ventre.

565. Ce ligament a été appelé ligament à ressort, parce qu'il prête & se reprend. On l'a nommé ligament suspensoire, parce qu'il soutient ces parties comme suspendues par l'attache à la symphyse. Il donne un détachement de côté & d'autre en maniere d'aîle, dont un bord est attaché entre le muscle *triceps* & les corps caverneux, & fait l'expansion ligamenteuse qui sert d'attache au dartos, comme il est dit ci-devant. En dessous il paroît aussi jeter un allongement tout droit au périné jusqu'à l'*anus*.

566. La quatrieme enveloppe de ces parties est la cellulaire de Ruysch. Elle environne immédiatement les corps caverneux & l'urethre, entre ces trois colonnes & la troisieme enveloppe, dont elle ne paroît distinguée que par un tissu plus serré & plus fin. Elle est quelquefois presqu'imperceptible.

567. Les muscles. On trouve aux environs de ces parties plusieurs muscles qui y sont attachés. On en peut compter dix, sçavoir deux pour les corps caverneux, deux pour l'urethre, deux communs ap-

pelés tranfverfes, & quatre petits pour les proftates.

568. Les deux premiers de tous ces mufcles font communément appelés érecteurs : ils feroient mieux nommés ifchio-caverneux. Les deux autres portent le nom d'accélérateurs : celui de bulbo-caverneux leur feroit plus convenable. Les quatre petits dont deux font fupérieurs & deux inférieurs, peuvent être appelés proftatiques. J'ai dit au commencement du Traité des Mufcles, que les noms tirés des ufages font très-équivoques.

569. Les mufcles ifchio-caverneux font fitués à côté, tout le long des racines des corps caverneux. Chacun deux eft attaché par un bout très-obliquement à la levre interne de la branche de l'os ifchion, depuis fa tubérofité va accompagner la racine des corps caverneux jufqu'à la fymphyfe des os *pubis*, & enfuite s'attache par l'autre bout aux corps caverneux attenant leur union, d'où les fibres de l'un vont fe rencontrer avec les fibres de l'autre, & s'épanouiffent réciproquement de côté & d'autre fur les deux corps caverneux. Ils font plus bas & plus en dedans que les racines de ces corps.

570. J'ai encore démontré deux mufcles acceffoires de ceux-là, & je les regardois alors comme des accélérateurs latéraux, ou

comme les acceffoires des accélérateurs.
Ils font attachés plus bas, & encore en
dedans aux os ifchion, que les premiers
ou précédens, & ils les accompagnent
jufqu'au corps caverneux, où ils les quittent, & s'attachent principalement à l'u-
rethre près la bifurcation du mufcle bulbo-
caverneux.

571. Les mufcles bulbo caverneux, communément dits accélérateurs, forment d'a-
bord un mufcle penniforme par un tendon mitoyen, attaché au bas du ligament interoffeux des os *pubis*, décrit ci-
deffus n°. 183. & à l'union des mufcles
tranfverfes avec les fphincters cutanés de
l'*anus*. De-là ils paffent largement fous
le bulbe de l'urethre, & couvrent ce bulbe
& l'urethre même avec une efpece d'adhérence jufques vis-à-vis la naiffance du ligament fufpenfoire, de maniere que le
tendon mitoyen répond à la cloifon du
bulbe.

572. Enfuite les deux plans charnus fe
féparent & vont obliquement l'un à droite
& l'autre à gauche, de derriere en devant
& de bas en haut, en embraffant les deux
corps caverneux, & s'attachent l'un au
côté de l'un des corps caverneux, & l'autre
au côté de l'autre; le tendon mitoyen eft
fort adhérent au bas de la cloifon du bulbe,
auquel, de même qu'au canal de l'urethre,

plufieurs fibres de ces mufcles font attachées.

573. Les mufcles tranfverfes, que l'on
nomme auffi triangulaires, font deux paquets charnus, oblongs & étroits, attachés
chacun par une extrémité à la racine ou
naiffance de la branche de l'os ifchion.
De-là ils vont tranfverfalement le long du
bord du ligament interoffeux des os *pubis*, dont je viens de parler, jufques fous
la pointe des proftates, où ils fe rencontrent par leurs autres extrémités, & forment pour l'ordinaire comme un mufcle
digaftrique, dont le milieu fert d'attache
commune aux mufcles de l'urethre & aux
fphincters cutanés de l'*anus*.

574. Les mufcles proftatiques fupérieurs
font de petits plans minces, attachés à la
partie fupérieure de la face interne des
petites branches des os *pubis*, d'où ils
vont fe répandre fur les proftates & s'y
attacher. Leurs attaches aux os *pubis* font
à côté de celles des mufcles obturateurs
internes.

575. Les mufcles proftatiques inférieurs
font de petits plans tranfverfes, dont chacun eft attaché à la fymphyfe de la branche
de l'os *pubis* avec la branche de l'os ifchion,
& de-là va tranfverfalement fe rencontrer
& s'unir avec fon pareil fous les proftates,
auxquelles ils fe collent & leur fervent de

sangle ou de suspensoire. On les peut regarder comme de petits transversaux ou transversaux internes, & donner aux autres décrits ci-dessus le nom de grands transversaux ou transversaux externes. Ils ont aussi quelques attaches au point de la concurrence de tous ces muscles dont je viens de parler.

576. ARTERES. Elles viennent principalement des iliaques internes ou hypogastriques, & il y en a aussi qui viennent des iliaques externes & des crurales. Les principales son communément appelées honteuses, les unes internes & les autres externes.

577. Les honteuses externes jettent de chaque côté une branche qui, après être sortie du bassin à côté de l'os *sacrum*, passe par la face interne de la tubérosité des os ischion jusqu'aux racines des corps caverneux, le long de la face interne des muscles ischio-caverneux, appelés communément érecteurs. Elle envoie des ramifications à la tête bulbeuse de l'urethre & aux corps caverneux. Elle en envoie aussi au *scrotum*, de même que l'artere voisine qu'on nomme fessier, & avec laquelle elle communique en passant.

578. Les honteuses internes jettent encore une autre branche qui après avoir four-

ni à l'inteftin *rectum*, à la veffie, aux véfi-
les feminales, aux proftates, & communiqué avec les hémorrhoïdales, paffe fous
l'arcade des os *pubis*, & en partie entre
d'abord dans les corps caverneux, en partie va le long de la convexité fupérieure
de ces corps, en jetant de petites branches
latérales qui les embraffent en maniere de
demi-arcs irréguliers, & les pénetrent auffi
par plufieurs ramifications.

579. Les arteres crurales donnent chacune une branche qui fe gliffe derriere la
veine crurale voifine, & fous le nom
de honteufe externe fe diftribue aux tégumens du pénis, & par des ramifications
collatérales communique avec celle de la
honteufe interne. Ces communications fe
font, non-feulement entre les internes &
les externes d'un côté, mais auffi les unes
& les autres d'un côté s'anaftomofent avec
les unes & les autres de l'autre côté.

580. VEINES. La diftribution des veines
fuit en général celle des arteres, mais avec
plus de ramifications & de communications, ici comme ailleurs. La principale
de ces veines eft celle qui paffe directement fous la fymphyfe des os *pubis* entre
les deux arteres, & occupe tout au long
la rainure fupérieure de l'union des corps
caverneux. Elle eft groffe & fouvent double, rarement triple, mais fans écartement

ment des troncs fubalternes fur la rainure. Elle a plufieurs valvules.

581. Cette groffe veine mitoyenne eft formée par l'union des branches hypogaf-triques, qui après leur trajet fur les deux côtés internes du baffin s'y rencontrent auprès du milieu de l'arcade des os *vubis*. On trouve à cet endroit un *plexus* veineux qui couvre la convexité fupérieure de la première portion de l'urethre avant qu'elle devienne entourée de fon tiffu fpon-gieux.

582. Les vaiffeaux fpermatiques dont j'ai décrit ci deffus la naiffance & la route jufqu'à leur fortie du Bas Ventre, étant parvenus de côté & d'autre vers le tefti-cule, fe divifent principalement en deux paquets, ou trouffeaux, dont l'un eft plus gros que l'autre. Lē plus gros eft antérieur & va au tefticule fe diftribuer par un grand nombre de ramifications capillaires extrê-mement fines, à toute fa fubftance, & aux circonvolutions, plis & replis de tous fes petits canaux.

583. L'autre paquet des vaiffeaux fper-matiques, ou le plus petit eft poftérieur, & va à l'épididyme, auquel il fe diftribue de la même maniere.

584. L'artere fpermatique eft particu-lierement accompagnée d'un rameau de l'artere épigaftrique, qui defcend à côté

d'elle jusqu'au testicule, où elles s'anastomosent reciproquement ensemble. Il y a
quelquefois un petit rameau de l'artere
hypogastrique qui accompagne le canal
déférent jusqu'à l'épididyme, & s'y anastomose avec la spermatique.

585. Nerfs. Les nerfs de ces organes
viennent des nerfs lombaires & des nerfs
sacrés. Ils communiquent avec le grand
nerf sympathique, communément dit l'intercostal, & avec les *plexus* mésentériques.
Ils forment ensemble vers l'arcade des os
pubis à chaque côté un cordon particulier,
qui passe sous cette arcade le long de la
convexité supérieure du corps caverneux
voisin, à côté de l'artere dont j'ai parlé ci-
dessus.

586. A mesure que ces deux cordons
avancent sur les corps caverneux, ils jettent un grand nombre de rameaux qui
embrassent ces corps de tous côtés. Ils
vont entre la peau & la membrane, ou enveloppe ligamenteuse. Ils sont arrangés de
façon que les arteres sont entr'eux & la
grosse veine mitoyenne. Il faut les examiner bientôt après avoir levé la peau, parce
que leurs ramifications disparoissent à mesure qu'elles sechent à l'air.

587. Il y a deux nerfs particuliers qui
accompagnent le cordon des vaisseaux
spermatiques ; l'un vient des nerfs lom-

baires vers l'épine antérieure des os des îles : il fait un contour en sortant du Bas-Ventre à travers les muscles, & en passant il sert à distinguer le muscle cremaster. L'autre de ces deux nerfs vient du *plexus* rénal.

588. Il y en a encore un à chaque côté, qui étant produit de l'union de la seconde, troisieme, & quatrieme paire des nerfs sacrés, mais principalement de la troisieme, sort du bassin par-dessus le ligament ischio-sacré, passe par la partie interne de la tubérosité, & par celle de la petite branche de l'os ischion, & va se distribuer aux corps caverneux, aux muscles qui y appartiennent, & aux parties voisines.

§ XXI. *Les parties naturelles du sexe féminin.*

589. Ces parties sont plusieurs, & sont les unes internes, les autres externes. Il y en a une qui est la principale, & à laquelle toutes les autres, soit externes, soit internes, se rapportent; c'est l'*uterus*, qui est une des parties internes. Les autres parties internes sont les trompes de Fallope, les ovaires, les vaisseaux spermatiques, les ligamens larges, les cordons ou bandes appelées ligamens ronds, & le conduit de l'*uterus*. Les parties externes sont le *pubis*, les aîles, les nymphes, le clitoris,

l'orifice de l'urethre & l'orifice du conduit de l'*uterus*.

590. L'UTERUS. Cette partie est logée entre la vessie & l'intestin *rectum*. C'est un corps intérieurement cave, extérieurement blanchâtre , médiocrement dur , figuré pour l'ordinaire, hors l'état ou le tems de grossesse, à peu près comme une poire applatie & renversée, ayant dans les adultes environ trois travers de doigt en longueur, un travers de doigt en épaisseur, deux en largeur, vers l'une de ses extrémités, & à peine un vers l'autre. Ce volume differe selon l'âge.

591. On donne le nom de fond à la portion la plus large , & celui de col à la plus étroite. Sa situation est oblique, de sorte que le fond est en arriere & en haut, le col en devant & en bas ; les parties larges, ou les faces regardent la vessie & l'intestin *rectum* , & les parties étroites sont latérales.

592. La cavité de l'*uterus* est plate & semblable à un triangle oblong, dont la petite ligne ou côte répond directement au fond de l'*uterus* , les deux grandes lignes ou côtes sont à droite & à gauche, & toutes trois se courbent en dedans vers l'espace qu'elles forment.

593. Des trois angles de cette cavité, les deux qui en terminent le fond le per-

cent à droite & à gauche par des conduits fort étroits, qui peuvent à peine admettre une soie de porc. Le troisieme angle forme un conduit applati & moins étroit qui perce le col de l'*uterus* en long, & sé termine à l'extrémité de ce col par une ouverture transversale.

594. On donne à cette ouverture le nom d'orifice interne de l'*uterus*. Elle est dans l'état ordinaire plus étroite que le conduit du col de l'*uterus* : on n'y peut passer qu'un petit stilet. Au bord de cet orifice se trouvent plusieurs petits trous qui répondent à de petits grains glanduleux, & suintent une lymphe glaireuse.

595. La surface interne de la cavité de l'*uterus* est tapissée d'une membrane très-fine. Elle est assez unie & égale dans sa portion large qui appartient au fond; mais dans la portion étroite qui conduit à l'orifice, elle est ridée d'une maniere particuliere.

596. La portion de cette membrane qui couvre le fond de la cavité, est percée de quantité de petits trous assez sensibles, par lesquels on fait sortir des gouttelettes de sang en pressant tout le corps de l'*uterus*. Elle paroît quelquefois garnie de petits poils très-fins, & comme veloutée. On trouve ces poils & ces trous plus ou moins rouges & teints de sang dans celles qui sont mortes dans le tems des regles.

Z iij

597. Dans la partie étroite & qui répond au col, les faces ou parois font divisées chacune en deux parties latérales par une espece de ligne saillante. Cette ligne longitudinale est plus grosse dans la face supérieure ou antérieure, que dans la face inférieure ou postérieure.

598. Aux deux côtés de l'une & de l'autre de ces lignes longitudinales, il y a des lignes & des rides obliquement transverses, plus ou moins inégales, & disposées en maniere de branches, dont les longitudinales représentent les troncs. Entre ces petites lignes & ces rides, de même qu'aux environs, il y a de petites lacunes, & il en suinte une liqueur mucilagineuse qui bouche l'orifice de l'*uterus*. On trouve dans les intervalles des mêmes rides plusieurs petits grains globuleux & transparens, qu'un Moderne a voulu regarder comme une espece d'œufs.

599. STRUCTURE. Le tissu du corps de l'*uterus* est spongieux, entrelacé de vaisseaux, & fort serré. Son épaisseur est presque égale & uniforme du côté des faces & des bords. Le fond est plus épais au milieu que vers les deux angles, vers lesquels son épaisseur diminue par degrés. L'épaisseur des bords diminue aussi beaucoup vers les angles du fond, mais très-peu vers l'extrémité du col.

600. L'*uterus* est recouvert d'une portion du péritoine qui lui sert de tunique.
Cette portion n'est que la continuation ou
continuité de celle qui recouvre la vessie
& l'intestin *rectum*, & qui depuis la partie postérieure & inférieure de la vessie
remonte sur toute la partie antérieure de
l'*uterus*, passe par-dessus son fond, redescend sur la partie postérieure, & va ensuite
au *rectum*.

601. Cette portion du peritoine fait tout
le long de chaque partie latérale ou bord de
l'*uterus* une duplicature large qui s'étend
de côté & d'autre, plus ou moins directement jusqu'à la partie latérale voisine de la
cavité du bassin, & forme comme une
espece de cloison membraneuse, entre la
moitié antérieure & la moitié postérieure
de la cavité du bassin. Cette cloison qui
est un peu lâche va ensuite continuer avec
le péritoine sur les côtés du bassin.

602. Ligamens larges. On donne à
ces deux duplicatures latérales le nom
de ligamens larges : on les appelle aussi
les ailes de chauvesouris. Le bord supérieur de l'un & de l'autre est en partie
double ou replié, de maniere qu'il en
résulte deux petites duplicatures particulieres, que j'appelle feuillets ou ailerons
des ligamens larges, & dont l'antérieur est plus élevé que le postérieur. Ils

font tous deux lâches & comme flottans.

603. Les lames de toutes ces duplicatures tiennent ensemble par un tiffu cellulaire, à proportion comme les autres duplicatures du péritoine, & elles renferment les trompes de Fallope, les ovaires, une partie des vaiffeaux fpermatiques, une portion des vaiffeaux qui vont au corps de l'*uterus*, les cordons ou bandes qu'on appelle communément ligamens ronds, les nerfs, &c.

604. LES OVAIRES font deux corps blanchâtres, ovales, applatis & longuets, fitués aux côtés du fond de l'*uterus*. Ils y font attachés chacun par une efpece de ligament rond & court, & enveloppés avec ce même ligament dans la duplicature du feuillet ou aileron poftérieur du ligament large.

605. Ils font compofés d'un tiffu fpongieux très-ferré, & de plufieurs petites boulettes ou véficules fort claires, auxquelles on a donné le nom d'œufs. Le tiffu fpongieux environne chacune de ces véficules fort étroitement, & paroît même fournir à chacune une efpece d'écorce, ou de calice fpongieux particulier. Il les faut bien diftinguer d'autres véficules contre nature appelées hydatides.

606. Les ligamens des ovaires font renfermés dans les bord des ailerons, ou feuil-

lets poftérieurs des ligamens larges, à peu
près comme la veine ombilicale l'eſt dans
le bord du ligament antérieur ou ligament
ombilical du foie. Ils ſont comme des cordons ronds & d'un tiſſu filamenteux, attachés par une extrémité au coin du fond
de l'*uterus*, un peu au-deſſus du niveau de
ce fond & un peu en arriere. On les avoit
cru caves, & on les avoit regardés comme
des vaiſſeaux déférens.

607. LES TROMPES DE FALLOPE ſont
deux canaux mollaſſes, coniques & vermi-
formes, ſitués plus ou moins tranſverſalement à chaque côté de l'*uterus*, depuis le
fond de l'*uterus* juſques vers les parties latérales du baſſin, & renfermés dans la duplicature des feuillets ou ailerons antérieurs
des ligamens larges.

608. Elles ſont attachées chacune par
leur extrémité étroite au coin du fond de
l'*uterus*, & s'y ouvrent. Les extrémités ſont
ici fort étroites, & n'admettent gueres
qu'une ſoie plus ou moins groſſe. Enſuite
le diametre des trompes augmente par
degrés juſqu'aux extrémités oppoſées, où
il eſt environ de quatre lignes. Le corps
des trompes va un peu en ſerpentant, &
leurs groſſes extrémités ſont recourbées
vers les ovaires.

609. Les groſſes extrémités des trompes
ſont inégalement arrondies, & ſe terminent

Z v

par un orifice étroit & un peu plissé qui est tourné vers l'ovaire, & qui aussi-tôt s'élargit comme une espece de frange membraneuse, plissée & découpée. On appelle cette frange le pavillon de la trompe de Fallope.

610. La largeur de la frange n'est pas égale partout. Elle est comme ovale par sa circonférence, & la plus longue de ses découpures s'étend jusqu'à l'ovaire & s'y attache. Les plis sont à la concavité du pavillon en maniere de feuillets.

611. Les trompes sont composées de fibres charnues, dont les unes sont longitudinales, les autres obliquement circulaires, toutes garnies & entrelacées d'une autre substance très-fine.

612. L'aile antérieure du ligament large sert d'attache & de tunique commune ou externe à l'une & à l'autre trompe, à peu près comme le mésentere le fait à l'égard des intestins. C'est ce qui rend les trompes plus ou moins flottantes, principalement leurs franges, & fait que leur direction est très-indéterminée dans la plupart des figures.

613. Leur cavité est revêtue d'une membrane mollasse & comme glanduleuse, & est longitudinalement plissée à peu près comme la surface interne de l'œsophage. Ces plis sont plus élevés & plus forts dans

les grosses extrémités qu'ailleurs. Ils sont comme spongieux dans leur épaisseur, & leurs interstices sont plus ou moins mouillés d'une lymphe qui en suinte continuellement.

614. LES VAISSEAUX SANGUINS de ces parties sont de plusieurs sortes, savoir les arteres & les veines hypogastriques, dont les ramifications appartiennent principalement au corps de l'*uterus*, les vaisseaux spermatiques ainsi nommés, & les deux cordons vasculaires appelés vulgairement ligamens ronds, que l'on pourroit plutôt nommer cordons vasculaires de l'*uterus*, ou cordons vasculaires des ligamens larges.

615. Les branches hypogastriques sont des ramifications artérielles & veineuses qui naissent de côté & d'autre de l'artere & de la veine du même nom, gagnent les bords, ou la portion latérale de l'*uterus*, & se distribuent à toutes ses parties, tant internes qu'externes. Elles font partout quantité de contours & d'entrelacemens multipliés.

616. Les arteres d'un côté communiquent ou s'anastomosent sur l'*uterus* & dans l'épaisseur de l'*uterus* avec celles de l'autre côté, & les ramifications artérielles de chaque côté forment entr'elles-mêmes beaucoup d'anastomoses. Les veines

font pareillement quantité de communica-tions de côté & d'autre à proportion. Tous ces vaisseaux communiquent, ou s'anasto-mosent avec les spermatiques & avec les bandes vasculaires des ligamens larges, & avec les hémorrhoïdaux.

617. On démontre clairement des anas-tomoses fréquentes, en faisant des injec-tions, & en soufflant dans les hypogastri-ques, après avoir fait des ligatures con-venables pour empêcher que la liqueur ou le vent n'aille à d'autres parties. Ce sont les extrémités de plusieurs de ces arteres qui aboutissent & s'ouvrent dans la cavité de *l'uterus*, comme il est dit ci-dessus. Les veines ont cela de particulier qu'elles com-muniquent avec les veines hémorrhoï-dales internes, & par conséquent avec la veine-porte.

618. Les vaisseaux spermatiques ont ici à peu près la même origine, le même pro-grès & les mêmes entrelacemens que dans le sexe masculin. Ils ne sortent pas hors du Bas-Ventre, mais ils se jettent dans les ovaires & les trompes, & communiquent avec les hypogastriques & les cordons vas-culaires des ligamens larges. Les veines font fort nombreuses à proportion des ar-teres. Ces vaisseaux spermatiques se rami-fient aussi latéralement, & paroissent com-muniquer avec les méfaraïques de la veine-porte.

619. Les cordons vasculaires, communément appelés ligamens ronds, sont deux longs trousseaux d'arteres & de veines fort menues, entrelacées & liées ensemble par un tissu cellulaire très-fin, lesquelles glissent dans l'épaisseur de la grande duplicature des ligamens larges, depuis l'un & l'autre coin du fond de l'*uterus*, jusqu'aux ouvertures annulaires du Bas-Ventre.

620. Dans tout ce trajet chaque trousseau fait une élévation, ou saillie sur la face antérieure de la duplicature de l'un & de l'autre ligament large, de sorte que la lame du même côté, c'est-à-dire, l'antérieure, donne au trousseau vasculaire une espece de tunique, & le fait paroître comme un cordon particulier appliqué & collé à la face antérieure de la duplicature.

621. Ces cordons paroissent naître de la communication des vaisseaux spermatiques avec les vaisseaux hypogastriques, & pourroient être regardés comme une continuation particuliere des vaisseaux spermatiques. L'arrangement de leurs attaches aux coins du fond de l'*uterus* par rapport à celle des trompes de Fallope & des ligamens des ovaires qui sont presque au même endroit, est tel que les trompes sont les plus élevées, les ligamens des ovaires sont en arriere, & les cordons ap-

p.lés ligamens ronds font en devant, &
un peu plus bas que les ligamens des
ovaires.

622. Ils prennent enfuite une route à
peu près femblable à celle des vaiffeaux
fpermatiques de l'homme, fortent du baffin par les ouvertures des mufcles du Bas-
Ventre, jufqu'à la partie fupérieure &
prefque moyenne des aîles, où ils dif-
paroiffent dans la graiffe. On pourroit
foupçonner que ces vaiffeaux fourniffent
la matiere des lacunes dont il fera parlé
ci-après. En fortant du Bas-Ventre ils font
accompagnés d'une continuation du tiffu
cellulaire du péritoine, à peu près comme
le cordon fpermatique dans l'homme, &
d'un trouffeau de fibres charnues comme
une efpece de cremafter.

623. Nerfs. Vaisseaux lymphatiques. Conduits laiteux. Outre tous ces
vaiffeaux on trouve des nerfs & des vaiffeaux lymphatiques, auxquels on peut
ajouter des conduits laiteux que l'on y
découvre dans l'état d'une groffeffe avancée. Les nerfs viennent des lombaires,
des facrés, & du grand nerf fympathique,
à peu près comme dans l'homme. Les
vaiffeaux lymphatiques rampent principalement dans les tuniques qui font des
continuations du péritoine. A l'égard des
conduits laiteux, j'en parlerai ailleurs,

de même que des fibres particulieres, dont l'épaisseur des parois de l'*uterus* paroît être entrelacée dans l'état de grossesse, & dont les plus internes étant dans cet état arrangées en maniere de tourbillons, ont donné lieu à M. Ruysch d'en faire une description particuliere sous le nom de muscle orbiculaire de l'*uterus*.

624. LE PUBIS. C'est ainsi qu'on appelle l'éminence large qui est extérieurement au bas de l'hypogastre dans l'intervalle des deux aînes, auquel endroit, après un certain âge de la jeunesse, il croît une espece de poil appelé en latin *pubes*, & à peu près semblable à celui qui se trouve sous les aisselles. Cette éminence n'est qu'une épaisseur particuliere de la membrane adipeuse, plus ou moins remplie de graisse, qui couvre la partie antérieure des os *pubis*, & quelques petites portions des muscles voisins.

625. LE SINUS. LES AILES. Les anciens ont appelé *sinus* l'ouverture longitudinale qui descend directement au bas, depuis la partie moyenne & inférieure du *pubis*, jusqu'à environ un pouce de distance de l'*anus*. Ils ont donné aux parties latérales de la cavité le nom d'ailes, nom plus convenable que celui de levres, qui est du langage vulgaire. Les endroits où les ailes se joignent en haut & en bas sont appelés

commiſſures. On les peut auſſi nommer ſimplement les extrémités, ou les angles du *ſinus*.

626. Les ailes ſont plus ſaillantes & épaiſſes en haut qu'en bas, & plus jointes ou approchées en bas qu'en haut. Elles ſont principalement compoſées de peau, d'un tiſſu ſpongieux, & de graiſſe. La peau qui les couvre extérieurement n'eſt que la continuation de celle du *pubis* & des aînes. Elle eſt plus ou moins égale & parſémée de pluſieurs petits grains glanduleux, dont on peut exprimer une matiere cérumineuſe blanchâtre, & elle eſt auſſi recouverte dans un certain âge, de la même maniere que le *pubis*.

627. La face interne des ailes reſſemble en quelque façon à la partie rouge des levres de la bouche. Elle eſt diſtinguée tout autour de l'externe par une eſpece de ligne, à peu près comme la portion rouge des levres eſt diſtinguée de la peau voiſine. Elle eſt de même plus mince & plus unie que la peau externe. On y obſerve un grand nombre de pores, & dans ſon épaiſſeur quantité de petits grains glanduleux qui fourniſſent une liqueur plus ou moins ſé-bacée. Ces grains ſont encore plus gros vers le bord que vers le dedans.

628. LACUNES. Vers le bord interne de l'une & de l'autre face interne à chaque

côté de l'orifice du conduit de l'*uterus*, dont il sera parlé ci-après, se trouve un petit trou plus visible que tous les autres. Ces deux petits trous sont appelés lacunes. Ils répondent par deux petits tuyaux à deux corps folliculeux situés dans l'épaisseur interne des ailes, & regardés comme de petites prostates, à peu près semblables aux petites prostates ou glandes prostatiques de l'homme. Quand on les presse il en sort une liqueur visqueuse.

629. Au-dessus de la commissure supérieure il descend de la petite branche de chaque os *pubis* un ligament mince & plat, qui pénetre la graisse & l'épaisseur de l'une & de l'autre aile, & s'y perd insensiblement vers le bord. On les peut regarder comme ligamens suspensoires des ailes. La commissure inférieure des ailes est très-mince, à peu près comme un ligament membraneux, & forme en bas avec la partie voisine de leur face interne, une fossette appelée fossette naviculaire, ou fossette scaphoïde. Les plans de ces deux ligamens sont presque parallèles. Entre la commissure inférieure des ailes & l'*anus* il n'y a environ qu'un grand travers de doigt appelé périné.

630. Les autres parties externes sont situées & cachées dans le *sinus* entre les deux ailes. Directement au-dessous de la com-

missure supérieure des ailes est le clitoris
avec son couvercle, appelé prépuce. Un
peu après en descendant se trouve l'orifice
de l'urethre. Ensuite plus bas est l'orifice
du grand conduit de l'*uterus*. La circonférence de cet orifice est bordée, ou par un
cercle membraneux appelé hymen, ou par
des portions charnues nommées caroncules myrtiformes. A chaque côté du clitoris commence un repli fort saillant en
maniere de crête, qui descend obliquement à côté de l'orifice de l'urethre, & se
termine à côté de l'orifice du grand conduit. On appelle ces deux replis nymphes,
& on les peut aussi nommer les crêtes du
clitoris. A chaque côté de l'orifice du grand
conduit est le petit trou prostatique dont il
est parlé ci-dessus.

631. Le clitoris paroît d'abord sans
dissection comme un petit gland, excepté
qu'il n'est pas percé. Il est recouvert en
dessus & latéralement d'une espece de prépuce formé par un repli particulier d'une
portion de la face interne des ailes. Ce
repli ou prépuce paroît glanduleux & suin-
ter une humidité. Il est grenu à sa face
interne.

632. Par la dissection du clitoris on y
découvre encore un tronc & deux branches
à peu près comme dans le *penis* ; le tout
pareillement composé d'un tissu spongieux

ou caverneux & de tuniques ou membranes fort élastiques, mais sans urethre. Ce tissu se gonfle de même par le souffle & par l'injection anatomique de l'artere, &c. L'épaisseur du tronc est aussi partagée en parties latérales par une cloison mitoyenne, depuis sa bifurcation jusqu'au gland, où elle s'efface insensiblement.

633. La bifurcation du tronc est sur le bord de l'arcade cartilagineuse des os *pubis*. Les branches qui sont aussi comme les racines du corps caverneux, sont de même attachées chacune au bord de la branche inférieure de l'os *pubis* voisin, & s'étend intérieurement sur la petite branche de l'ischion, où elle se termine peu à peu, quoiqu'une portion du tuyau membraneux paroisse dans quelques unes s'étendre jusqu'à la tuberosité.

634. Le tronc du clitoris est soutenu par un ligament suspensoire proportionné, qui est attaché à la symphyse des os *pubis*, & renferme ce tronc dans sa dublicature, à peu près comme dans l'autre sexe.

635. Il y a quatre muscles, ou trousseaux de fibres charnues attachées au tronc du clitoris, deux à chaque côté. L'un des deux de chaque côté descend le long du corps caverneux voisin, le

couvre antérieurement , & s'attache ensuite par une portion tendineuse ou aponévrotique , en partie à l'extrémité du
corps caverneux , & en partie plus bas à
la tubérosité de l'os ischion. On donne à
ce muscle & à son pareil le nom d'érec-
teur ; celui d'ischio-caverneux est plus convenable.

636. L'autre muscle de chaque côté est
immédiatement au-dessous : il descend à
côté de l'urethre & du grand conduit de
l'*uterus* , en s'élargissant jusqu'au sphincter de l'*anus* , auquel il se termine en partie à peu près comme celui qu'on appelle communément accélérateur dans
l'homme.

637. Ce muscle & son pareil de l'autre
côté embrassent ensemble latéralement &
fort près l'urethre & une portion du grand
conduit. Il devient fort large en descendant, & se répand jusqu'en bas sur les parties latérales du grand conduit ; de sorte
que plusieurs Anatomistes ont regardé ces
deux muscles comme une espece de sphincter ou de ceinture musculaire. Tous ces
muscles, principalement les deux derniers,
sont souvent très-garnis , & même tout
couverts de graisse.

638. Les vaisseaux sanguins du clitoris
viennent principalement des vaisseaux hypogastriques. Les nerfs sont fournis par

a feconde & la troifieme paire des nerfs facrés, & par leur moyen communiquent avec le *plexus* méfentérique inférieur, & avec les grands nerfs fympathiques.

639. LES NYMPHES. On les peut auffi nommer les crêtes du clitoris, les petites ailes, ou ailes internes. Ce font deux re-blis fort faillans de la peau interne des grandes ailes ou ailes externes, lefquels s'étendent depuis le prépuce du clitoris jufques vers les deux côtés de l'orifice du grand conduit. Elles font d'abord fort étroi-tes, comme en pointe, deviennent plus lar-ges en defcendant, & fe rétréciffent de nouveau à leur extrémité inférieure.

640. Leur tiffu eft fpongieux. Elles font glanduleufes dans leur épaiffeur, & les grains glanduleux n'y font pas imper-ceptibles. Leur fituation eft oblique, de forte que leurs extrémités fupérieures s'approchent; & les inférieures s'écartent. Elles font plus ou moins flétries dans les femmes.

641. L'URETHRE. C'eft ainfi qu'on ap-pelle le conduit urinaire. Son orifice eft dans l'intervalle des nymphes, fous le gland du clitoris. Il eft comme une efpece de bourlet, un peu ridé, & picoté de plufieurs petites lacunes, dont on peut exprimer un fuc plus ou moins vifqueux ou mucilagineux. Cet orifice eft quelque-

fois un peu tiré en dedans, dans la groffeffe.

642. Le corps de l'urethre eft un conduit fpongieux, à peu près comme dans
l'homme, mais fort court, placé directement au deffous du tronc du clitoris, &
au-deffus du grand conduit de l'*uterus*,
de forte qu'il eft directement entre deux,
avec adhérence à l'un & à l'autre par des
membranes filamenteufes. Il paffe fous
l'arcade cartilagineufe des os *pubis*, &
aboutit au col de la veffie par une embouchure oblique. Il eft légerement courbé en
bas entre fes deux extrémités.

643. La membrane interne de l'urethre
eft un peu pliffée, & elle eft percée de petits trous qui répondent à des follicules
cachées dans fon épaiffeur, comme chez
l'homme. En foufflant dans un de ces
trous, on voit le vent foulever un petit
canal qui va de dehors en dedans, & fe
terminer en quelques endroits en maniere
d'ampoule. Quand on les preffe, il en fort
une liqueur vifqueufe.

644. La continuation de cette membrane
qui revêt le col de la veffie, fait auffi des
rides plus ou moins égales, mais celle qui
tapiffe la cavité de la veffie eft inégalemen
ridée quand la veffie eft vide.

645. LE GRAND CONDUIT DE L'UTERUS
Le grand conduit de l'*uterus* a été appel

autrefois le col de l'*uterus*. Il eſt ſitué au-deſſous de l'urethre & au-deſſus de l'extrémité de l'inteſtin *rectum*. Il eſt poſé un peu obliquement, étant plus élevé au dedans & en arriere, qu'au dehors, ou en devant.

646. Son extrémité interne ou poſtérieure s'unit à l'extremité du corps de l'*uterus*, & en embraſſe l'orifice à peu près comme l'inteſtin *duodenum* s'attache autour du pylore, ou comme l'inteſtin *cæcum* avec le colon, autour de l'extrémité de l'*ileum*.

647. Son extrémité antérieure forme le grand orifice qui paroît au-deſſous de l'orifice de l'urethre & au deſſus de la foſſette de la commiſſure inférieure des ailes.

648. Le corps du conduit eſt principalement compoſé d'un tiſſu ſpongieux, entrelacé de quantité de vaiſſeaux ſanguins. Il a pour l'ordinaire à proportion plus de longueur & moins de largeur, ou diametre dans les filles que dans les femmes.

649. La ſurface interne ou concavité du conduit eſt plus ou moins ridée tranſverſalement, & revêtue d'une membrane particuliere. Les rides ſont formées par des éminences longues, étroites & courbées comme par autant de portions d'arcades poſées fort près les unes des autres, & ar-

rangées de maniere qu'elles divisent la concavité du conduit en deux faces, l'une supérieure & l'autre inférieure.

650. La rencontre des arcades, ou rides supérieures avec les inférieures par leurs extrémités forme une espece de raphé ou couture irréguliere à droite & à gauche. Les unes & les autres de ces arcades font quelquefois entrecoupées par leur milieu, & divisées en deux demi-arcades. Cela varie.

651. En général ces arcades font fort considérables dans la jeunesse & dans les filles. Elles deviennent plus superficielles dans les femmes, & s'effacent plus ou moins par les accouchemens.

652. L'extrémité interne ou postérieure du grand conduit environne l'orifice de l'*uterus* un peu obliquement, de maniere que la paroi supérieure du conduit est fort près de l'orifice de l'*uterus*, & que la paroi inférieure en est éloignée, ce qui fait paroître l'extrémité de l'*uterus* plus avancée dans le conduit en bas qu'en haut.

653. LE CERCLE MEMBRANEUX. L'extrémité antérieure ou externe du grand conduit est dans les vierges, surtout dans la jeunesse & avant les regles, ordinairement bordée d'un repli membraneux plus ou moins circulaire, plus ou moins large, plus ou moins égal, quelquefois sémilunaire

naire, qui laisse une ouverture très-petite dans les unes, plus grande dans les autres, mais rend pour l'ordinaire l'orifice externe du grand conduit en général plus étroit que le diametre de sa cavité. Ce repli est appelé hymen. Il est formé par la rencontre de la membrane interne du grand conduit avec la membrane ou peau de la face interne des grandes aîles. Il représente un cercle membraneux plus ou moins large & quelquefois inégal.

654. CARONCULES. Le cercle membraneux se trouve pour l'ordinaire rompu après le mariage consommé. Il s'efface par l'accouchement, & pour lors il n'en reste ordinairement que les deux lambeaux irréguliers, qu'on nomme caroncules myrtiformes, à cause de quelque ressemblance avec des feuilles de myrte. Le cercle peut encore souffrir quelque dérangement par des regles abondantes, par des accidens particuliers, par imprudence, ou par légéreté.

655. PLEXUS RETIFORME. Chaque côté de la portion antérieure du grand conduit est recouverte extérieurement d'un *plexus* caverneux & vasculaire, mince & large, qu'on nomme *plexus* rétiforme de ce conduit. Ces deux plans descendent de côté & d'autre du clitoris derriere les nymphes, & en passant couvrent aussi l'urethre en

maniere de collet, avant que de se répandre sur le grand conduit.

656. Ce *plexus* est collé à la face interne de la ceinture musculaire, qu'on prend pour des muscles accélérateurs ou constricteurs, de sorte qu'ils sont entre ces muscles ou la ceinture musculaire & les parties latérales de l'urethre & du grand conduit.

657. Le tissu du *plexus* se gonfle par le souffle comme une rate mollasse, & à peu près comme celui du clitoris, avec lequel il paroît même communiquer. C'est ce qui a donné lieu d'appeler les portions latérales de ce *plexus* rétiforme les jambes internes du clitoris. C'est une espece de *rete mirabile* des vaisseaux, qui viennent principalement des hypogastriques.

658. *Nota.* A chaque côté du fond du bassin, dans l'un & l'autre sexe, environ vis-à vis la partie inférieure de la vessie, il se trouve un ligament aponévrotique ou tendineux, qui traverse la surface interne du muscle obturateur interne de devant en arriere. L'extrémité antérieure de ce ligament est attachée à côté de la partie moyenne de la symphyse des os *pubis.* L'extrémité postérieure est attachée à la partie moyenne du ligament sacro-sciatique, dont il est parlé dans le Traité des Os Frais.

659. Un peu au deſſus de l'allongement qu'on appelle le col de la veſſie, il y a une autre expenſion ligamenteuſe à chaque côté de la veſſie. Cette expenſion eſt étroite en devant, & attachée à l'extrémité antérieure du ligament dont je viens de parler. Elle eſt large en arriere, & attachée à côté de la veſſie.. On peut regarder ces deux ſortes d'expenſions latérales comme des ligamens particuliers de la veſſie, qui l'attachent à la face interne de l'un & de l'autre os *pubis*.

660. A la portion antérieure de l'un & de l'autre ligament de la veſſie, eſt attaché un trouſſeau particulier de fibres charnues, qui montent obliquement ſur la face antérieure de la veſſie. Celles d'un côté ſe rencontrent là avec celles de l'autre côté, & y forment enſemble en ſe croiſant une eſpece d'entrelacement muſculeux, & s'uniſſent avec les fibres de la veſſie les plus tranſverſales.

661. Ces deux trouſſeaux de fibres charnues forment en partie, & peut-être principalement ce qu'on appelle le ſphincter de la veſſie. Pour en avoir une vraie idée, il faut les examiner dans leur ſituation & dans leur connexion naturelle. Quand on détache une veſſie de ſa place naturelle, ſelon la méthode ordinaire de diſſéquer, on coupe d'abord ces trouſ-

seaux, qui aussi-tôt perdent leur direction & paroissent comme des fibres transverses, lesquelles ceux qui ne les connoissent pas prennent pour des portions d'un sphincter orbiculaire.

662. Dans l'homme ces deux trousseaux s'attachent en partie aux prostates; dans la femme ils sont fort larges & paroissent quelquefois doubles à chaque côté, l'un au-dessus de l'autre. Ces trousseaux sont de vrais muscles attachés par de petits tendons à côté de la symphyse des os *pubis*.

Fin du Tome troisieme.

PLANCHE I. Tome III, & marquée au bas Table A A. qui est la XXV. D'EUSTACHIUS.

EXPLICATION de M. LANCISI.

LE cœur attaché à la veine cave.

b. La veine jugulaire externe du côté droit, coupée.

c. La veine jugulaire interne.

d. d. Les veines souclavieres.

e. e. Les veines axillaires.

f. f. La veine céphalique du côté droit, & celle du côté gauche.

g. g. Les veines médianes.

h. La veine basilique droite.

i. i. Les arteres &' les veines rénales, ou émulgentes.

h. h. Le trajet de l'aorte cachée par le diaphragme, qui est ici vu en dessus.

l. Les arteres & les veines iliaques, qui en descendant deviennent crurales, &c.

m. Les vaisseaux honteux.

Explication ajoutée.

n. L'arcade palmaire de la main droite.

o. Autre distribution des vaisseaux de la main gauche.

p. L'arc ou le contour du tronc général de l'aorte.

P. L'aorte inférieure.

q. Veine cave supérieure.

r. Veine cave inférieure dans son trajet par le diaphragme.

s. Veine cave inférieure après son trajet derriere le foie.

t. Veine iliaque gauche.

u. u. Arteres & veines crurales, ou crurales supérieures.

x. x. Arteres & veines crurales inférieures, ou tibiales.

y. y. y. y. L'os de l'un & de l'autre tibia.

ʒ. ʒ. Le tendon coupé du muscle grêle antérieur, ou droit antérieur.

1. 1. 1. 1. Le muscle vaste externe renversé.

2. 2. Le vaste interne.

3. 3. Le crural.

4. 4. Le muscle du *fascia lata* renversé, dont on voit ici des filamens en bas qui marquent le détachement de l'aponévrose.

5. 5. Le pectiné, (selon Albinus) les trois portions supérieures, du triceps.

6. 6. Les reins.

7. 7. Le muscle grand dorsal.

8. 8. Le trapeze.

9. 9. Le deltoïde.

10. 10. Le biceps.

11. 11. Le grand anconé, communément extenseur long.

12. 12. Le long supinateur.

13. Le cubital externe.

14. Le radial interne coupé.

15. Le cubital grêle, ou palmaire coupé.

16. Le cubital interne coupé.

*. Veine jugulaire & artere carotide.

**. Veines frontales.

17. Arteres temporales.

18. Arteres occipitales.

19. Muscle sublime, ou fléchisseur des secondes phalanges, coupé.

20. 20. Les muscles grands jumeaux.

21. 21. Le muscle soléaire

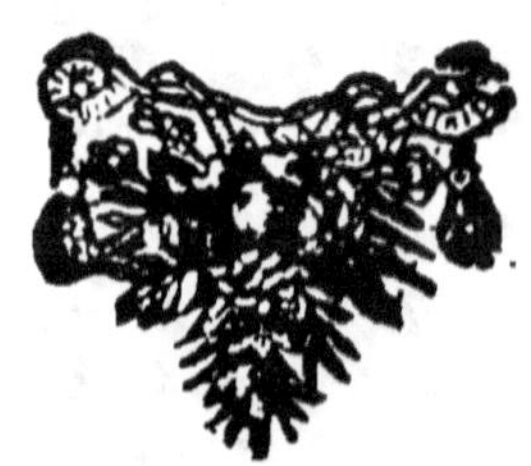

PLANCHE 2. Tome 3. & marquée en bas Tab. BB. qui est la XVIII d'EUSTACHIUS.

EXPLICATION DE M. LANCISI.

FIGURE II.

a. a. Les nerfs olfactifs.

b. b. Les nerfs optiques, coupés.

c. c. Les nerfs moteurs.

d. d. Les nerfs, dits pathétiques.

e. La protubérance annulaire.

f. f. Les trois branches de la cinquieme paire.

g. g. La sixieme paire.

h. h. Les nerfs auditifs, leurs deux portions.

i. i. i. i. L'origine de la huitieme paire.

k. k. k. k. Les progrès de la huitieme paire.

m. m. Les nerfs recurrens.

x. Le nerf gauche de la neuvieme paire.

v. Le nerf droit de la neuvieme paire.

p. Les corps pyramidaux.

q. La dixieme paire coupée, selon Lancisi, qui explique ainsi ces deux petits points blancs.

Mais comme ces deux marques ne paroissent point dans les quatre autres figures du cerveau, cette explication n'est pas fondée.

r. r. L'extrémité supérieure des nerfs, vulgairement appelés intercostaux, & que M. Lancisi dit pouvoir être regardés comme une onzieme paire.

s. s. s. Le gros tronc de ces nerfs.

t. u. u. Le nerf accessoire de la huitieme paire, & sa communication avec la troisieme paire des vertébraux.

x. x. x. Les nerfs diaphragmatiques, dont le gauche est naturellement plus long que le droit.

y. ouverture inférieure de l'entonnoir.

z. z. Nerfs qui vont aux testicules, à l'uterus, &c.

Explication ajoutée.

1. 1. Nerfs brachiaux.
2. 2. &c. Communication des nerfs vertébraux avec les nerfs communément dits intercostaux.
3. 3. Nerfs cruraux & sciatiques.

FIGURES I & III.

Depuis *a* jusqu'à *k*, comme dans la précédente, ou seconde figure.

l. Nerf accessoire de la huitieme paire, ou nerf spinal, avec ses différentes origines.

m. La corde du tambour.

n. Communication de la portion dure du nerf auditif avec le nerf maxillaire inférieur.

o. Nerf oculaire, communément nerf ophthalmique.

p. Nerf maxillaire supérieur.

q. Nerf maxillaire inférieur.

FIGURES IV & V.

Ce sont les mêmes que la I. & la II. excepté la coupe des nerfs.

PLANCHE 3. Tome III.

FIGURE I,

Où est représenté la distribution de la huitieme paire des Nerfs du Cerveau, celle de la paire qui porte le nom de Nerfs intercostaux, & celle des principaux Nerfs de la Moelle Epiniere.

LA FIGURE 1 représente la distribution de la huitieme paire des nerfs du cerveau, & celle de la paire des nerfs intercostaux, selon la description de M. Vieussens.

A A Représente de chaque côté le tronc du nerf de la cinquieme paire.

B B La grande branche antérieure du nerf de la cinquieme paire.

C C La grande branche postérieure de la cinquieme paire.

D D Le tronc du nerf de la sixieme paire.

a a Le tronc du nerf intercostal.

E E Le tronc du nerf de la huitieme paire.

b b Le nerf spinal, ou l'accessoire de la huitieme paire, lequel sortant du crâne est couvert de la même capsule ou gaîne que la huitieme paire ; en sorte qu'il semble être uni à cette paire : mais aussi-tôt qu'il est sorti du crâne, il l'abandonne à la marque *o o.*

c c Le nerf de la neuvieme paire.

d d Les filets du nerf de la neuvieme paire, qui se perdent dans les glandes qui occupent les parties postérieures des Mâchoires.

e e Le nerf de la dixieme paire.

f f La branche du nerf de la cinquieme paire qui se distribue à la langue, à l'exception de ses petits rameaux, marqués *g g g,* qui se terminent aux glandes maxillaires.

h h Un filet de la portion dure du nerf de la septieme paire , qui fe confond avec la branche du nerf de la cinquieme paire , marquée *ff*, & qui fe diſtribue avec elle dans la langue.

i i Le nerf de la premiere paire cervicale.

k k Petite branche de la premiere paire du cou, qui s'inſére dans la branche marquée *ff* du nerf de la cinquieme paire , & fe diſtribue avec elle à la langue.

l l Petit rameau du nerf de la premiere paire du cou, dont le filet *m* s'inſére au nerf de la feconde paire du cou ; & le filet *n* fe diſtribue aux muſcles obliques fupérieurs & inférieurs de la tête.

o o Un filet par l'entremiſe duquel il y a communication entre le nerf de la huitieme paire du cerveau, & la portion dure du nerf de la feptieme.

p Une branche du nerf de la huitieme paire , dont le filet marqué *q* s'unit avec le ganglion cervical fupérieur du nerf intercoſtal , & s'inſére enfuite dans le muſcle long du cou ; & le filet marqué *r* fournit de petits rameaux à quelques muſcles du *larynx* , du *pharynx* , & de l'os hyoïde.

s s Un petit rameau de la branche *p*, repréſenté un peu plus gros qu'il n'eſt, & qui s'unit avec le nerf récurrent.

F F Le cartilage ſcutiforme, ou tyroïde , qui compoſe la partie antérieure de la trachée - artere.

G G La trachée-artere coupée tranſverſalement un peu au-deſſus des poumons.

H H Le *plexus* ganglioforme cervical du nerf de la huitieme paire de chaque côté, auquel *plexus* le nerf de la premiere paire du cou donne un filet.

t t Un rameau du nerf de la huitieme paire, dont les filets coupés, & marqués *u u*, fe joignent avec le nerf de la feconde paire du cou ; & les autres filets fe diſtribuent aux muſcles ſcalene, maſtoïdien, coraco - hyoïdien , ſterno-hyoïdien & ſterno - thyroïdien , & aux tégumens qui ſont au-deſſus, à l'exception de quelques filets qui entourent diverſement les veines du cou, & fur-tout les veines jugulaires, & fe terminent aux membranes voifines.

11. Le *plexus* ganglioforme thorachique du nerf de la huitieme partie de chaque côté.

x Le nerf récurrent droit.

y Le rameau du nerf gauche de la huitieme paire, qui produit non-feulement le nerf récurrent gauche, mais donne encore le filet 1 au *plexus* cardiaque fupérieur, & un autre marqué 2. au cœur, & à fon oreillette gauche.

3. Le petit rameau du filet marqué 2. qui fe diftribue fur la région antérieure du cœur, autour de fon côté gauche.

4. Un autre petit rameau du filet marqué 2. qui fe difperfe fur l'oreillette gauche du cœur.

5. Un rameau de la branche droite du nerf de la huitieme paire, qui fournit le filet marqué 6. aux tuniques de l'aorte.

7. 7. Les branches du rameau marqué 5. coupées, qui fe diftribuent dans l'intérieur des lobes du poumon.

8. Un filet du rameau marqué 5 qui fe termine au

plexus cardiaque fupérieur.

9. Le tronc du rameau marqué 5. dont la branche marquée 10. s'infere à la partie droite du péricarde, laquelle occupe la partie poftérieure du cœur; & la branche marquée 11. entoure en forme d'anneau la veine-cave fupérieure, à l'endroit où elle s'ouvre à la partie fupérieure de l'oreillette droite du cœur; & cette branche s'y termine, après avoir donné de petits filets marqués 12. 12. 12. à la même oreillette.

13. 13. Les branches du nerf de la huitieme paire, dont les filets qui paroiffent ici coupés, forment par leur entrelacement les *plexus* pulmonaires.

14. Un petit rameau du nerf droit de la huitieme paire, lequel fe diftribue à l'oreillette droite du cœur.

15. 15. 15. Des rameaux du nerf gauche de la huitieme paire, qui fe diftribuent en partie aux tuniques de l'œfophage, & en partie au cœur.

16. 16. Deux petits *plexus* ganglioformes que l'on

remarque quelquefois au nerf gauche de la huitieme paire.

17. Division du nerf gauche de la huitieme paire, en trois rameaux, qui se réunissent bientôt après en un même tronc.

18. 18. Les nerfs de la huitieme paire qui sortent de la partie postérieure du cœur, lesquels communiquent ensemble au moyen du petit rameau marqué 19.

20. 20. Les filets des deux nerfs de la huitieme paire qui se distribuent à l'orifice supérieur de l'estomac.

21. 21. Trois petits rameaux du nerf droit de la huitieme paire, qui communiquent entre eux, & qui après avoir donné les filets marqués 22. 22. 22. 22. &c. à la partie supérieure & postérieure de l'estomac, se joignent vers le pylore, avec quelques filets qui partent du *plexus* ganglioforme ou ganglion sémi-lunaire droit, & forment ensemble le *plexus* hépatique, marqué 60. 60.

23. Un petit rameau du nerf droit de la huitieme paire, dont les filets se distribuent à la partie supérieure & antérieure de l'estomac, à l'exception des petits filets marqués 24, qui se terminent, en partie au pylore, en partie au *pancréas*, & en partie aux conduits biliaires.

25. Le tronc du nerf gauche de la huitieme paire, représenté ici un peu plus petit qu'il ne faut, qui se divise en plusieurs branches au-dessus du diaphragme, & se joignant aux filets marqués 26. qui viennent du *plexus* ganglioforme sémi-lunaire gauche, forme avec eux le *plexus* stomachique, & se termine enfin aux *plexus* mésentériques.

27. Une branche du nerf gauche de la huitieme paire, laquelle branche se divise en filets qui se distribuent à la partie inférieure du ventricule, qu'elle occupe ; à l'exception des filets marqués 28. 28. qui se terminent au pylore.

K La partie antérieure du cœur dénuée du péricarde & des vaisseaux sanguins.

L L'oreillette droite du cœur.

M L'oreillette gauche du cœur.

N La veine cave supérieure coupée près de l'oreillette droite.

O La veine cave inférieure coupée un peu au-deſſus du diaphragme.

P L'artere pulmonaire coupée près de ſon origine.

Q Q Le tronc de l'aorte diviſé en deux parties, qui ſont ici repréſentées un peu éloignées l'une de l'autre, afin qu'on puiſſe voir le *plexus* cardiaque ſupérieur, qui eſt ſitué entre l'aorte & la trachée-artere.

R La branche droite du tronc de l'aorte deſcendante.

S Le commencement de la carotide droite, coupé.

T Le commencement de l'artere vertébrale droite, coupé.

V L'artere ſous-claviere droite, coupée.

X La branche gauche du tronc de l'aorte aſcendante, qui ſe diviſe d'abord en deux plus petites branches, dont l'intérieure, marquée Y, qui eſt la plus petite, forme l'artere carotide gauche, & l'extérieure, qui eſt la plus groſſe, ſe termine en produiſant l'artere

vertébrale gauche, marquée Z, & l'artere ſous-claviere gauche, marquée &.

† Le tronc de l'aorte deſcendante, coupé.

♃ Le ganglion cervical ſupérieur du nerf intercoſtal de chaque côté.

Δ Un filet qui ſort du ganglion cervical ſupérieur du nerf intercoſtal, & qui par l'entremiſe de deux petits rameaux marqués 29. 29. communique avec le nerf gauche de la huitieme paire, puis ſe portant en bas, va ſe rendre ſur la partie antérieure du péricarde, & s'y diſtribue.

30. Le filet marqué Δ, coupé près de la baſe du cœur.

31. 31. 31. 31. Les filets du nerf intercoſtal, qui ſe perdent dans le muſcle long du cou, & dans le muſcle ſcalene.

34. Le petit rameau du nerf intercoſtal, qui s'inſere dans le ganglion thorachique de ce nerf.

33. Le filet du nerf intercoſtal, qui entoure la veine jugulaire externe, & ſe termine dans les membranes voiſines.

Δ Δ Le ganglion cervical inférieur du nerf intercoſtal de chaque côté.

34. Un petit rameau qui ſort du ganglion cervical inférieur du nerf intercoſtal droit , & qui tendant en bas perce le péricarde ; & après l'avoir percé , & s'être joint à un petit nerf qui vient du *plexus* cardiaque ſupérieur , fournit le filet marqué 35. aux tuniques de l'aorte : enſuite après avoir paſſé par-deſſus le tronc de l'artere pulmonaire , il ſe diviſe en de petits filets marqués 36. 36. 36. &c. qui ſe diſtribuent à la partie antérieure du cœur.

39. 37. Le ganglion thorachique du nerf intercoſtal de chaque côté.

38. Un petit rameau qui vient de la partie inférieure du ganglion thorachique du nerf intercoſtal droit lequel rameau s'infére dans le nerf droit de la huitieme paire

39. 39. Deux petits rameaux qui viennent de la partie inférieure du ganglion thorachique du nerf intercoſtal gauche, deſquels le ſupérieur produit trois filets , dont les deux ſupérieurs mar-

qués 40. 40. qui ſont ici coupés , ſe diſtribuent à l'œſophage & à la trachée-artere ; & le troiſieme filet marqué 42. s'unit au nerf gauche de la huitieme paire. Le rameau inférieur marqué 39 donne un filet 41. qui eſt ici coupé ; lequel ſe diſtribue à l'œſophage. Enfin les deux petits rameaux 39. 39 ayant jeté les filets dont on vient de parler , ſe portent vers la région moyenne de la poitrine ; & lorſqu'ils ſont parvenus à la partie poſtérieure de l'aorte , ils ſe diviſent en pluſieurs filets qui communiquent les uns avec les autres , puis avec quelques filets des nerfs de la huitieme paire , qui s'entrelaçant avec eux , forment un *plexus* conſidérable marqué 43.

43. Le *plexus* cardiaque ſupérieur qui eſt beaucoup plus grand que l'inférieur.

44. 44. 44. 44. De petits filets qui partent des deux côtés du *plexus* cardiaque ſupérieur , leſquels ſe diſperſent à la partie interne des lobes du poumon , & aux glandes

qui font fituées à la partie fupérieure de ce vifcere, derriere la trachée-artere.

45. 45. 45. De petits filets qui viennent du *plexus* cardiaque fupérieur, lefquels, auffi-bien que les filets, ci-deffus 44. 44. &c. font ici repréfentés coupés, & fe perdent dans le péricarde.

* Un petit nerf qui fort du côté droit du *plexus* cardiaque fupérieur, s'unit au petit rameau marqué 34. & fe diftribue avec lui à la partie antérieure du cœur.

46. Un filet qui vient du côté gauche du *plexus* cardiaque fupérieur, & qui s'unit avec le filet marqué 2 du rameau *y*.

47. 47. Des filets qui partent du *plexus* cardiaque fupérieur, & qui s'inférent dans les tuniques de l'aorte.

48. De petits rameaux qui viennent de la partie inférieure du *plexus* cardiaque fupérieur, & qui fe diftribuent à la partie poftérieure du péricarde & du cœur.

49. Deux petits rameaux qui fortent auffi de la partie inférieure du *plexus* cardiaque fupérieur,

& qui s'uniffent enfemble, lefquels après avoir fourni aux tuniques de l'aorte le filet marqué 50. produifent le *plexus* cardiaque inférieur, marqué 51. & enfin par leurs extrémités marquées 52. entourent en forme d'anneau l'artere pulmonaire.

53. Un petit rameau qui part du *plexus* cardiaque fupérieur, qui fe diftribue à l'oreillette gauche du cœur, & avec le petit filet marqué 4. fe joint au filet marqué 2.

54. 54. Des filets qui viennent du côté interne du nerf intercoftal, & fe ramifient aux membranes qui tapiffent les vertebres du dos.

55. 55. 55. &c. Des filets qui fortent auffi du côté interne du nerf intercoftal, & qui fe rendent de chaque côté au *plexus* ganglioforme fémi-lunaire, marqué 57.

56. 56. 56. 56. Des filets du nerf intercoftal, lefquels avec les filets 54. 54. fe terminent aux 4 membranes qui font couchées fur les vertebres du dos.

57. 57. Le *plexus* ganglioforme, ou ganglion fé-

mi-lunaire du nerf intercostal de chaque côté.

58. Un petit rameau qui part du ganglion sémi-lunaire du nerf intercostal droit, & qui se portant vers le haut, s'insére en partie dans la portion charnue du diaphragme, & en partie dans sa portion nerveuse.

59. 59. Les filets qui partent de la partie supérieure du ganglion sémi-lunaire du nerf intercostal droit, & dont les trois inférieurs, qui sont les plus petits, se distribuent à la vésicule du fiel, aux conduits biliaires, au pylore, au *duodenum*, & au *pancréas* ; & les trois autres filets s'unissant ensemble, vont au *plexus* hépatique.

60. 60. Le *plexus* hépatique, qui est formé par le nerf intercostal droit, & par le nerf droit de la huitieme paire.

61. 61. Les filets qui partent de la partie inférieure du ganglion sémi-lunaire du nerf inter-costal droit, & qui se terminent aux *plexus* méfentériques.

62 62. De petits filets qui se distribuent aux membranes qui tapissent les vertebres du dos.

63. Le *plexus* stomachique. qui est formé par quelques filets du nerf droit de la huitieme paire, & par d'autres qui viennent du ganglion sémi-lunaire, du nerf intercostal gauche.

64. Des petits rameaux qui partent du ganglion sémi-lunaire du nerf intercostal gauche , & qui se réfléchissant vers le haut, & communiquant ensemble , forment le *plexus* splénique.

65. 65. Des filets qui sortent du *plexus* stomachique, & vont se terminer aux *plexus* méfentériques.

66. 66. 66. De petits filets qui se distribuent aux membranes qui tapissent les vertebres du dos, ou à celles qui sont dans leur voisinage.

67. 67. Un petit rameau qui sort du côté interne de chaque nerf intercostal, & qui du côté droit sert à la formation du *plexus* rénal droit, & du côté gauche se rend au ganglion sémi lunaire gauche.

68. Un filet du petit rameau droit marqué 67. qui se distribue aux membranes qui entourrent le rein.

69. Le tronc du petit rameau droit marqué 67. qui s'unissant dans sa partie inférieure au rameau extérieur formé par les filets marqués 55. 55. 55. du côté droit, s'entrelace avec ce rameau en forme de rets, & enfin compose avec lui le *plexus* rénal droit, marqué 70. 70.

70. 70. Le *plexus* rénal droit.

71. Le petit rameau intérieur formé par le filet inférieur des filets marqués 55. 55. 55. du côté droit, lequel rameau va à la membrane qui enveloppe le rein droit ; à l'exception des petits filets de ce rameau, marqués 72. 72. 72. lesquels avec d'autres petits filets marqués 72. 72. 72. se distribuent aux membranes voisines du rein droit.

73. 73. Deux petits filets du rameau gauche marqué 67. qui se dispersent aux membranes qui enveloppent le rein gauche.

74. 74. Le *plexus* rénal gauche, lequel est formé par trois petits rameaux qui viennent du ganglion sémi-lunaire gauche.

75. Un petit rameau qui part du ganglion sémilunaire gauche, & qui se perd dans les membranes qui enveloppent le rein gauche ; à l'exception de ses petits filets marqués 76. 76. 76. lesquels, avec quelques autres filamens voisins, se terminent aux membranes voisines du rein gauche.

77. 77. Le *plexus* mésenterique supérieur.

78. 78. Le *plexus* mésentérique inférieur.

79. 79. Le *plexus* hypogastrique.

80. 80. Les filets supérieurs du *plexus* hypogastrique, lesquels se dispersent aux membranes qui tapissent les vertebres inférieures des lombes.

81. 81. 81. &c. Les filets inférieurs du *plexus* hypogastrique, qui se distribuent aux membranes couchées sur l'os sa-

crum , aux tuniques de l'inteſtin droit , à la veſſie ; & outre cela dans les femmes aux ovaires , & au corps même de la matrice.

82. 82. 82. &c. Les ganglions orgés , ou ſemblables à des grains d'orge du nerf intercoſtal dans la cavité du bas-ventre.

83. 83. &c. Les rameaux que le nerf intercoſtal donne aux *plexus* méſentériques.

84. 84. &c. Les filets du nerf intercoſtal , qui avec les filets marqués .85. 85. & ceux qui ſont marqués 87. 87. ſe diſtribuent aux ureteres , à l'inteſtin droit & à ſes muſcles releveurs , aux ovaires & à la matrice même dans les femmes , à la veſſie & à ſon *ſphincter* , aux véſicules ſéminaires , aux glandes proſtates , & au *ſphincter* de l'anus.

86. Le rameau par l'entremiſe duquel les nerfs inter - coſtaux s'entre-communiquent vers la fin de l'os *ſacrum*.

88. 88. 88. &c. Les gan-glions des nerfs de la moelle de l'épine. Ils ne ſe trouvent pas dans la 28 , la 29 , & la 30 paire de ces nerfs.

89. 89. 89. &c. Les petits rameaux que les nerfs de la moelle de l'épine donnent au nerf intercoſtal de chaque côté , vers chaque conjonction des vertebres.

90. Un nerf coupé.

91. 91. &c. De petits rameaux que le nerf intercoſtal fournit aux nerfs dorſaux.

92. Un rameau conſidérable du nerf intercoſtal , qui s'unit avec le premier nerf de l'os *ſacrum* , & ſe termine avec lui au nerf crural poſtérieur , ou nerf ſciatique.

93. 93. 93. &c. Les filets des nerfs de la moelle épiniere.

94. Le nerf diaphragmatique , qui vient du nerf de la quatrieme paire cervicale.

95. Un filet du nerf diaphragmatique , qui ſe diſtribue au muſcle tranſverſaire & au muſcle épineux du cou.

96 Un petit rameau du nerf de la sixieme paire cervicale, lequel s'insére au nerf diaphragmatique.

197. Un filet du nerf diaphragmatique, qui s'unit à un filet du nerf de la seconde paire dorsale, & qui se joint ensuite au nerf intercostal.

198. Le nerf diaphragmatique coupé.

199 Un rameau qui vient du commencement des nerfs brachiaux.

100. Un nerf coupé, qui est composé de deux filets que fournissent la sixieme & la septieme paire des nerfs cervicaux.

101. La gaîne commune des nerf brachiaux coupée.

102. Les reins, dont celui du côté gauche est un peu plus élevé que celui du côté droit.

103. Une branche considérable du dernier nerf des paires lombaires, lequel se joint au nerf de la premiere paire sacrée, & concourt à la formation du nerf crural postérieur, ou nerf sciatique.

104. 104. 104. &c. Cinq paires de nerfs de l'os sacrum.

105. Le nerf sciatique coupée.

LA FIG. 2, représente les nerfs vertebraux ou ceux qui sortent de la moelle de l'épine, & la distribution des principaux, selon la description de Verrheyen.

8. 7. Les sept paires de nerfs cervicaux.

8. 19. Les douze paires de nerfs dorsaux.

20. 24. Les cinq paires de nerfs lombaires.

25. 30. Les six paires de nerfs de l'os sacrum, ou des nerfs sacrés.

A A Une partie du cervelet.

B La moelle allongée.

C La moelle de l'épine recouverte de la pie-mere.

D D Ses autres deux enveloppes renversées à côté.

E Le nerf diaphragmatique.

F Les nerfs brachiaux dans leur commencement, qui s'unissent les uns aux autres en différens endroits.

a b c d e f. Les six branches des nerfs brachiaux.

G Les rameaux des nerfs

brachiaux, qui se distribuent à la main.

g Le nerf qui va au muscle inférieur du diaphragme.

h Une branche qui va aux parties de la génération.

i k Deux branches principales du nerf crural, communément appelé crural antérieur.

H Les branches des nerfs lombaires & des nerfs sacrés, qui se réunissent ensemble pour former le tronc du nerf crural postérieur, autrement appelé nerf sciatique.

I Le tronc de ce nerf.

K La branche sciatique crurale interne.

L La branche sciatique crurale externe.

Fin de l'Explication des Figures.

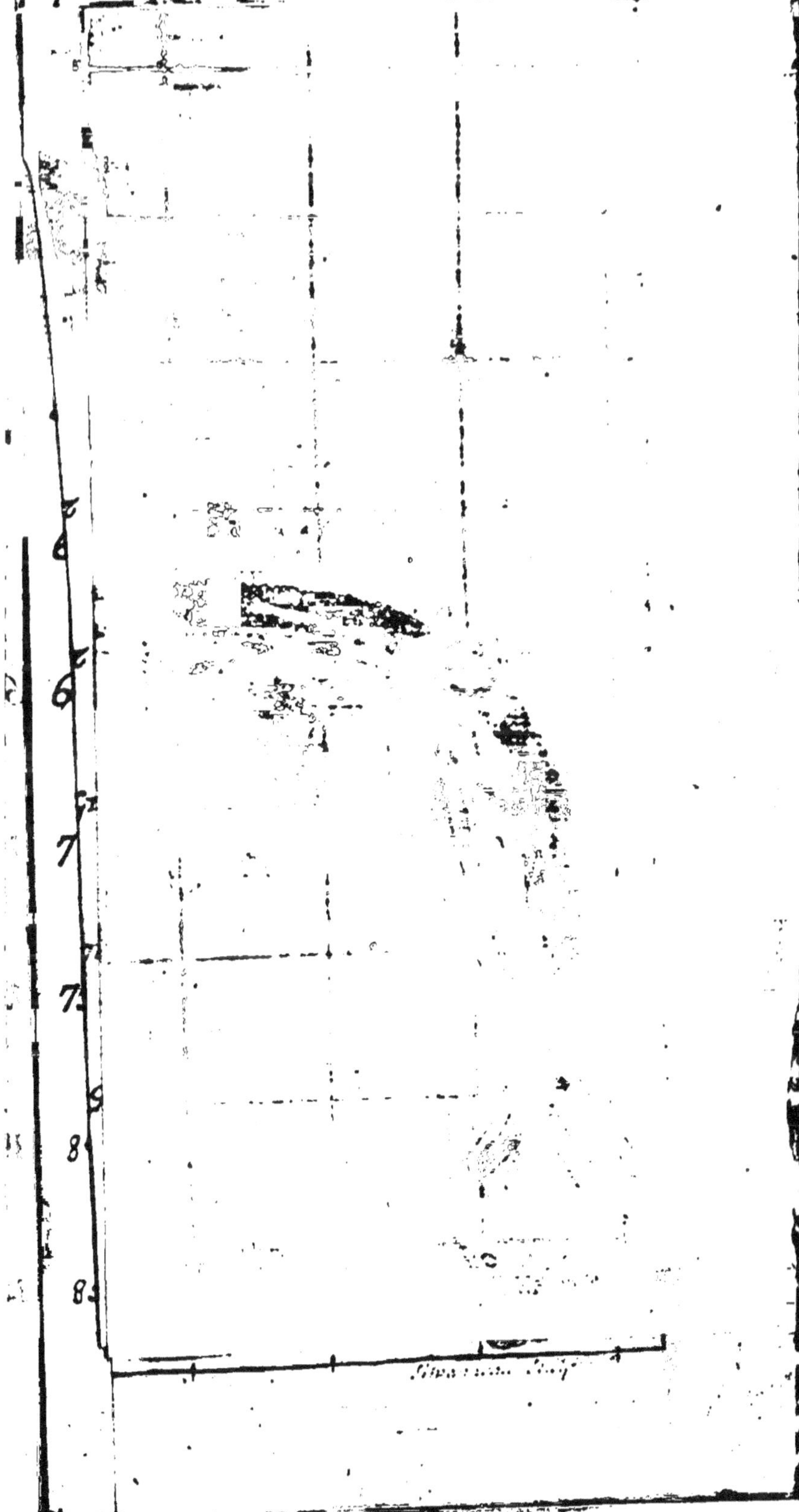

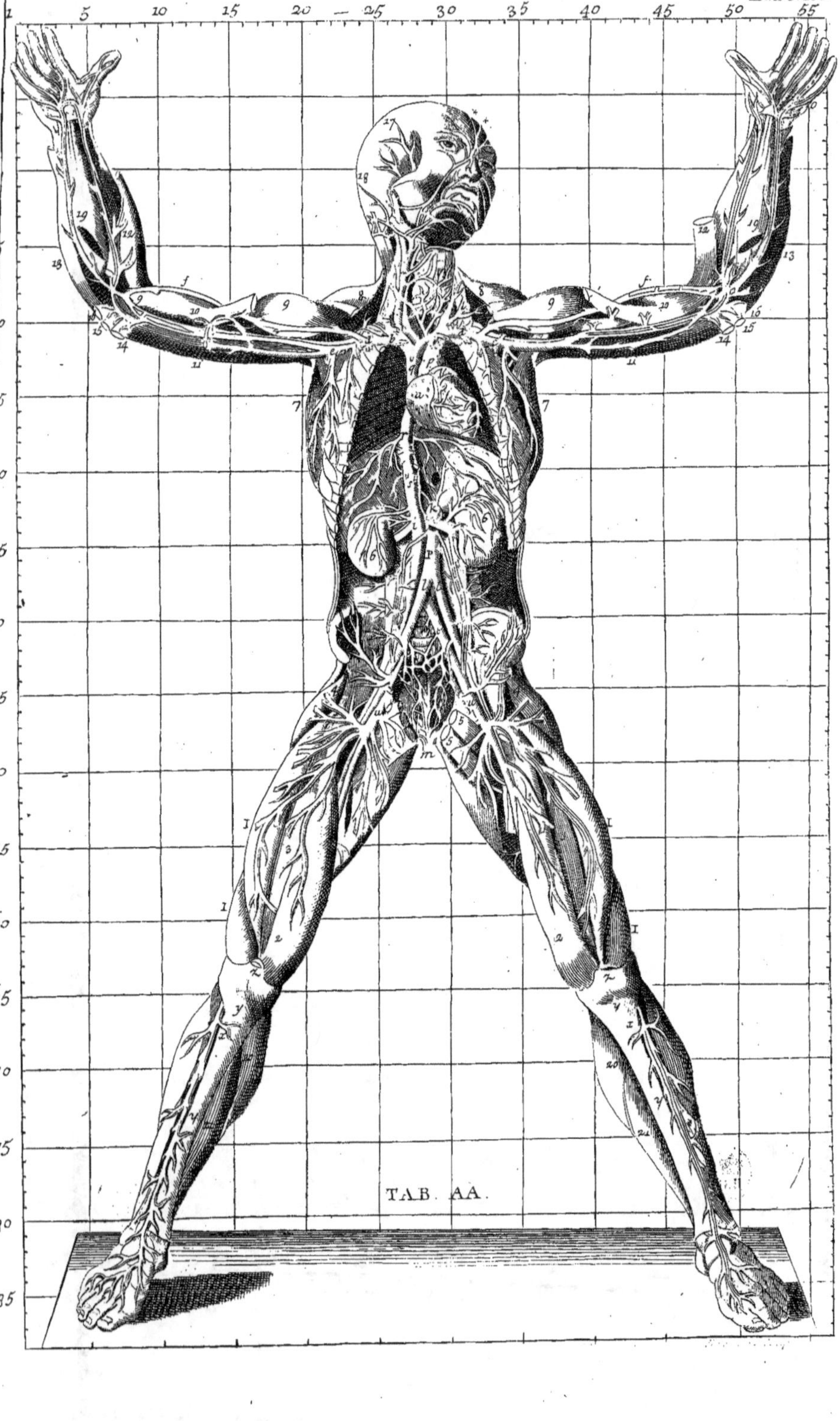

Tome 3. Pl. 1.
TAB. AA.

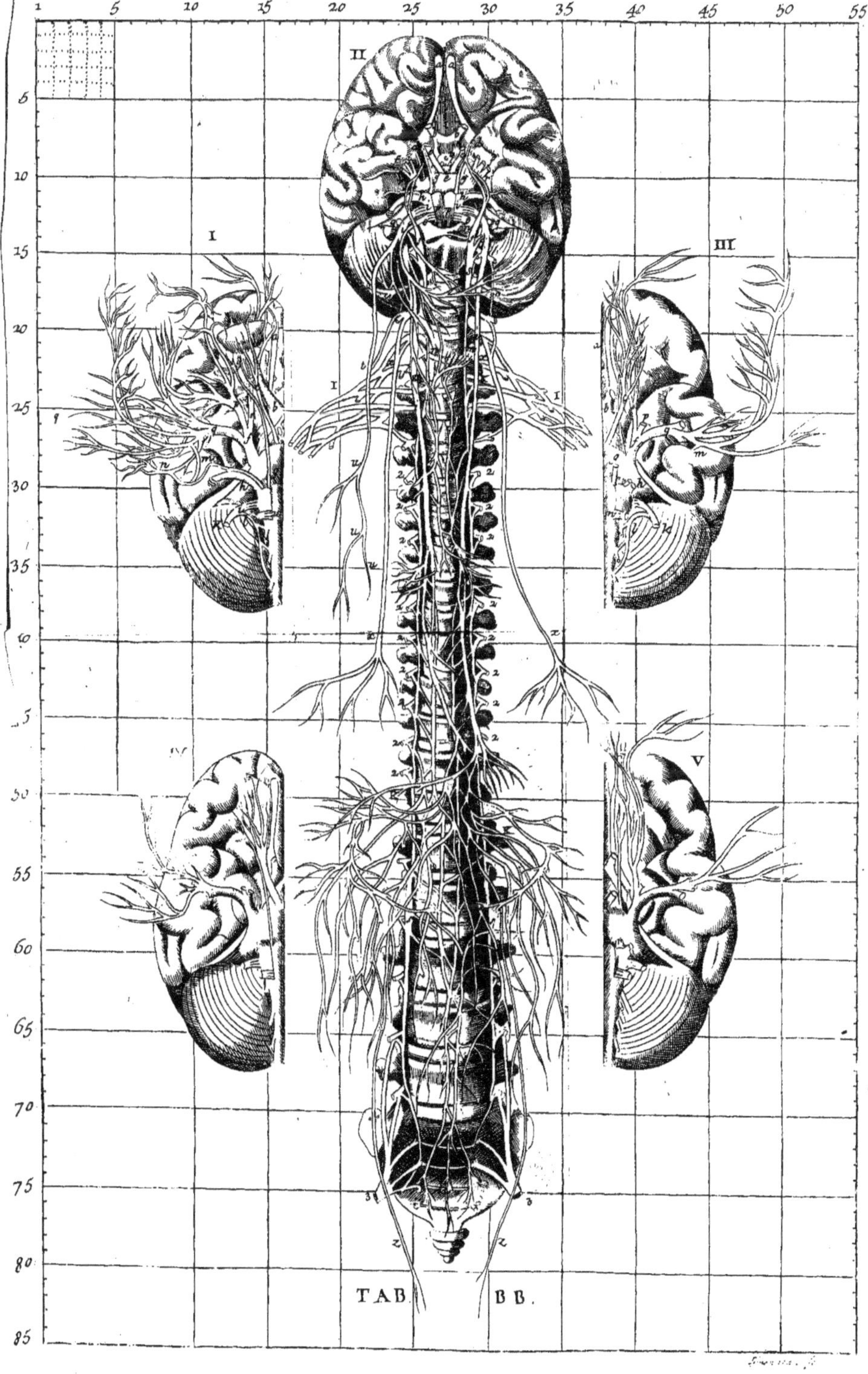

II
I
III
IV
V
TAB. BB.